Manfred Binder

Adipositas
Hämorrhoiden – Po und mehr.

WC-Hilfsmittel auf Rezept
Proktologische
Gesäßhandbrausen

Autor: Manfred Binder

Manfred Binder

WC-Hilfsmittel auf Rezept

Adipositas
Hämorrhoiden
Po und mehr.

Proktologische
Gesäßhandbrausen

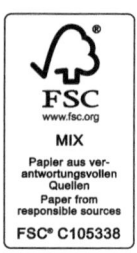

Impressum
Bibliografische Information der Deutschen Nationalbibliothek:
Die Deutsche Nationalbibliothek verzeichnet diese Publikation in der
Deutschen Nationalbibliografie; detaillierte bibliografische Daten sind
im Internet über http://dnb.dnb.de abrufbar.
© 2022 Manfred Binder
Lektorat: Manfred Binder
Korrektorat: Manfred Binder
Cover/Buchgestaltung: Manfred Binder

Herstellung und Verlag: BoD – Books on Demand, Norderstedt
ISBN: 9783755709862
19,99 EUR

Geleitwort

Sehr geehrte Leserinnen und Leser, unser Hintern ist seit Menschengedenken einerseits ein Teil des Ausscheidungsorgans und andererseits ein sexuell belegtes Körperteil. Die rundlich primär weiblichen Hinterbacken sind ein natürliches Synonym für Fortpflanzung, Lust- und Triebbefriedigung. Der Hintern besteht im Prinzip anatomisch gesehen aus zwei Hinterbacken, der Vagina als doppelfunktionales Organ für das Urinieren und der penetrierten männlichen Spermaaufnahme, dem Damm (Perineum), und dem Darmausgang als Ausscheidungsorgan.

Frauen betrachten Männerhintern mit etwas anderen Augen, aber trotzdem auch sehr sexuell.

Als sehr wichtiges Körperteil – der erst das Laufen, Gehen und Sitzen ermöglicht –, wird der Hintern im Prinzip wenig erkannt und gewürdigt. Auch wird der Hintern in Sachen Gesundheit und Sauberkeit ziemlich rücksichtslos behandelt.

Tagein Tagaus wird von noch gesunden und gut beweglichen Erwachsenen, Kindern und Jugendlichen der Hintern millionenfach von der Nordsee bis zum Bodensee, vom Haushalt bis zum Bundestag und Schloss Bellevue mit Toilettenpapier anstatt gesünder mit Wasser gereinigt. Dabei denkt niemand an die sicher irgendwann kommenden negativen Folgen dieser unsauberen verschmierenden Papiereinigung. Mit anderen Worten, mehr als 50 Millionen Menschen in Deutschland laufen oder sitzen tagtäglich – ob wir es war haben wollen oder nicht – mit einem mehr oder weniger Schmierkotfilm verschmutzten Gesäß umher. Auch die Kanzlerin, andere Politiker/Politikerinnen, Lobbyisten und Journalisten im Bundestag. Kein Papierreiniger ist davon Ausgenommen, es denn, er nutzt chemisch allergieauslösendes Feuchtpapier.

Das Gleiche gilt im Prinzip auch für bewegungseingeschränkte Personen, Senioren, Erkrankte und Behinderte. Die Sauberkeit am Gesäß ist für mehr als 15 Million Übergewichtige, adipöse, gelenk- und/oder muskelerkrankte Menschen in Deutschland ein mehr oder weniger großes Problem. Zu diesen Gruppen mit Analhygieneproblemen gehören auch die etwa zwei Million starke Gruppe der proktologisch Erkrankten Menschen mit z. B. Hämorrhoiden oder Analekzemen. Auch Hunderttausende multimorbide Menschen z. B. in Rollstühlen oder unselbstständige Pflegebedürftige, wo eine andere Person den Hintern nach dem Stuhlgang reinigen muss. Die selbstständige Stuhlreinigung gehört

I

rechtsprechungsgemäß zu den vor allem auch grundgesetzlich geschützten Grundbedürfnissen und ist damit für die Krankenkassen wie GKV AOK etc. eigentlich unantastbar. Viele Versicherte benötigen aber dringend Toilettenhilfen zur selbständigen Gesäßreinigung. Aber Hilfsmittel werden nur zu oft von Krankenkassen in erster Instanz einfach abgelehnt, ohne dass eine Prüfung der antragsbezogenen Sachlage vorgenommen wird. So wurden beispielsweise von 2008 bis 2020 von Krankenkassen 3.341.891 Millionen Ablehnungen vorgenommen. Das sind im Durchschnitt pro Jahr 278.490,92 Ablehnungen. Im gleichen Zeitraum wurden von Versicherten 681.023 Tausend Widersprüche erhoben. Das waren im Schnitt 56.751,92 Tausend Widersprüche pro Jahr. Viele Tausend Widersprüche pro Jahr verlaufen erfolgreich. Den Berechnungen zufolge (siehe Seite 183) kostet jede Ablehnung mit späteren Widerspruchserfolg zwischen rund 5000 bis 8000,- EUR. Eine ungeheure Zeit- und Geldverschwendung. Die vielen Ablehnungen und Widersprüche sind aber nicht nur Zahlen, sondern vielmehr Schicksale mit Verzweiflungen, Ängsten, Stress und andere Beschwernisse. Das ist täglich geübte Krankenkassenwillkür gegen relativ Wehrlose. Und bedenkt man, dass die GKV im vorgenannten Zeitraum über Jahre illegale Spenden aus Versichertengeldern veruntreut und an Parteiorganisationen etc. gezahlt und damit u. a. gegen § 266 StGB - Untreue verstoßen hat (siehe Seite 212), dann erscheinen die Ablehnungen ohne Sachstandsprüfungen menschenverachtend und selbstsüchtig.

Und so überschreitet der GKV-Spitzenverband der Krankenkassen besonders häufig seine eigenen SGB Bestimmungen und auch die Grenzen von Rechtsprechung, Gesetzgebung und Verfassung (Grundgesetz). So sind auch Amtspflichtverletzungen nach § 839 BGB und Verletzungen des Schikaneverbotes nach § 226 BGB eher die Regel als Ausnahme [1]. Die GKV (Gesetzliche Krankenversicherung) verstößt als staatliche Verwaltung damit gegen das Verwaltungsverfahrensgesetz (VwVfG) und insbesondere gegen den Artikel 20 Abs.3 Grundgesetz [2]. Zitat: [*Die Gesetzgebung ist an die verfassungsmäßige Ordnung, die*

---

[1] *Das GKV Lügen + Rechtsbruch Kartell in der deutschen Staatsverwaltung, BoD-Verlag, ISBN: 9783752612240*
[2] *https://www.uni-trier.de/fileadmin/fb5/prof/OEF004/WS.09.10_Guenzel/Erasmus.Staatsorga/StOrg_Rechtsstaatsprinzip.WS.09.10.pdf*

vollziehende Gewalt und die Rechtsprechung sind an Gesetz und Recht gebunden.] Zitat Ende. Wir sprechen hier von einer schon ziemlich großen Menge an Gesetzwidrigkeiten, nämlich in der Größenordnung von mehreren Zehntausend Rechtsverstößen pro Jahr. Das entspricht qualitativ und quantitativ der einer organisierten Kriminellenvereinigung.

Vor Gerichten gegen die GKV u. a. Kassen zu gewinnen ist sicher nicht einfach, aber auf jeden Fall meistens recht teuer. Bei prozessualen Auseinandersetzungen haben Sie es im Prinzip immer mit drei Gegnern zu rechnen. Erstens, mit der Krankenkasse, zweitens, mit der mehr oder weniger unberechenbaren Justiz in Person der Richter*innen, und drittens, mit ihrem Rechtsbeistand. Insoweit gilt der Spruch „Vorgericht und auf hoher See bist Du in Gottes Hand". Ein anderes Sprichwort lautet: "Vor Gericht braucht man drei Säcke, einen mit Papier, einen mit Geld und einen mit Geduld". Richter & Richterinnen sind keine Götter in Schwarz, auch wenn sich einige von ihnen in der Justizblase vielleicht so fühlen. Aber irren ist ja menschlich. Insoweit sind sie erst einmal Bürger und Beamte, die sich an Recht, Gesetz und Verfassung zu halten haben. Dann sind sie auch noch quasi Gefangene in ihrer Justizblase mit gegenseitigen Persönlichkeitskämpfen und Intrigen, ähnlich wie bei der Polizei. Und zusätzlich sind sie Menschen mit allen Persönlichkeitsfehlern, die in der ganzen Gesellschaft verbreitet sind, behaftet. Wie in der Politikerschaft gibt es auch in der Richterschaft und Staatanwaltschaft gibt es Kriminelle, Homosexuelle, Lesben, Korrupte, Kinderschänder, Frauenschläger, Alkoholiker, Rauschgiftsüchtige, Naziideologieanhänger u. a. mehr. Richterinnen haben in Bezug auf ihre weibliche Natur noch einmal andere Probleme, die unter Umständen zu Fehlbeurteilungen führen können. Denn Frauenlogik hat nicht immer etwas mit der juristischen oder technischen Logik zu tun. Das zeigte sich im Frühjahr 2021 im Sozialgericht Berlin, wo eine Kammervorsitzende mit zwei Beisitzerinnen nicht in der Lage waren, handgefertigte rote Gesäßhandbrausen mit einer Länge von bis zu 100 cm von industriell gefertigten verchromten ca. 15 cm langen Handbrausen zu unterscheiden. Rechtsstaatlichkeit, Verfassungstreue und Kompetenz sieht wahrlich anders aus. Und wenn dann noch die Kammervorsitzende die höherwertigere Rechtsprechung von Landessozialgerichten und vom Bundessozialgericht unbeachtet läßt, dann stimmt mit der Richterin etwas nicht. Zusammengefasst kann man wohl davon ausgehen, dass an mehr oder weniger allen Jurististen genauso wie an Polizisten etwas von dem verhandelten gesellschaftlichen Schmutz und anderen Schmutz wie Bestechungen etc. hängen bleibt.

All dessen muss man sich bewusst sein. Und infolgedessen sollte man auf jeden Fall seine eigenen Beweise immer auch selbstkritisch betrachten und sie mit bestehenden Behauptungen der Gegenseite sehr genau abgleichen und nie schönreden. Weil Selbsttäuschung schnell zur Enttäuschung, also zur Selbstbeschädigung führt.

Also ist Selbstkritik ein sehr wichtiges Navigatonsinstrument. Das Vertrauen der Bürgerschaft auf gradlinige unbescholtene Wahrheitssuche wird wegen Unfähigkeit, Unehrlichkeit und oft vorhandenes Desinteresse an Wahrheit mehr gebrochen als eingehalten. Die Vielzahl der Fehlurteile auch mit langjährig unschuldig inhaftierten Personen ist schon beängstigend. Und trotzdem ist es die einzige gute Art, zu versuchen, Recht bzw. Gerechtigkeit zu erlangen. Wenn die Justiz bzw. der demokratische Rechtsstaat das nicht wieder mehr gewährleistet, wird es evt. Chaos und Bürgerjustiz geben. Die Zeit dafür entsteht aus sich selbst, und zerstört bekanntermaßen viel vom Bestehendem.

Die Demokratie ist wie eine von Menschen geschaffene zivilisatorische verfassungsmäßige Gravitationskraft im Sinne von Isaac Newtons Gravitationsgesetz, die alles auf dem Boden des Grundgesetzes hält.

Und auf Wahrheit und Ehrlichkeit von Mitarbeitern der Krankenkassen (MDS/MDK) können Sie in Bezug auf die o. g. Rechtsverletzungs- und Lügenmanie zu keiner Stunde zählen. Rechnen Sie eher mit Pseudologen, die Ihnen das Blaue vom Himmel lügen. Das können sie besonders gut, weil lange mit Steuergeld gelernt. Insoweit können Sie sich gut gerüstet auf sich selbst vertrauen und die Sache kommen lassen. Wenn Sie bei denen nicht jedes Wort auf die Goldwaage legen, und genau untersuchen, was die eigentlich meinen, dann können Sie schnell der Verlierer sein. Und denken Sie auch daran, jede mündliche Zusage oder sonstige Vereinbarung grundsätzlich schriftlich mit Unterschrift und eventuell auch noch mit Zeugen abzufassen. Für eine evt. spätere Gerichtsverhandlung ist diese Beweiskraft sehr von Nöten.

Und wenn Sie sich mit einer Sache nicht gut auskennen, ist ihr gesundes Misstrauen die erste und beste Hilfe gegen Nachteile, die Sie erleiden könnten.

Berlin, 02.April 2022

In mir ist mein geistiges Heim

Ich bin - weil ich bin,
Ich bin Vergangenheit,
Ich bin Gegenwart,
Ich bin Zukunft;
Also bin ich der - der ich bin.

Ich bin der - der denkt,
Ich bin der - der fühlt,
Ich bin der - der handelt,
Ich bin der - der ich bin;
Also bin ich mein Bewußtsein.

Autor: Manfred Binder
Lyriker/Aphoristiker, Berlin 18.02.2020

Gesunde Wertvorstellung

Die Erkenntnis – ich bin krank – ist falsch.
Richtig ist, etwas an oder in mir ist krank.
Also schulde ich meiner Restgesundheit besten Dank.

Manfred Binder
Lyriker/Aphoristiker, Berlin 22.11.2017

Inhaltsverzeichnis

Geleitwort

Abschnitt I

Persönliche Hygiene und Gesundheitsselbstverantwortung
Eine interdisziplinäre Betrachtung

Kapitel

Abschnitt II
Analhygienetechnik – in Gegenwart und Zukunft

Kapitel

Abschnitt II-A
Sonderbeitrag für Rückenschmerzbehandlung

Kapitel

Abschnitt III

Gesellschaftlich wichtige Sachthemen

Kapitel

Analhygiene Deutschland
Unwissenheit schützt nicht vor Darm-/Analerkrankungen

Analhygiene und Höhlensauberkeit ist ein über Millionen Jahre erlerntes urinstinktliches Verhalten von Tier und werdender Mensch zwecks Abwehr/Verhinderung von Erkrankungen und Gestank. Schon im Übergang von der Altsteinzeit zur Neusteinzeit (Neolithikum) wurden vor mehr als 3000 Jahre vor Christi Toilettensitze mit Wasserführung gebaut. Die ältesten Toilettenkulturen der Welt stammen aus Vietnam, Indien, Mesopotamien, Griechenland, Schottland u. aus dem römischen Reich. In Germanien vor über 2000 Jahren wurde die Afterhygiene trocken mit Laubblätter, Moos usw. bewerkstelligt. Das ging so über 1900 Jahre mehr oder weniger so weiter. Auch heute noch wird in Deutschland ganz überwiegend Toilettenpapier genutzt, obwohl Papier gegenüber Wasser eindeutig unsauberer ist. Wasserreinigung wurde bisher von der Mehrheit nicht ernsthaft akzeptiert. Zum übergroßen Leidwesen der so wichtigen analen Gesundheit und Krankheitskosten. Müsste jeder seine Behandlungskosten für einen schmutzigen erkrankten Hintern selbst bezahlen, würde garantiert mindestens 80 bis 90% weniger Erkrankung vorliegen. Aber hinsichtlich der Vollkasko-Mentalität agiert jeder so, als wenn er nicht mehr alle Latten am Zaun hat.

Analhygiene ist zugleich eine egoistische und damit eigennützige wie auch gemeinnützige, aber nicht altruistische Handlung. Soll heißen, dass der Egonutzen eine notwendige, auf sich selbst geeichte Verhaltensweise mit integrierter Gemeinnützlichkeitspflicht darstellt. Zu gut Deutsch heiß das, jeder der seinen Hintern sauber und gesund hält, tut sich und anderen Mitmenschen im Sinne des sozialen sich gegenseitig kontrollierenden Miteinanders einen Gefallen. Z. B. in Sachen Vermeidung von Geruchsbelästigung und schmutzige Wäsche waschen.

Deutschlands Afterhygiene liegt bezogen auf Wasserreinigung in der Bewertung von 0-10 bei ca. 4 Punkten. Millionen Bürgerinnen und Bürger -insbesondere Erkrankte und Schwangere- machen sich zu wenig bis gar keine Gedanken über eine Wasser-Gesundheitsvorsorge + Prävention. In Italien ist in den meisten Haushalten der Gebrauch von Bidetbecken alltägliches Handeln. In Deutschland ist die Zahl der Bidetbecken statistisch erst gar nicht relevant. Gute, aber teure Duschtoiletten sind in nur ca. 5 bis 6 % der deutschen Haushalte vorhanden. Auch kennen sehr viele weder Bidet noch elektronische Toiletten, oder haben nur ungenaue Vorstellungen davon. Zu diesen Un- oder Teilwissenden gehören auch Altenpflegekräfte etc. Was schon ziemlich erstaunlich ist. Größere Teile der italienischen Bevölkerung hält deshalb die Deutschen für nicht sehr sauber, wie gesprächsweise zu hören war.

Laut "Zeit-online vom 8. Dezember 2009" haben englische Wissenschaftler nach Beobachtung von 200.000 Tausend Personen auf deutschen Autobahnraststätten festgestellt, dass überwiegend Männer ihre Handhygiene nach dem Klo-Besuch vernachlässigen. Die Zeitung "Die Welt" berichtet online am 05. Mai 2016, dass jeder Dritte nach dem Toilettengang auf das Händewaschen verzichtet. Viele andere berichten seit Jahren ebenso negativ über die Handhygiene in Deutschland. Millionenfach werden so also Darmbakterien wie E-coli und andere Krankheitsverursacher durch Antatschen verschiedener Gegenstände und durch Händedrücken verbreitet.

Für 2015 werden vollstationäre Operationen und andere Behandlungen bei Krankheiten des Darmes mit 530.969 Tausend beziffert. Frauen sind etwas mehr betroffen als Männer. Operationen an Hämorrhoiden und Analvenenthrombosen sind mit 50.381 Tausend vertreten. Anal- und Rektalabszesse belaufen sich auf 30.920 Tausend Operationen mit z. B. 64 Sterbefällen.

Im Krankenhausbereich "sonstige Krankheiten des Darmes" (ICD-10 Nr. K55 bis K64) sind 12.576 Sterbefälle verzeichnet. Hiervon sind 5.116 Fälle männlich, und 7.460 Fälle weiblich. Behandlungen von Analfissuren und Fisteln belaufen sich auf 32.740 Tausend. Funktionelle Darmstörungen belaufen sich auf 82.346 Tausend, davon 75.559 Tausend Obstipationen (Verstopfungen), 895-mal Diarrhoe, 161-mal Analspasmus (Proctalgia fugax) bzw. Afterkrampf. Vorstehende Angaben spiegeln nur einen Teil der Darm/Aftererkrankungen wider. Siehe dazu auch die Tabelle auf Seite 116.

Die Zahlenwerte sind den Tabellen des statistischen Bundesamtes (destatis.de) bzw. der Gesundheitsberichterstattung des Bundes (www.gbe-bund.de) entnommen. Diese Zahlenwerte beziehen sich ausschließlich auf öffentliche Krankenhäuser. Die tatsächliche bundesweite Anzahl von proktologisch Erkrankten und Sterbefällen aus

Altenpflegeheimen, Privatkliniken und proktologischen Praxen steht dem statistischen Bundesamt nicht zur Verfügung. Daher ist es aufgrund dieser sehr unbefriedigenden Situation nahezu unmöglich, halbwegs korrekte Zahlenwerte darzustellen.

Eine Reihe von Enddarm- und Analerkrankungen würden bei Gebrauch von Wasser erst gar nicht oder nur geringfügig entstehen. So könnten auch Hämorrhoiden durch verbesserte Ernährung, vermehrte Flüssigkeitsaufnahme und mehr Bewegung (z. B. Laufen) in einem zweistelligen Prozentbereich gesenkt werden.

Bei zeitweiligen Verstopfungen (harter Stuhl) hilft ganz hervorragend ein Wasserstrahleinlauf, um das verletzende Quetschen des Hämorrhoiden-Venengeflechtes zu verhindern.

Eine höhere Reduzierungsrate bei Hämorrhoidenschädigungen und Analekzemen kann – ärztlich/studienmäßig bekannt – durch Wasserreinigung bzw. durch Notwendige Darmeinläufe erreicht werden. Gesundheitspolitisch wäre eine entsprechende Präventionsarbeit mit der Endzielsetzung "Verringerung der Krankenkassenbeiträge etc." ein langfristiger Kostensenkungserfolg über mehrere Generationen hinweg möglich.

Letztlich ist das überwiegend nur eine Frage der verantwortungsvollen stringenten Staatsverwaltung durch gewählte Parteien und Politiker. Wer keine Visionen entwickeln kann, wie ein Staat in der Zukunft besser dasteht als heute, der ist auch unfähig, gutes für den nächsten Tag aufzubauen. Nur der stupiden Parteiideologie und eigenen Vorteilen zu folgen nach dem Motto „Wenn Du mir nichts tust, dann tu ich Dir auch nichts", kann schnell in den Abgrund von Korruption und Bestechung führen.

Das Maß aller Dinge in der Staatsführung muss ohne Wenn und Aber das gleichgewichtige Wohl der Wirtschaft, Wissenschaft und der Bevölkerung sein. Alles andere ist eine gut bezahlte kollektive Politikerunfähigkeit. Von geistiger Stärke und Führungskraft kann dann wohl kaum gesprochen werden.

Denn im Verhältnis zu den über 5000 Jahre hinweg entstandenen Formen von Analhygienehandhabung, medizinischen Behandlungen, Toilettensitz- und Schmutzwasserentwässerungssystemen sind nach heutigem Wissensstand die politisch wirksamen Entscheidungen höchste Mangelware. Mit absoluter Sicherheit kann man davon ausgehen, das aktuelle Gesundheitspolitiker mehr Quacksalber als innovative Denker und Macher sind.

Die Richtigkeit dieser Aussagen lässt sich gut an der nun schon seit rund 14 Monaten anhaltenden Coronakrise allein in Deutschland ablesen. Siehe dazu das Impfserum-Fiasko vor allem durch CDU/CSU-Politiker und Politikerinnen aus Brüssel und Berlin hervorgerufen, das laut RKI bis zum 16.05.2021 zu 86.096 Tausend Toten geführt hat.

Zwischen der schlechten Analhygiene in Deutschland und der schlechten politischen Arbeit der Merkel-Regierung in dem Corona/Covid-19 Chaos gibt es einen interdisziplinären kausalen Zusammenhang. Die Kausalität besteht nicht nur in der Tatsache, dass die Ansteckungsgefahr über Schmierinfektionen und Aerosolinfektionen geschieht, sondern auch sozusagen interdisziplinär über die menschlichen Ausscheidungen, sprich über den Kot. Denn im Kot wurden schon Mitte 2020 Corona-Erreger etc. wissenschaftlich in verschiedenen Laboren der Welt nachgewiesen.

Hinsichtlich mangelhafte Deutsche Analhygiene muss man laut und deutlich sagen, dass die Gesundheitsarbeit des Bundesgesundheitsministeriums bei weitem nicht ausreicht bzw. mangelhaft ist. Die gesundheitliche Aufklärung in Sachen Analhygiene ist nämlich gar nicht existent. Es fehlt ganz und gar die Aufklärung darüber, wie gute Analhygiene tatsächlich funktionieren sollte. Das heißt, dass eine bundesweite Aufklärung im weitesten Sinne über die bessere und gesündere Wasserreinigung gegenüber Toilettenpapier und Feuchtpapier nicht stattfindet. Es findet keine politische Verantwortung statt.

Verschiedene Darm- und Analerkrankungen können durch die alltägliche Gesäßreinigung mit Wasser wesentlich eingeschränkt werden. Das verringert Krankenhaus- und Behandlungskosten und andere Kostenpunkte. Der Zusammenhang ergibt sich im Weiteren dadurch, dass von Seiten der Bundesregierung weder die Corona-Pandemie noch die Gesundheitsentwicklung in Deutschland in diversen Bereichen ordnungsgemäß-, gesetzes- und verfassungskonform bearbeitet wird.

Die Analhygiene-Tipps von Webseiten wie „apotheken-umschau.de, focus.de, gesunder-magen-darm.de und vielen anderen Seiten auch von Krankenhäusern und Arztpraxen oder Kliniken regen zwar die anale

Wasserreinigung an, haben aber keinen blassen Schimmer von am Markt erhältlichen qualitativ hochwertigen Toiletten-Duschhilfsmitteln. Mit Ausnahme der Erwähnungen von Dusch-WCs oder WC-Duschaufsätzen. Über die hier im Buch vorgestellten proktologischen WC-Duschhilfsmittel in Form der Gesäßhandbrausen wissen Hausärzte, Dermatologen und Proktologen relativ wenig. Für un- oder schlechtinformierte Patienten ist das natürlich doppelt schlecht. Zum einen bekommen Patienten und Patientinnen nicht die richtige bzw. unvollständige Beratung, und zum anderen bekommen sie keine Hilfsmittel, die ihnen wirklich und nachhaltig helfen.

Huhu

Der kranke Po ist ein Tabu,
Unbeliebt im Nu – ist das Reden,
Über Fisteln und Hämorrhoiden.

Lange verschoben der Arztbesuch,
Die Scham erfleht den Selbstversuch,
Angst wechselt mit Schmerz und Geruch.
Jahre vergehen so,
Vernachlässigt – stirbt gesundes am Po.

Autor:Dichter/Aphoristiker
Manfred Binder
Berlin, 02.04.2014

Abbildung 1: Gedicht Huhu – Autor Manfred Binder

Angehörigenpflege, Senioren & Analhygiene-Tabu

Die Fehlende Gesundheitsaufklärung in Sachen Analhygiene-Tabu gerade auch in der älteren Gesellschaft führt immer wieder und immer weiter zu kostenträchtigen Behandlungen, die so groß gar nicht sein müssten. Denn die Wasserreinigung auf dem Klo sitzend hat zusätzlich zur Kostenersparnis, Reinigung und Gesundheiterhalt den hohen Wert des Erhaltes der Eigenständigkeit bei Senioren und Seniorinnen, Kranken und Behinderten, soweit die Hände und Arme noch mitspielen.

Der Amtseid der Bundeskanzlerin und der Bundesminister ist in der Realität nicht so viel Wert wie sie selbst, und viele andere meinen. Wenn es anders wäre, hätte wir alle in Deutschland an vielen Stellen der Gesellschaft viel weniger Probleme haben, als wir tatsächlich herumwälzen. Die Politischen Kräfte haben auch gesundheitsbezogen keine Visionen bis 2100. Sie denken überwiegend in 4 Jahreswahlzeiten, in denen sie selbst egoman etwas verdienen und bekannt sein können. Aber eben nicht so stark für Bürger und Bürgerinnen, und deren Gesundheit und Hilfsmittelbenötigung. Und wenn man sich den von den Bundespolitikern geschaffenen gesetzlichen Krankenversicherungs -Moloch (GKV) anschaut, erkennt man die absolute Verkomplizierung einer Selbstverwaltung. Diese kann ungestraft Millionen Versichertengelder veruntreuen, Riesengehälter für schlechte Arbeit zahlen und unser Geld für viele andere nicht gesundheitsbezogenen Sachen verschwenden. Dafür versuchen sie aber an mehreren Zehntausend Hilfsmitteln pro Jahr für Kranke und Senioren und Seniorinnen zu sparen. Aktuell werden von der GKV für alle Versicherten die Toilettenduschhilfsmittel der hier im Buch abgebildeten Gesäßhandbrausen widerrechtlich verweigert. Die Weigerung erfolgt zurzeit noch über die gesetzwidrige Nichteintragung der Gesäßhandbrausen in das Hilfsmittelverzeichnis. <u>Aber per Gesetz und Rechtsprechung können trotzdem nicht eingetragene Hilfsmittel wie die Gesäßhandbrausen ordnungsgemäß von Ärzten und Ärztinnen verschrieben werden.</u> Jeder m/w Bürger ist deshalb aber trotzdem für sich, seine Gesundheit und die seiner Kinder selbst verantwortlich.

Die Angehörigenpflege hat in den letzten 20 Jahren stark zugenommen, und wird in Anbetracht der steigenden Pflegefallzahlen und anderer Faktoren noch weiter zunehmen.

In Deutschland gibt es auf 2019 bezogen 4,13 Millionen Pflegebedürftige [3]. Davon werden 80% = 3,3 Millionen Menschen zu Hause gepflegt. Das sind 4 von 5 Pflegefälle, die privat versorgt werden. Davon sind 62 % = 2.560.600 Millionen pflegebedürftige Frauen. Hiervon erhielten 2.120.000 Millionen Frauen Pflegegeld und wurden nur durch Verwandte gepflegt bzw. pflegerisch unterstützt.

Andere 980.000 Personen wurden häuslich von ambulanten Pflege- und Betreuungsdiensten aufgesucht und versorgt. Mit Pflegegrad 1 versehene 210.000 Tausend Pflegebedürftige [4] werden auch zu Hause versorgt. Hier gehen Behörden aber davon aus, dass diese Frauen ebenfalls von Angehörigen pflegetechnisch unterstützt werden. Auf der Pflegeseite unter Fußnote Nr. 4 finden Sie Hinweise zu verschiedenen Leistungen, die Sie beanspruchen können. Die im Prinzip gleiche Situation dürfte sich wohl auch bei Männern so darstellen.

Die knapp eine ¼ Million starke Gruppe mit Pflegegrad 1 muss gegenüber den anderen vorgenannten Gruppen überwiegend auf Fremdhilfen und Sachhilfen bei der Bewältigung ihrer täglichen Aufgaben verzichten. Aber sie können sich ja zum Glück noch viel mehr selbst helfen, als es andere noch können. Das ist doch schön. Jedoch gibt es auch in dieser Gruppe viele Tausend Menschen, die bei bestimmten Aufgaben wie z. B. Stuhlgangreinigung, Hilfe benötigen. Dabei geht es wie jeder weiß, nicht nur Hilfe zum Hinsetzen oder Aufstehen, sondern in noch schwierigeren Fällen auch um die notwendige Erledigung Analhygiene. Denn wer sich nicht ausreichend gut bewegen kann, kommt nicht mehr oder nur noch sehr schwer mit eigener Hand-/Armbewegung an den Anus heran.

Das ist dann eigentlich die längst überfällige Situation, in der darüber nachgedacht werden muss, welche Hilfsmittel für die Stuhlreinigungshilfe gibt es am Markt, und welches Hilfsmittel ist das richtige Mittel.

---

[3] https://www.destatis.de/DE/Themen/Gesellschaft-Umwelt/Gesundheit/
Pflege/_inhalt.html

[4] file:///H:/C/Pflege--Analhygiene/Pflegegrad%201%20-%20Welche%20Vo
raussetzungen%20&%20Leistungen%20gibt%20es_-2.pdf

Eine Hilfestellung zur Entscheidungsfindung ist die Binder Kawa-Liste unter den Abb. Nrn. 58 und 59 auf den Seiten 133 & 134. Mit Hilfe dieser exklusiven Kawa-Liste *(Kostenanwendungswertanalyse)* und

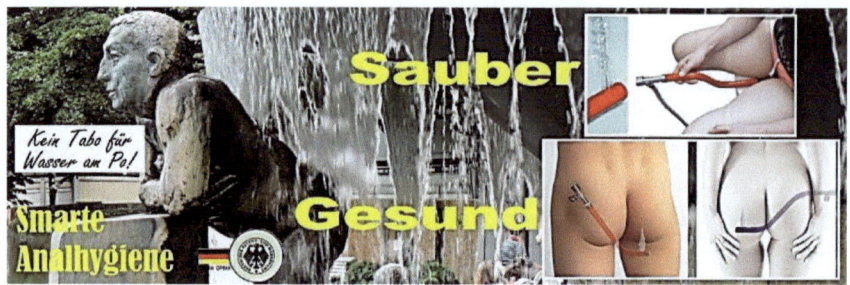

Abbildung 2: Anale Sauberkeit mit Frauen-Gesäßhandbrause Aquafem oder Männer-Gesäßhandbrause Aquamas. Abbildung der Website www.inventordesign.de

den entsprechenden Bewertungserläuterungen können Sie schnell erkennen, was für Ihre Situation oder für einen anderen das beste Hilfsmittel ist.

Mit der Kawa-Liste sind Sie und jede andere Person in der Lage, eine ausgewogene Freundschaftsberatung durchzuführen. Auch Ärzte und Ärztinnen können anhand dieser Analyse-Liste und den Erläuterungen ihren Patienten und Patientinnen gut weiterhelfen.

Das vorhandene Tabu-Thema Analhygiene und Hintern abwischen ist etwas, über das nicht sehr viele Menschen gerne reden. Das ist ja so. Aber man kann und sollte sich trotzdem im gehobenen Alter darüber austauschen und sich Informationen z. B. aus dem Internet besorgen. Insbesondere sollte das Thema rund um den Toilettengang vor Eintritt von Behinderungen besprochen werden, damit man für den Fall der Fälle möglichst gut vorbereitet ist. Wissen schadet nicht, aber Unwissen. Es braucht sicher für den einen oder anderen einen Moment, sich mit neuartigen Gegenständen auseinanderzusetzen und im besten Fall sich damit im positiven Sinne anzufreunden. Denn eins sollte ja von vornherein klar sein, Medizinprodukte bzw. Hilfsmittel wie die Prokdus Gesäßhandbrausen sind keine Vergnügungsmittel, sondern persönliche Hilfsgegenstände zum eigenen selbständigen Nutzen. Verschiedene gute Hilfsmittel bilden bei Verfügbarkeit ein gewisses Maß an wertvoller Unabhängigkeit.

Die Senioren-Analhygiene als Problembewältigung und gesellschaftliche Eigenpflicht zur Gesundheitsvorsorge

Es gibt ohne Zweifel Kranke, Behinderte und Senioren und Seniorinnen, die bedauerlicherweise eine Art Altersstarrsinnigkeit entwickelt haben, um neuartige Gegenstände und Methoden z. B. zur besseren Analhygiene abzulehnen. Damit sind sie aber bei weitem nicht allein mit negativen Irrungen und Fehlansichten. Auch Pflegekräfte befinden sich trotz ihrer guten Arbeit nicht immer auf dem neuesten Stand des Nachdenkens. Und nach dem Motto „was der Bauer nicht kennt, isst er nicht", nutzen Pflegekräfte nicht gute Neuerungen wie bspw. die Prokdus-Gesäßhandbrausen, um die zu Pflegenden besser und gesünder zu behandeln. Denn das eine Abduschung auf Toilette sitzend wesentlich einfacher, hautschonender und ein Stück mehr Menschenwürde zurückgibt als die Reinigung mit Toilettenpapier oder Einmalhandschuhe, sollte eigentlich jeder verstehen.

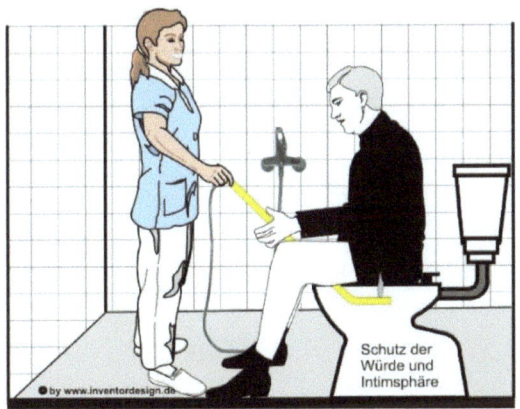

Abbildung 3: Altenpflegerin zu Hause, mit Pfleger-Gesäßhandbrause Pflegdus P80

Ein anderes Problem für Senioren besteht mit den nicht selten vorkommenden schlechten Beratungen in Sanitätshäusern.

Bei der Abgabe von Toilettenhilfsmittel ist die vorherige Beratung meist auf den schnellen Verkauf ausgerichtet. Wenn es um die Schwierigkeiten des Hinsetzens und des Aufstehens geht, werden von Hausärzten z. B. Toilettensitzerhöhungen (TSE) verordnet. Diese Patienten haben also kurz gesagt, Probleme mit ihren Muskeln und Gelenken. Daraus kann man natürlich logisch schließen, dass diese Patienten infolgedessen auch Probleme haben, sich den Hintern ausreichend gut abzuwischen. Aber dieses Zentralproblem der Analhygiene wird offenkundig weder von Ärzten*innen, von Patienten noch vom Sanitätshäusern angesprochen. Der TSE behebt zwar vorgenannte Probleme, schafft

9

aber andererseits für diese Patienten andere Probleme. Und über diese Probleme wird nicht weitergesprochen, geschweige denn Beraten. Im Prinzip muss man sagen, dass die ja schon im Vorfeld vorhandenen Hygieneprobleme durch die TSE noch verstärkt werden. Denn die in Deutschland angebotenen und verkauften TSEs sind für die Gesäßreinigung von vorne, von der Seite oder gar von hinten, nicht hinreichend sitzanatomisch gut durchdacht. Im Prinzip taugen sie außer zum Draufsetzen also so gut wie nichts. Ganz im Gegenteil dazu gibt es z. B. in Italien TSEs und Klobecken für Behinderte, die wirklich gut durchdacht sind. Sie bieten im Wesentlichen größere Intimöffnung für eine erleichterte Gesäßreinigung. Die italienischen Behindertentoiletten mit größerer Intimöffnung sind im Prinzip nach den 2000 Jahren alten Latrinen

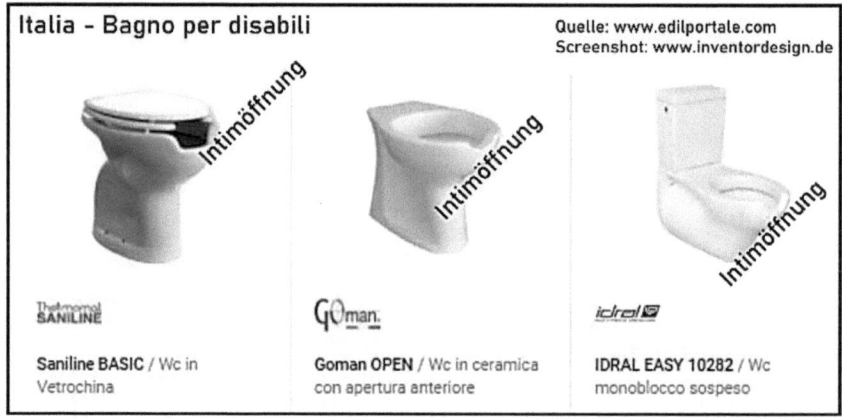

Abbildung 4: italienische Behindertentoilette mit Intimöffnung. Bildzitat § 51 UrhG

(Einzelsitz) aus dem alten Rom entworfen worden.

Es gibt auch TSEs mit einer ähnlich großen Intimeingrifföffnung. Jedoch ist daran zu denken, dass die TSEs oft eine verkleinerte Beckenöffnung aufweisen, als Toilettenbecken.

Der große Nachteil bei allen Gegenständen besteht aber für bewegungseingeschränkte Personen insoweit, als dass sie trotz der Intimöffnung nicht tief genug an ihren Anusbereich heranreichen können. Bei dem oben links zu sehenden WC-Becken „Sanline Basic" ist die erleichterte Reinigung für einige Personen wohl noch am ehesten zu vermuten. Bei gebrauch dieser WC-Becken oder TSEs entsteht zeitgleich das oben genannte Problem der Enge in doppelter Ausführung. Das heißt, dass die Person, die sich draufsetzt, nimmt fast den gesamten Bereich von Beckenbrille oder TSE ein. Damit entfällt die Möglichkeit, von vorne, von der Seite, oder von hinten den Anus zu erreichen. Die Person muss gezwungenermaßen den Hintern anheben und sich in eine leichte Bückhaltung begeben. Diese Haltung geht zu Lasten beider Hüftgelenke und beider Kniegelenke etc. Erst dann könnte die Person in dieser anstrengenden Körperhaltung versuchen, an sein Anus heranzukommen. Das ist mit ziemlicher Sicherheit keine leichte Übung.

Hier würde die weitaus einfacher zu handhabende Gesäßhandbrause für Frauen und Männer diese schwierige tabuisierte Problematik von vorherein verhindern. Zusätzlich ist das Abduschen auf Toilette sitzend

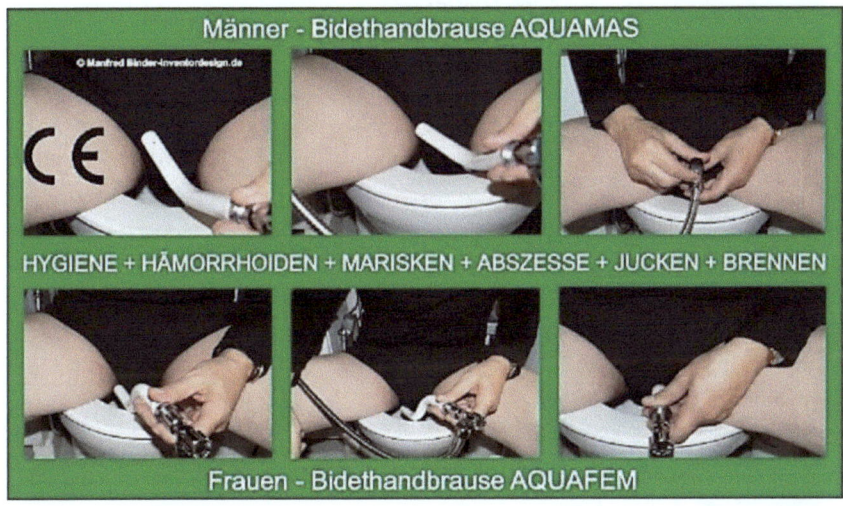

Abbildung 5: Gesäßhandbrausen Aquamas und Aquafem

auch noch für den Anwender sicherer. Denn in der oben genannten anstrengenden Körperhaltung könnte eine plötzliche Schwäche oder gar eine Bewusstlosigkeit Sturzschäden verursachen.

Personen die zu Hause gepflegt oder in der Stuhlganghygiene unterstützt werden, müssen von der pflegenden bzw. helfenden Person in der leider Gottes noch weit verbreiteten alten Reinigungsart mit Toilettenpapier oder Einmalhandschuhe in dieser Bückhaltung gesäubert werden. Wenn standunsichere Personen dann auch noch mit einer Hand während der Reinigung gestützt werden, kann ein Sturzgeschehen den

11

Pflegebedürftigen wie auch den Pfleger gefährlich werden. Für Pflegende Angehörige, die dauerhaft die Gesäßreinigung mit erledigen müssen, ist die Anwendung einer Pflegegesäßhandbrause die beste Option. Denn sie bietet einen die Würde erhaltenden Abstand zwischen beiden Personen, erhält die Gesundheit der Analhaut, erleichtert die Reinigung, verhindert größere Anstrengungen und bietet Sicherheit durch Sitzreinigung. Siehe oben Abbildung 3.

Personen, die zu Hause nur eine Pflegeunterstützung erhalten, können in Sachen Stuhlhygiene ihre Eigenständigkeit durch Gebrauch einer Gesäßhandbrause wie z. B. oben in Abb. 5 zu sehen, weiter aufrechterhalten oder aber wieder erlangen. Soweit Sie die Hygieneunterstützung durch die Gesäßhandbrause auch außerhalb der Wohnung benötigen, können Sie die Gesäßhandbrause auch mit in den Urlaub nehmen und problemlos am Was-

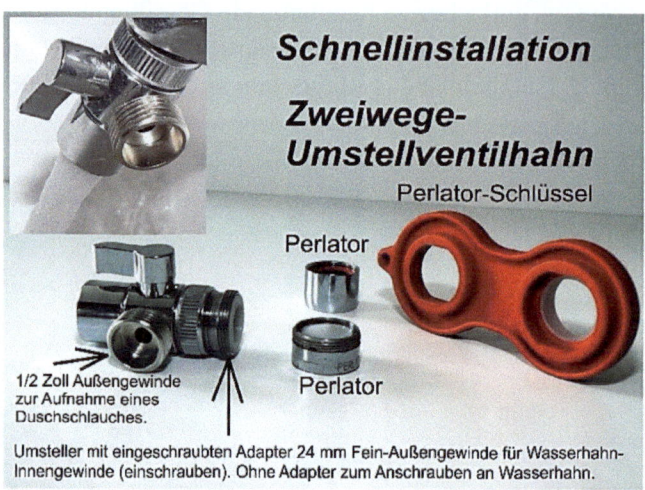

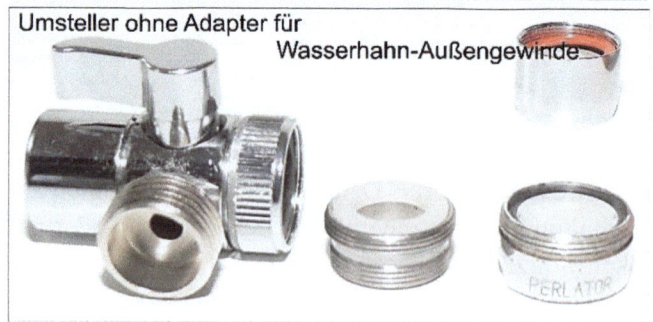

Abbildung 6: Zweiwegeumsteller, Installation einfach

serhahn anschließen. So haben Sie auch im Hotel ihre WC-Handdusche verfügbar, und sind damit eigenständig in ihrer Hygiene.

Der Duschschlauch kann Handfest angeschraubt werden. Meistens reicht das schon aus.

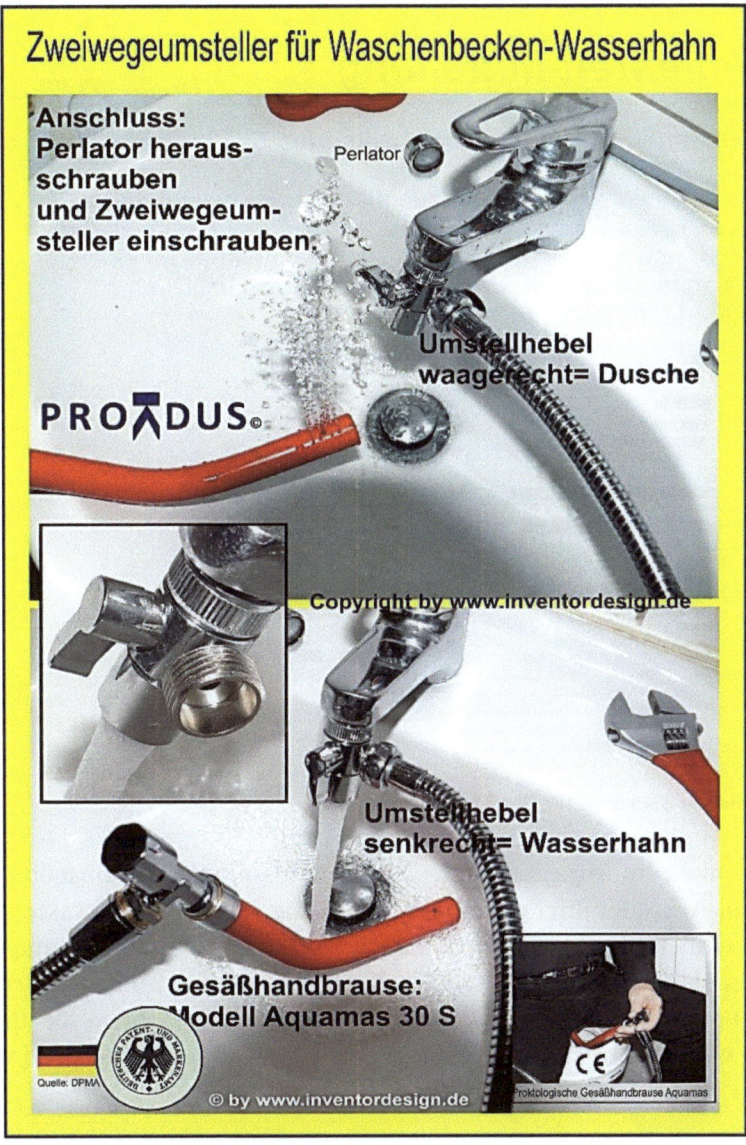

Abbildung 7: Zweiwegeumsteller-Ventil

Hierbei stellt sich die Frage der Selbstbeschaffung, oder die Beschaffung über ein Rezept[5] vom Arzt.

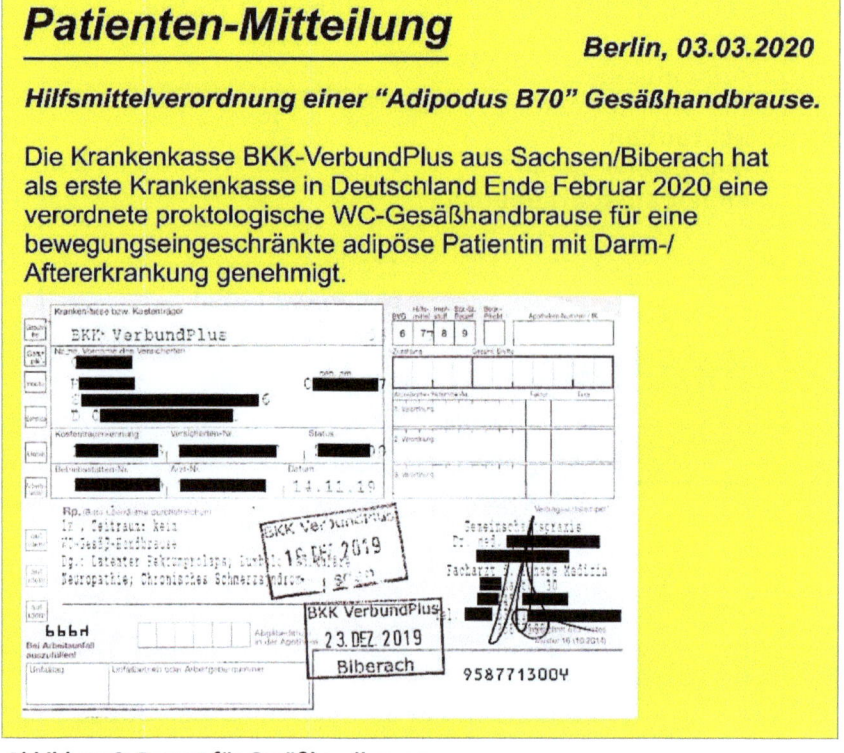

Abbildung 8: Rezept für Gesäßhandbrause

Je mehr Informationen Sie über das Hilfsmittel „Gesäßhandbrause" ihrem Arzt oder ihrer Ärztin zur Verfügung stellen, umso exakter kann das Hilfsmittel-Rezept verordnet werden. Umso eher genehmigt die Kasse das Hilfsmittel. Lesen Sie dazu auch die hier im Buch oder auf der Prokdus-Website www.inventordesign.de aufgeführten rechtlichen Hinweise zu Hilfsmitteln und ärztlichen Verordnungen. Sie sind wichtig.

---

[5] www.inventordesign.de

Krankenkassen dürfen Hilfsmittel wie beispielsweise die proktologische Gesäßhandbrause nicht verweigern, indem sie den Antragsteller auf die Hygienehilfe durch andere Personen oder auf das Tragen von Windeln verweisen. Hierzu gibt es das nachfolgende Gerichtsurteil. *LSG-Urteil vom 19.03.2015 Az. L 30 P 99/12 Rn. 51, 52, 53- [Auf die Hilfe von Dritten darf nicht verwiesen werden (Gerlach in Hauck/ Noftz, SGB V, K § 33 Rn. 63, Stand Februar 2015).*

So dürfen also den oben genannten 4,13 Millionen Pflegebedürftigen die überwiegend von Angehörigen zu Hause gepflegt werden, Toilettenhilfsmittel wegen der Angehörigenhilfe nicht verweigert werden. Denn die Pflegebedürftigen wie auch alle andere Patienten haben auch in Sachen Grundbedürfnis (Darmentleerung) einen **Rechtsanspruch auf eigenständige Analhygiene**. Vorausgesetzt natürlich, dass Patienten dazu auch körperlich fähig sind.

Soweit Pflegebedürftige und andere Patienten mit Hilfe z. B. einer proktologischen Gesäßhandbrause ihren Rechtsanspruch auf Eigenständigkeit ausüben können, muss von den Krankenkassen ein Toilettenhilfsmittel genehmigt bzw. erstattet werden.

Dabei muss das Hilfsmittel gemäß Gesetz und Rechtsprechung im Einzelfall erforderlich sein, um einer Behinderung vorzubeugen, den Erfolg einer Krankenbehandlung zu sichern bzw. zu ermöglichen, oder eine Behinderung ausgleichen. sowie dem neuestens Stand der Technik und Medizinwissenschaft entsprechen. Zu erstattende Hilfsmittel müssen eine Kranken- und Behindertenkonzeption sowie eine Transportabilität aufweisen.

Neuester Medizin- und Technikstand bedeutet, dass schlechtere Hilfsmittel, die nicht dem neuesten Stand entsprechen, und sogar gesundheitliche Schäden wie z. B. Analekzeme hervorrufen oder fördern, nicht genehmigt werden dürfen. Das würde dem gesundheitlichen Präventionsgedanken des Gesetzgebers und dem Sozialgesetzbuch widersprechen bzw. zuwiderlaufen. Als Beispiel kann hier die GKV-Toilettenpapiergreifhilfe herangezogen werden. Toilettenpapier schädigt die Anal haut und lässt immer einen Restkotschmierfilm auf Haut und an Haaren zurück, wobei die Darmbakterien Analekzeme verursachen. Diesbezüglich gilt körperliche Unversehrtheit gemäß Art.2 Abs. 2 GG.

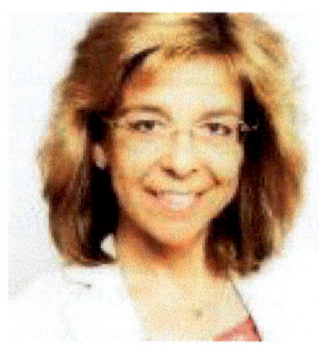

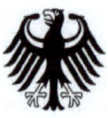

Bundessozialgericht (BSG)
Hilfsmittel

Hilfsmittel sind Gegenstände, die getragen oder mitgeführt oder bei einem Wohnungswechsel mitgenommen werden können. Sie müssen im Einzelfall erforderlich sein, um eines der folgenden Ziele zu erreichen:
- einer drohenden Behinderung vorzubeugen
- den Erfolg einer Krankenbehandlung zu sichern oder
- eine Behinderung auszugleichen.

Nicht zu den Hilfsmitteln gehören allgemeine Gebrauchsgegenstände des täglichen Lebens (vgl. § 33 SGB V und § 31 SGB IX).

Abbildung 9: Dr. Ursula Waßer, Jahrgang 1966, Richterin am Bundessozialgericht, Bildzitat § 51 UrhG, Schriftsatz Manfred Binder Unveränderte Inhaltsübernahme

Geschirrspüler, elektrisch bedienbare Rollos und eine Video-Sprechanlage können daher wohl keine Hilfsmittel sein, da es sich um allgemeine Gebrauchsgegenstände des täglichen Lebens handelt. Sie werden regelmäßig auch von nicht behinderten Menschen in gleicher Weise benutzt und sind weder speziell auf die Bedürfnisse behinderter Menschen ausgerichtet und für diese konzipiert, noch werden sie praktisch ausschließlich von Menschen mit bestimmten Behinderungen genutzt. Bei der Herdüberwachung bin ich sicher, inwieweit diese regelmäßig auch von Menschen ohne Behinderung genutzt wird. Falls ja (wovon ich ausgehe), handelt es sich ebenfalls um einen Gebrauchsgegenstand des täglichen Lebens und damit nicht um ein Hilfsmittel. Richterin am Bundessozialgericht [6]

---

[6] U. Waßer - Mitglieder - Fragen - Meinungen - Antworten zum Rehabilitations- und Teilhaberecht (reha-recht.de)

Sexueller Missbrauch und Gewalt in der Pflege ist ein Problem

In der Pflege stellt speziell die Intimhygiene verständlicherweise ein Einfallstor für sexuelle Gewalt, Belästigungen und Körperverletzung dar. Die Pflegergesäßhandbrause hält dagegen Abstand zum Pflegebedürftigen und kann sexuelle Gewalt bzw. ein sexuelles Verlangen der Pflegeperson dadurch verhindern, weil sich hierbei praktisch eine Hemmschwelle der direkten Berührung aufbaut. Einer Verführbarkeit oder Anreizung der Pflegeperson wird so entgegengewirkt. Siehe dazu beweisführend u. a. wie folgt:

Sexuelle Gewalt in der Pflege:
Eine Literaturuntersuchung ...
https://www.barnesandnoble.com/w/sexuelle-gewalt-in-der-pflege-eine-literaturuntersuchung-zu-erfahrungen- von-patientinnen-bewohnerinnen-und-pflegerinnen-in-krankenh-usern-und-seniorenheimen-anike-b-slack/

Diplomarbeit aus dem Jahr 2006 im Fachbereich Gesundheit - Pflegewissenschaft - Gewalt in der Pflege, Note: 2,0, Alice-Salomon Hochschule Berlin, 78 Quellen im Literaturverzeichnis, Sprache: Deutsch.

Auszug: Inhaltsverzeichnis

6. Ursachen für die Ausübung sexueller Gewalt in der Pflege

6.1 Die Beziehung und Rollenerwartungen zwischen Pflegenden und Zu-Pflegenden

6.2 Ursachen für vom Pflegepersonal ausgehende sexuelle Gewalthandlungen

6.2.1 Ursachen, die im Zusammenhang mit der Pflege stehen.

6.2.2 Ursachen, die keinen pflegespezifischen Zusammenhang aufweisen

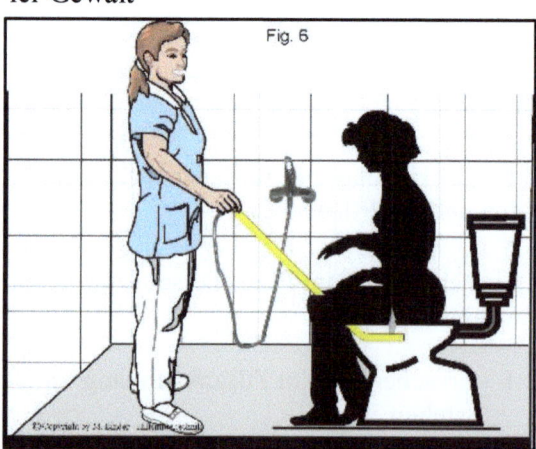

Abbildung 10: Pflegerin + Pfegdus P80

Veraltete Analreinigungstechnik

Die Gesäßreinigung bzw. die Abwischtechnik von Erwachsenen und schon größeren Kinder unterscheidet sich in den zwei wesentlichen Handhabungen bei Frauen und Männern wie folgt in leichter Hockhaltung (angehobenes Hinterteil etwa 5 bis 10 cm über Toilettenbrille oder in Schrägsitzhaltung auf einer Backe sitzend):

1. über den linken oder rechten Oberschenkel-/Backenbereich bis hin zum Anus,
2. über linke oder rechte Hüfte und Backe bis zum Anus.

Unter Anwendung der zu 1 und 2 vorgenommenen Handlungen führen Frauen anders als Männer die anale Abwischbewegung vom Vaginalvorhof weg zum Steißbein hin durch. Sinn und Zweck dieser Bewegung ist die Verhinderung, dass mit dem Kot ausgeschiedene Darmbakterien in den Vaginalbereich gelangen. Denn die Darmbakterien können vom Vaginalvorhof bis zu dem relativ kurzen Harnleiter der Frau vordringen, und so Harnwegsinfektionen (HWI) und Blasenentzündungen (Zystitis [7], [8]) verursachen. Das ist für eine Frau immer eine höchst unangenehme und auch schmerzhafte Angelegenheit. Damit ist keinesfalls geringwertig zu betrachten, denn Schwangere können durch eine HWI sogar eine Fehlgeburt erleiden. Allein die Abwischbewegung nach hinten weg, verhindert aber nachweislich nicht die Harnwegsinfekte. Männer erleiden HWIs z. B. durch ungeschützten Analverkehr.

Männer dagegen können etwas leichter vom Anus zum Hoden hin abwischen. Diese veraltete Abwischtechnik stammt noch aus der Urelternzeit, wo zum Größen Teil noch auf sogenannten Donnerbalken, Abtritte, sprich auf alten Latrinenbrettern, Hoftoiletten, Außentoiletten das Geschäft vollzogen wurde.

Außentoiletten befanden z. B. außerhalb der Wohnungen eine halbe Treppe tiefer. Diese Toiletten mussten sich oft auch zwei Mietparteien

---

[7] https://www.gelbe-liste.de/krankheiten/zystitis-blasenentzuendung.
[8] https://www.awmf.org/uploads/tx_szleitlinien/043-044l_S3_Harnwegsinfektio nen_2017-05.pdf

teilen. Bei den ganz alten Toilettenhäuser befand sich ein größeres Loch, auf dem man sich möglichst mittig mit den Hintern hinsetzen musste. Einen Intimausschnitt im Sitzbrett zwischen den Oberschenkeln wie bei den steinernen römischen Latrinen gab es nicht. Das traf auch auf die frühen Toilettenbrillen aus Holz zu. Und weil dieser Intimausschnitt fehlte, war es nicht möglich, zwischen den Oberschenkeln hindurch auf den kürzesten Weg zum Anus zu gelangen. Der dadurch nicht vorhandene kürzere Weg verhinderte auch die Gesäßreinigung mit Wasser angefeuchteten Tüchern. Der Weg zwischen die Oberschenkel hindurch ist naturgemäß der kürzeste Weg, und damit auch für etwas gebrechliche oder kranke Menschen der bessere Weg der Gesäßreinigung. Jedenfalls soweit es bei dem einen oder anderen noch geht.

Insoweit können sich Menschen heutzutage auch mit den hier im Buch vorgestellten proktologischen Gesäßhandbrausen natürlich sehr viel einfacher, sicherer, gesünder und komfortabler zu 100% sauber reinigen. Denn die modernen Toilettenbecken sind etwas größer und haben dadurch auch die (eigentlich nicht geplanten) Intimeingrifföffnungen zwischen Toilettenbrilleninnenrand und Schambereich. Das kommt aber nur für Schlanke bis etwas Vollschlanke Personen zum Tragen. Auf jeden Fall aber passen die Gesäßhandbrausen im Gegensatz zu den Minihandbrausen wunderbar einfach hindurch, und können so direkt unter dem After ihre Wasserstrahlen abgeben.

Für alle bewegungseingeschränkten Menschen, Erkrankte, Pflegebedürftige, Behinderte und altersbedingt für Senioren*innen ist die eigenständige Stuhlganghygiene mit den proktologischen Gesäßhandbrausen ganz besonders gut geeignet. Denn sie gleichen die Unbeweglichkeit und die damit zusammenhängende verringerte Reck- und Streckfähigkeit von Rücken-, Schulter- und Arm aus. Jeder reinigt seinen Hintern mit Wasser so gut er kann, oder so schlecht wie er will mit Toilettenpapier. Aber wo kein Wasser ist, ist Toilettenpapier die erste Wahl.

Sehen Sie dazu auch im Kapitel „Hämorrhoiden & Co. in der Schwangerschaft" die Abbildungen Nr. 13/Seite 25 + Nr. 20/Seite 33 an. Die richtige Abduschtechnik wird nur mit der Aquafem-Gesäßhandbrause erreicht.

Hämorrhoiden & Co. in der Schwangerschaft
Analhygiene für werdende Mütter & Wöchnerinnen

Das Kapitel behandelt in erster Linie die Schwierigkeiten der Enddarm- und Analhygiene und deren korrekte Ausführung von der Schwangerschaft bis zum Wochenbett. Natürlich sind die Schwangerschaft und die Wochenbettzeit keine Krankheiten, sondern natürliche Zustände. Ihnen liegt also nach wissenschaftlicher Betrachtung kein sogenannter „Krankheitswert" zugrunde.

Während der Gravidität treten verschiedene Enddarm- und analhygienische Problemsituationen auf. Der größer werden Bauch geht einher mit einer Beweglichkeitseinschränkung, die auf dem Klo je nach Trimester die ersten Schwierigkeiten bei der Stuhlreinigung verursacht.

Verdauung und Klo-Besuch vereinigen sich zu einem zentralen Thema, das für viele Frauen ein Tabuthema darstellt. Jedoch muss es im Interesse der eigenen Gesundheit liegen, pragmatische Hygienemaßnahmen auszuführen. Spätestens im Kreissaal oder in ähnlichen Situationen sind Tabus wie weggeblasen. Also sind Tabus eigentlich nur falsche Gefühle, und daher völlig fehl am Platz. Die Prokdus-Analhygienethematik umfasst praxisnah die relativ schnell lösbaren Problemfälle: Hämorrhoiden, Analvenenthrombose, Marisken, Analekzem, Verstopfung (harter Stuhl), Harnweginfektion, Wochenfluss, Dammriss-/schnitt (Ruptur) Wundversorgung.

Allein diese acht Eckpunkte beinhalten eine Vielzahl von negativen Situationen, über sich viele Schwangere nur wenig bis gar nicht bewusst sind. Mangelhaftes Wissen führt ständig zu einer großen Zahl von Unannehmlichkeiten und mitunter auch zu gefährlichen Situationen für Mutter und Kind. Dabei ist das Nichtwissen nicht so gravierend, wenn es durch Einsichtigkeit zum Besseren behoben wird. Schlimm ist es nur, wenn unkluges krankheitsverursachendes Tabudenken mehr Wissen und gesundheitsförderndes Verhalten verhindert. So manches Krankheitsereignis könnte mit einer problemorientierteren verbesserten Ernährung und einer korrekten sicheren Wasser-Analhygiene vermindert werden. So z. B. die ewigen Harnwegsinfektionen bei Frauen durch Darmbakterien aufgrund einer schlechten Toilettenpapier-Analhygiene.

Grundsätzliches zur Analhygiene:

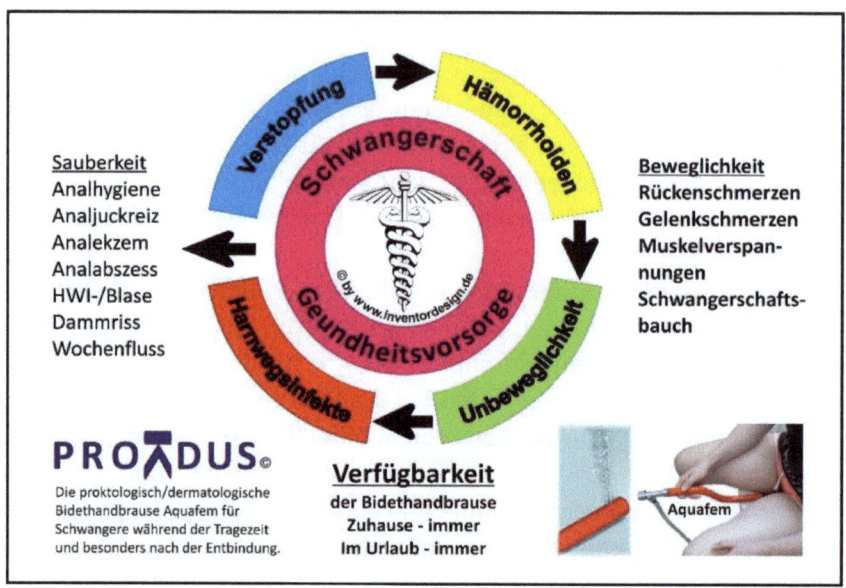

Abbildung 11: Prokdus-Manufaktur Berlin, Frauengesundheit, Schwangerschaft

Wie weitestgehend ja eigentlich bekannt, wischt sich Frau von vorne nach hinten über den Anus. Jedoch ist Vielen nicht ausreichend klar, dass die Reinigung mit Toilettenpapier eine sehr unsaubere Reinigungsart ist. Denn Toilettenpapier hinterlässt immer einen Restschmierfilm an Kot und Darmbakterien wie Escherichia coli in den vielen Anusfältchen, auf der Anushaut und an der Analbehaarung. Dieser bakterielle Schmierfilm schädigt die Anushaut und führt zu einem Analekzem. Darüber hinaus werden die E-coli Bakterien u. a. durch die Slipverrutschungen in Vaginalnähe befördert, und wandern dort weiter zum Harnleiter und verursachen Harnwegsinfektionen bzw. Blasenentzündungen, die bis zu einer Fehlgeburt führen können. Zwischen 70 bis 80% der HWIs entstehen ärztlich bekannt durch E-coli Erkrankungen. Die HWI gehört mit zu den häufigsten Frauenerkrankungen. Geschlechtsverkehr ist ein sehr häufiger Übertragungsweg. Das liegt u. a. daran, dass der Schmierfilm bei der Frau sich speziell durch die Abwischrichtung in Richtung der am Steißbein gelegenen Rima ani (Gesäßfalte) einnistet. Führt man den Fingergeruchstest in der Rima ani durch, ist blitzschnell feststellbar, ob man sauber ist oder nicht. Das gilt im Wesentlichen natürlich auch für Männer. Bei Verwendung der medizinischen Prokdus-Gesäßhandbrausen bedarf es nur morgens einmal mit einem feuchten Waschlappen die Gesäßfalte (Rima ani) durchzuwischen, und tagsüber bleibt es i.d.R. sauber. Denn die eventuell auch mehrfach am Tag gebrauchte Prokdus-Gesäßhandbrause sorgt bei der Abduschung immer für einen 100% sauberen Anus. Und so verbleiben auch keine Darmbakterien in der Gesäßfalte.

Insoweit ist bezüglich Sexualität auf folgendes zu achten. Das Glied bzw. die Eichel wird oft am Gesäß bzw. in der Gesäßfalte und am Anus gerieben und transportiert bei unsauberer Papierreinigung schnell so die anhaftenden Bakterien wie E-coli direkt zur Vagina bzw. zum Harnlei-

Rezidivierende Harnwegsinfektionen – Prophylaxe

Rezidivierende HWI liegen bei mehr als zwei symptomatischen Infektionen pro Halbjahr oder mehr als drei symptomatischen Episoden pro Jahr vor. Als vorbeugend wirksame Verhaltensregeln gelten die folgenden Maßnahmen:

- ausreichend trinken (1,5 l/Tag),
- Analhygiene,
- Vermeidung übertriebener Intimhygiene,
- sexuelle Enthaltsamkeit,
- Vermeidung von Unterkühlung,
- Miktion nach Koitus,
- Vermeidung von Spermiziden.

Abbildung 12: Bildzitat § 51 UrhG., Quelle: Fußnote Nr. 9. (Hochinformativ)

ter.[9] Bei nicht schwangeren Mädchen und Frauen kann die HWI durch

---

[9] file:///C:/Users/MB18/Downloads/kvbw-verordnungsforum-antibiotika_web_korr.pdf

Finger-/Handberührung des Mannes am Gesäß und Vagina in Form der Schmierinfektion erfolgen. Und da der Harnleiter bei Frauen bei weitem kürzer ist als bei dem Glied, erkranken Frauen auch schneller. Der Mann kann aufgrund seiner Harnleiterlänge mögliche E-coli Bakterien besser beim Urinieren wieder ausspülen. Insbesondere werden Darmbakterien bei wechselseitigen Anal- und Vaginalverkehr transportiert, und führen so zu Infektionen. Zu den Darmbakterien/Keimen gehört z. B. auch Gardnerella vaginales, der auch zu einer Geschlechtserkrankung in Form der bakteriellen Vaginose führen kann.

Kommen männliche Darmbakterien ins Spiel bzw. in Vaginalnähe, dann kommt es zu einem wechselseitigen Austausch zwischen Vaginal- und Anusbereich. Das bedeutet dann eine quasi fortwährende Erkrankungsgefahr. Der zugrunde liegende entscheidende Faktor ist also die richtige Analhygiene. Speziell die übermäßige Analhygiene mit chemischen Reinigungsmitteln wird unisono von Ärzten aus Gesundheitsgründen abgelehnt. Die richtigere gesunde Analhygiene wird primär mit reinem Wasser mittelst abduschen erzielt. Die besten analen Reinigungsergebnisse erhält man durch einen 90 Grad Abduschwinkel (www.inventordesign.de). Die neuartigen proktologischen Bidet-/Gesäßhandbrausen von Prokdus erzeugen diesen wichtigen gesundheitsfördernden Duschwinkel in der geraden Sitzposition auf dem Klo.

In obiger Abbildung 12 steht: „Vermeidung übertriebener Intimhygiene". Damit ist gemeint, dass beim Waschen von Scheide und Anus nur sparsam Seife oder Lotionen etc. verwendet werden sollte. Weil durch zu viel Seifengebrauch der Säuremantel der Vaginal- und Anushaut zerstört wird. Hautschäden wie Juckreiz und/oder Entzündungen sind die Folge. Tägliche Wasserreinigung ist ausreichend und ist gesund. Seife nur 2- bis 3-mal die Woche. So kann die natürliche säuerlich salzige Vaginalflora erhalten bleiben oder wieder hergestellt werden. Das säuerliche Klima aus Milchsäurebakterien schützt vor bakteriellen und pilzigen Erkrankungen.

Dieser Abduschwinkel gewährleistet einen sicheren Abtransport der Fäkalreste in das Klo-Wasser. Der 90 Grad Duschwinkel verhindert damit gleichzeitig, dass keine mit Darmbakterien konterminierten Spritzwassertropfen in den Scheidenvorhof gelangen können.

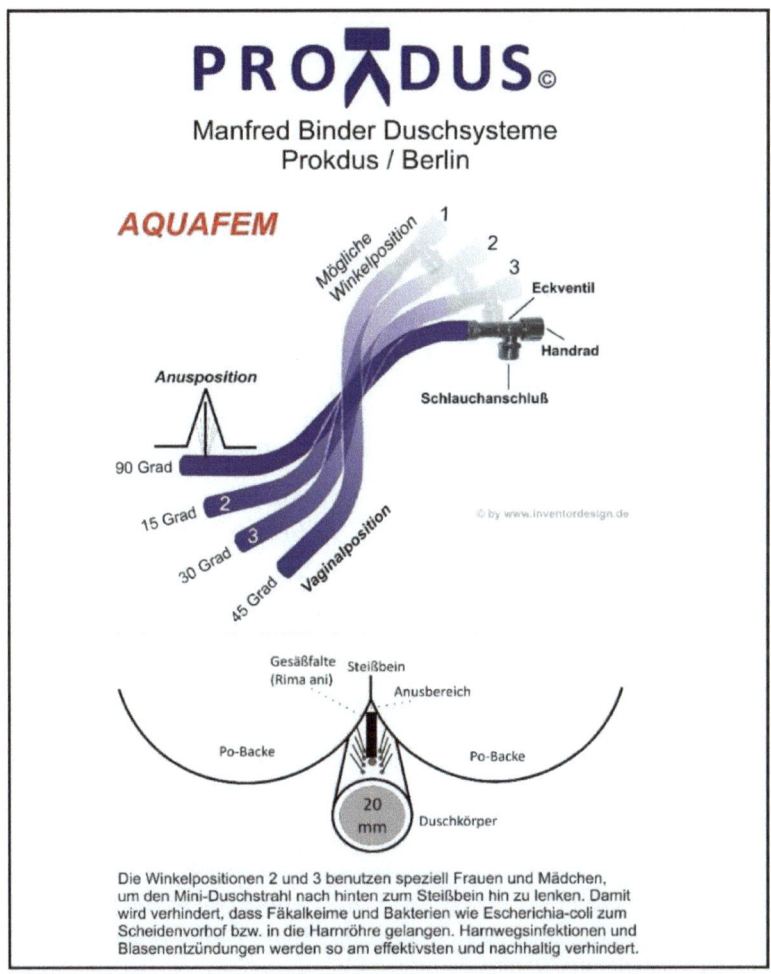

Abbildung 13: Diverse Duschwinkel mit der Gesäßhandbrause Aquafem

Denn der Wasserstrahl ist auf das Anuszentrum hinter dem Perineum (Dammbereich) gerichtet. Das Perineum trennt Fäkalausgang und Geschlechtsorgane bei Frau wie Mann.

Machen Sie also Ihre neue gesundheitsfördernde anale Wasserreinigung nicht davon abhängig, dass in Deutschland Millionen anderer Menschen – von Kind bis Politiker – mit einem mit Papier gereinigten schmierkotschmutzigen Hintern rumlaufen. Das müssen Sie nicht mit-

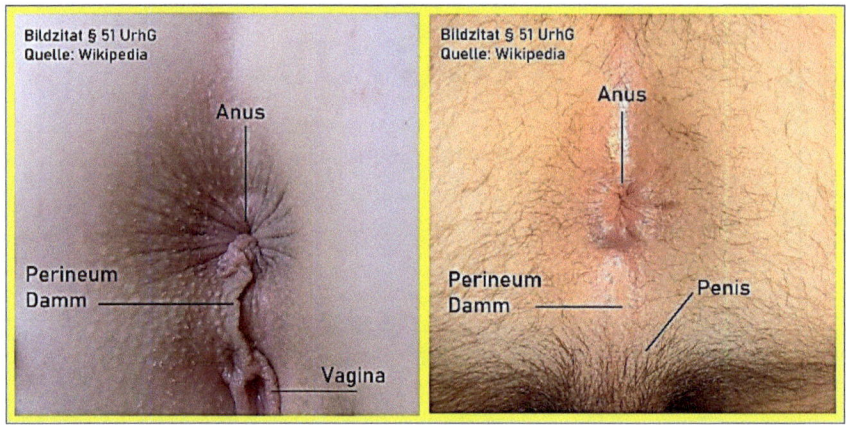

Abbildung 14: Bild links Frau mit kleiner Mariske am Damm, Bild rechts- Mann

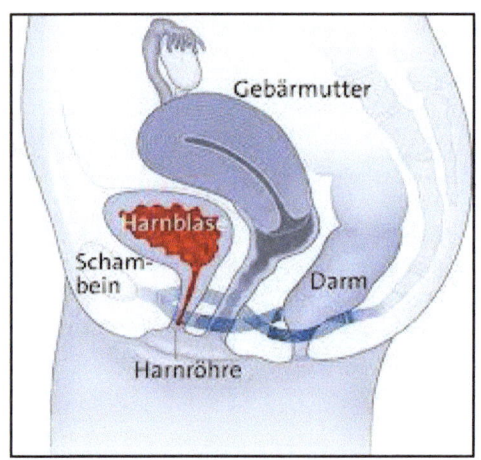

Abbildung 15: Perineum/Damm. Bildzitat § 51 UrhG, Quelle: Apothekenumschau

machen. Denn ihre Gesundheit betrifft immer nur Sie und Ihr ungeborenes Kind persönlich und hautnah.

Es ist demzufolge ihre wahrzunehmende ureigene Gesundheitsselbstverantwortung. Dazu gehören natürlich an vorderster Stelle, die Beratungen.

Zudem kann/wird die Analhaut durch das mechanische Reiben mit Papier (auch weiches) in Mitleidenschaft gezogen (Hautrötung etc.). So eine Hautirritation kann zu einem unangenehmen Analekzem mit Analjuckreiz (Pruritus ani) und ggf. zu einer noch unangenehmeren schmerzreichen eitrigen Entzündung führen. Auch Feuchtpapier trägt oft zu Hautirritationen zusätzlich bei, und wird deshalb von den allermeisten Ärzten ganz offen abgelehnt. Insoweit sollten Sie bei der After- und Vaginalreinigung möglichst wenig chemisch belastete Seifen, Lotionen und ähnliches verwenden. Darüber hinaus ist der Toilettenpapiergebrauch in Verbindung mit Bewegungseinschränkungen gegenüber ergonomisch/ sitzanatomisch geformten Gesäßhandbrausen wesentlich schwieriger. Die komfortableren Gesäßhandbrausen werden dagegen einfach zwischen die Oberschenkel in das Klobecken geschoben ohne jegliche Anstrengung. Die folgende Warmwasserabduschung ist enorm entspannend, 100% reinigend, Baby schützend (HWI) und gesundheitsfördernd. Danach wird zum Schutz der Anushaut nur trocken getupft, aber nicht gerieben.

HYGIENE TIPP:

Begehen Sie zum eigenen Schutz und zum Babyschutz niemals den Fehler, den nicht ungefährlichen Rat von Frauen-Websites (Mutter/Kind etc.) oder von anderen zu folgen, sich auf dem Badewannenrand sitzend den Po abzuduschen. Das Gefahrenmoment des Abrutschens kann Niemand vorhersagen. Auch nicht das Ausmaß der Verletzungen!

Hämorrhoiden in der Schwangerschaft:

Sie entstehen etwa ab dem 6 Monat bei ca. 50% der Schwangeren z. B. aufgrund veränderter Verdauungssituationen, hormonelle Veränderungen, veränderte Druckverhältnisse (siehe unten Abb. 16) im Becken-Bodenbereich usw. Der Babykopf z. B. drückt auf den Dickdarm. Die Darmperistaltik (Darmbewegungen/Verdauungstransport) kann sich mehr oder weniger verlangsamen. Verstopfungen sind oftmals die Folge. Etwas weniger ballaststoffreiche Ernährung, ausreichend trinken, Aprikosen, Dörrpflaumen oder warmes Wasser vor dem Frühstück und Spaziergänge können gute Dienste für eine bessere Verdauung leisten. Verschiedene Medikamente und andere Präparate wie Eisen etc. können die Verdauung negativ in Form von Verstopfungen gestalten.

Nach der Entbindung ziehen sich die herausgetretenen Hämorrhoidenknoten relativ schnell wieder in ihre alte Position zurück. Vorgeburtliche Operationen sind eher selten. Die Wasserreinigung nach dem Stuhlgang ist dabei sehr wichtig. Kaltes Abduschen kann die

Hämorrhoidenknoten wieder zum Abschwellen bringen, in dem der Blutkreislauf im Hämorrhoidengewebe aktiviert wird. Sitzbäder nach Kneipp können dabei auch helfen. Immer den Arzt vorher fragen.

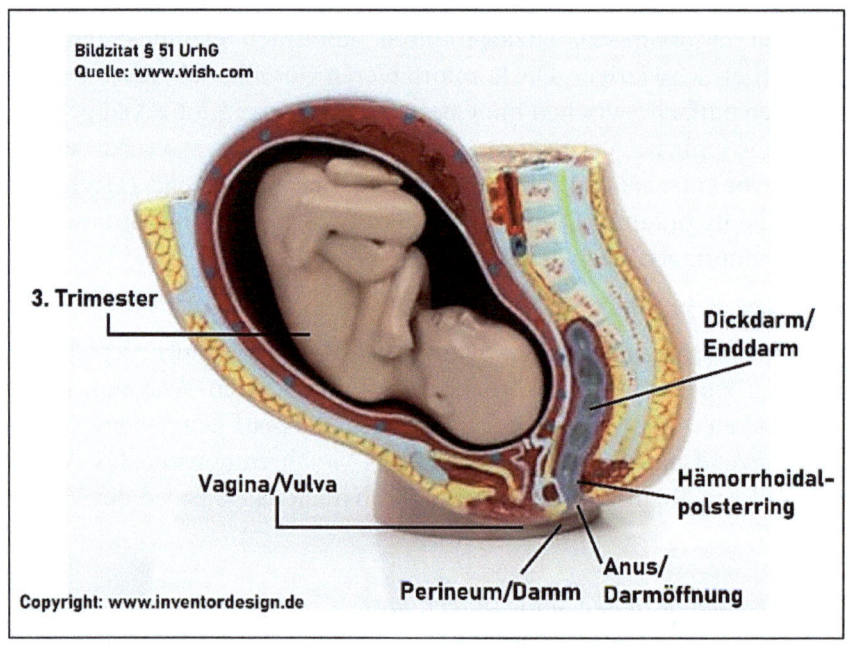

3. Trimester

Dickdarm/
Enddarm

Vagina/Vulva

Hämorrhoidal-
polsterring

Perineum/Damm

Anus/
Darmöffnung

Abbildung 16: Geburtsbauch-Torso, 3. Trimester

Die ersten Probleme mit Hämorrhoiden entstehen im 15 bis 20 cm langen Mastdarm/Rektum, bzw. knapp über dem ca. 3 bis 4 cm langen Analkanal. Von außen gesehen liegt dieser direkt über dem Anus bzw. über dem inneren und äußeren Schließmuskel.

Zwischen oberen eher trockenem Analkanal und dem mit Schleimhaut ausgekleidetem Mastdarm befindet sich der runde schwammig venöse Hämorrhoidenpolsterring, der den Feinverschluss für den Mastdarm herstellt. Vorhandene Gase und Flüssiges werden im Mastdarm gehalten. Und solange sich kein Stuhl im Enddarm befindet, verschließt der Hämorrhoidenpolsterring mit seinem stark durchbluteten venösen Gewebe den Darmausgang. Füllt sich der Enddarmbereich mit Stuhl, senden Füllrezeptoren im Enddarm dem Gehirn das Signal zur Darmöffnung. Infolge des Öffnungssignals wird aus dem Hämorrhoidenpolsterring Blut zurück oder nach oben gezogen. Damit ist der Weg für die anstehende Ausscheidung freigemacht. Wenn alles draußen ist, fließ wieder Blut in das Venengeflecht und verschließt den Enddarm bzw. Darmausgang.

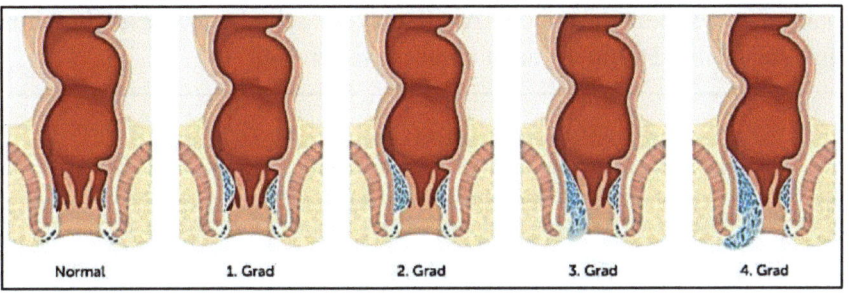

Abbildung 17: Hämorrhoiden 1. bis 4. Grades. Bildzitat § 51 UrhG.
Quelle: https://blog.ksb.ch/wissen/haemorrhoiden-laserbehandlung/

Eine der Hauptursachen für gequetschte entzündete Hämorrhoidalknoten ist harter Stuhl, der zu dickklumpig und zu trocken ist. Der trockene verhärtete Stuhl kann sich nur schlecht auf der Mastdarmschleimhaut Richtung Ausgang bewegen. Dabei quetscht sich die Stuhlmasse auch am hämorrhoidalem Ringpolster schädigend vorbei. Der Stuhl wandert weiter in den trockenen (ohne Schleimhaut ausgekleidetem) Analkanal, und weiter durch die Enge des Anusses, bis die Ausscheidung draußen ist. Zusätzlich zur Hämorrhoidenschädigung kann auch noch zwischen Mastdarm, dem trockenem schwerer passierbaren Analkanal und Anus durch starke Pressung ein Hautriss (Fissur) entstehen. Das durch die Hämorrhoidenpressung zurückgehaltene Blut wird praktisch nach unten in Teile des Venengeflechtes abgepresst. Dadurch entstehen Abquetschungen an dem hämorrhoidalen Venengeflecht, das daraufhin quasi ausleiert und durch den Schließmuskel/Anus hinausgleitet. Bildlich betrachtet sieht das etwa so aus, als wenn Sie aus einem Ballon einen zweiten kleineren Ball abpressen (siehe auch Tiergestalten aus einem Ballonschlauch). Oben in der Abb. 17, Grad 4 sehen Sie den herausgepressen Hämorrhoidalknoten. Zusätzlich kann dabei die Haut im Analkanal zu sehr gespannt werden, und ein Hautriss (Fissur) bildet sich (Vergleich: Analverkehr versus Analfissur). Die so im ersten Stadium entzündeten Hämorrhoiden können schon eine minimale Analinkontinenz verursachen. Auch eine Gewebeschwäche kann unter Umständen zu Hämorrhoidenknoten führen, die dann aus dem Hintern herausragen und Schwierigkeiten bei der Reinigung verursachen.

Hierbei kommt es zum Austritt von Darmflüssigkeit/Schleim, Gas und zuweilen auch zu kleinen Mengen an Schmierstuhl. Stuhl und Darmbakterien verbleiben auf der Analhaut und schädigen diese (Pruritus ani: Juckreiz + Brennen) nach einer gewissen Zeit.

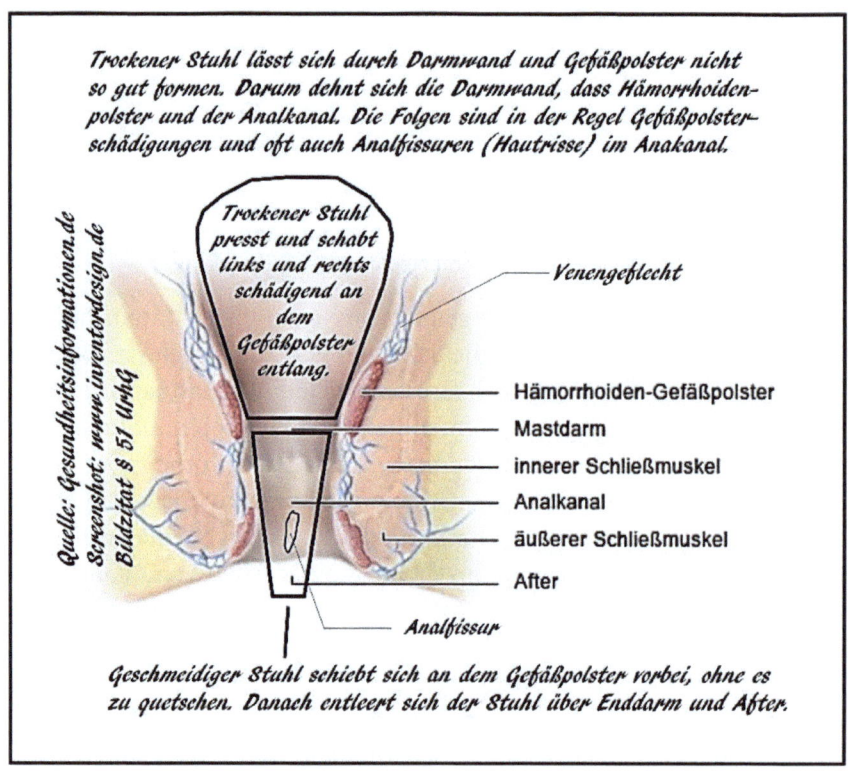

Trockener Stuhl lässt sich durch Darmwand und Gefäßpolster nicht so gut formen. Darum dehnt sich die Darmwand, dass Hämorrhoidenpolster und der Analkanal. Die Folgen sind in der Regel Gefäßpolsterschädigungen und oft auch Analfissuren (Hautrisse) im Anakanal.

Trockener Stuhl presst und schabt links und rechts schädigend an dem Gefäßpolster entlang.

Venengeflecht

Hämorrhoiden-Gefäßpolster
Mastdarm
innerer Schließmuskel
Analkanal
äußerer Schließmuskel
After

Analfissur

Quelle: Gesundheitsinformationen.de Screenshot: www.inventordesign.de Bildzitat § 51 UrhG

Geschmeidiger Stuhl schiebt sich an dem Gefäßpolster vorbei, ohne es zu quetschen. Danach entleert sich der Stuhl über Enddarm und After.

Abbildung 18: Analkanal-Stuhl-Hämorrhoidenpolster, Bildzitat § 51 UrhG

Insbesondere wird dadurch die Harnwegsinfektion wesentlich befördert (Schmierinfektion). Eine anale Wasserreinigung mit Prokdus-Handbrausen wie oben dargestellt kann das nachhaltig verhindern. Sind zu einem späteren Zeitpunkt die Hämorrhoiden teilweise schon aus dem Anus bzw. vor den Anus herausgetreten, dann verursachen sie zusätzliche Reinigungsprobleme. Außen liegende Hämorrhoiden 2. und teilweise 3. Grades sind digital reponibel (mit Finger zurückdrückbar).

Das heißt, man kann die vergrößerten Schwellkörper bzw. Hämorrhoidenknoten mit einem Finger wieder in den Analkanal zurückdrücken. Aber beim nächsten Stuhlgang kommen die Knoten wieder heraus. Herausgepresste Hämorrhoiden 4. Grades bilden dauerhaft Hindernisse, an denen sich Kotreste und Bakterien anheften. Diese Anhaftungen sind weder mit trockenem noch mit feuchtem Papier ausreichend zu beseitigen. Hier ist logischerweise die Abduschung mit den speziell geformten Bidet-/Gesäßhandbrausen die sauberste, gesündeste und schnellste Reinigungslösung.

Analvenenthrombose:
Dieser Blutpfropfen oder Blutbeutel ist eine Ansammlung geronnenen Blutes, welches durch einen Aderriss oder starkes Pressen verursacht wurde. Dieses Geschehen kann z. B. durch zu viel und heftiges Drücken beim Stuhlgang entstehen. Es handelt sich nicht um einen Hämorrhoidenvorfall. Jedoch stellt die auch als Perianalthrombose bezeichnete schmerzhafte Wölbung ein nicht geringes Reinigungshinderniss dar. Insbesondere sollte hierbei auf gar keinem Fall mit Papier gleich welcher Art gereinigt werden, um schlimmeres zu vermeiden. Denn eine nichtärztlich versorgte Thromboseöffnung führt sicher zu Entzündungen, die wirklich niemand braucht oder haben möchte. Selbstverständlich kann hier im gesundheitlichen Eigeninteresse nur die Abduschung eine echte Alternative zum Toilettenpapier/Feuchtpapier sein.

Marisken [10] & Hämorrhoiden:
Marisken sind Hautfalten am After und nicht mit Hämorrhoiden zu vergleichen. Wohl kommt es aber öfters vor, dass Hämorrhoiden zusammen mit Marisken vorliegen. Auch bei Marisken und vor allem bei Kondylomen (Geschlechtserkrankung) wird die Analhygiene erheblich erschwert. Die Hygiene wird natürlich doppelt schwierig, wenn beide Sachen gleichzeitig vorhanden sind. Insofern kann auch hier selbstverständlich nur die Abduschung die richtige korrekte Handlung sein. Im vorliegenden Zusammenhang heißt das Ekzem Pruritus ani, welches sich durch mehr oder weniger starken Afterjuckreiz und Brennen

---

[10] https://new.usz.ch/fachbereich/viszeral-und-transplantationschirurgie/angebot/marisken/

bemerkbar macht. Verursacht wird das Ekzem u. a. oft durch Hämorrhoiden ersten oder zweiten Grades durch Stuhlreste, Bakterien, Papierreiben und chemiehaltiges Feuchtpapier. Es gibt verschiedene Arten von Analekzemen. Auf der professionellen Webseite www.doccheck.de erhalten Sie eine Vielzahl guter Informationen auch zu Ekzemen. Frei erhältliche Salben bringen für einige Stunden Linderung, heilen aber nicht das Grundproblem. Sie können ganz im Gegenteil dazu die Probleme nach einiger Zeit durch chemische Zusatzstoffe noch deutlich verstärken. Wasserreinigung besonders mit kaltem Wasser

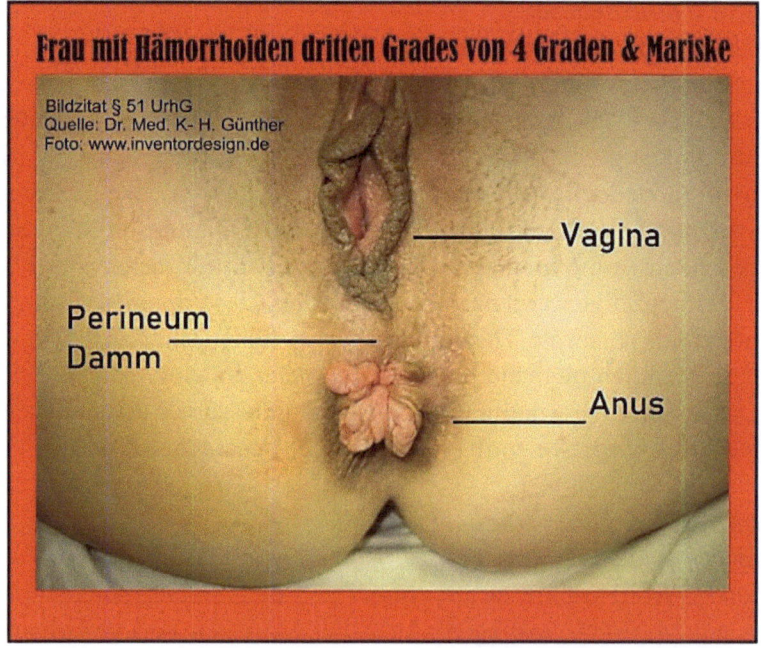

Abbildung 19: Frau mit Hämorrhoiden u. Marisken (lappige Hautfalte/n)

bringt auch Linderung und kann erwiesenermaßen sogar eine Heilung herbeiführen, sofern nicht die Hämorrhoiden das Ekzem nicht verursacht haben. Die Analhygiene mit Papier bei Analekzemen kann wegen Schmerzen und der Gefahr der schmerzhaften Abszess- bzw. Furunkelbildung nur abgelehnt werden. Das Abduschen ist auch hier die beste Alternative.

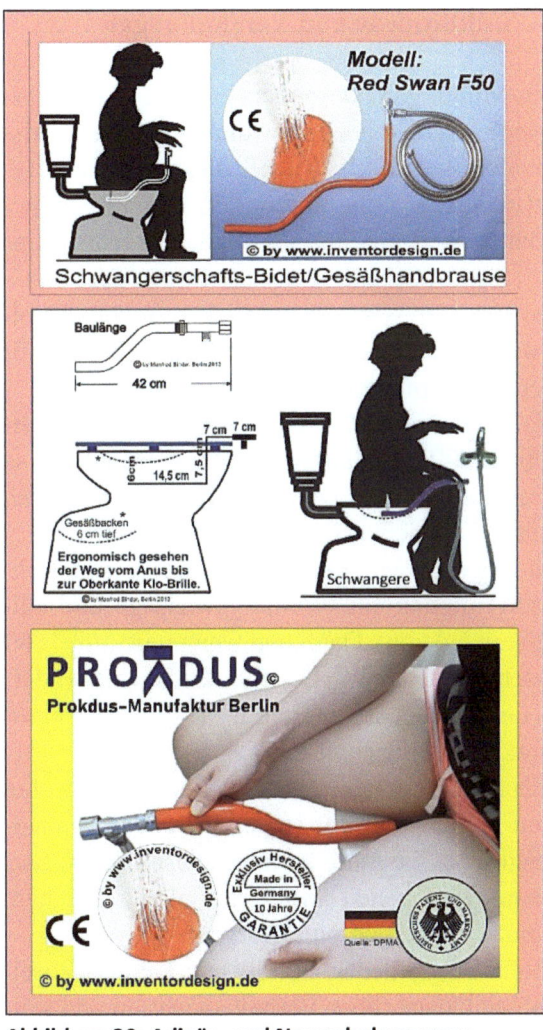

Im Bild links oben Mitte ist eine Gesäßhandbrause für adipöse Schwangere abgebildet, ähnlich der Adipodus B70.

Bild Mitte und unten ist die Aquafem-Gesäßhandbrause für Frauen zu sehen. Auch für adipöse und normalgewichtige Schwangere sind die Gesäßhandbrausen eine große Hilfe bei der alltäglichen Analhygiene in Sachen unangenehmer Schwangerschaftshämorrhoiden und möglichen ebenso unangenehmen Verstopfungen.

Die präventive bidetmäßige Analhygiene zwecks Verhinderung

Abbildung 20: Adipös- und Normalschwangere

von Harnwegsinfektionen und Zystitis, sowie Verhinderung von Analekzemen durch Toilettenpapier und/oder chemibelastetes Feuchtpapier ist für Frauen und Mädchen zu jeder Zeit von großer Wichtigkeit. Die persönliche Verantwortung für die eigene Gesundheit kann von Niemanden besser erbracht werden als von Mädchen und Frauen selbst, egal ob schwanger oder entbunden.

Wöchnerinnen – Stuhlhygiene und Verstopfungen

Nach der Geburt müssen Mütter ganz besonders auf ihre Unterleibshygiene – sprich Analhygiene – achten. Geburtswunden von Dammriss und Dammschnitt bis Scheidenrisse und Wochenfluss verursachen Hygienesituationen, die nicht von jeder Frau umfänglich korrekt wahrgenommen wird. Daraus können sich vielfach Gesundheitsbeeinträchtigungen ergeben.

Aber aus unerfindlichen Gründen wird die möglichst saubere Stuhlganghygiene mit Wasser weitestgehend in den Hochglanzwebseiten für Familien zu Gunsten anderer oft lapidarer Themen ausgespart.

Bei mehreren ausführlichen Internetrecherchen in den letzten 5 Jahren ist mir als Gesäßhandbrause-Pionier aufgefallen, dass praktisch so gut wie gar nicht, oder doch eben extrem wenig über Analhygiene mit Wasser für werdende Mütter geschrieben wurde und wird.

Insbesondere ist den allermeisten Mütterwebseiten eine gesundheitlich optimale anale Wasserreinigung für Normalgewichtige und adipöse Mütter scheinbar völlig unbekannt. Dann und wann wird auf (HWI verursachende) teure Duschtoiletten, WC-Duschaufsätze und Bidets hingewiesen. Die neuere Handbrauseentwicklung ist an diesen schönen bunten Webseiten unbemerkt vorbeigegangen.

Insbesondere fehlt es aber an einer guten Analhygieneberatung bei praktisch allen öffentlichen Stellen, von der Hebamme über Krankenkassen bis hin zum Bundesgesundheitsministerium. Selbst Frauenärzte, Hausärzte und Krankenhausärzte gehen selten auf das scheinbare Tabuthema Analhygiene ausreichend und gut informiert ein.

Die vielen unterschiedlichen Familien-, Mütter- und Kinderwebseiten schreiben mitunter einigen Unsinn über Verhaltensweisen und seltsamen Ratschlägen z. B. auch in Sachen Hämorrhoiden oder Verstopfungen.

So werden auch Ratschläge für Sitzbäder bzw. für Bideteinsätze gegeben, die völlig daneben sind. Gerade Bideteinsätze sind zur Reinigung der Scheide oder dem Anus extrem unhygienisch. Denn die Logik in der Sache ist die, dass ja beim ersten Berühren mit unsauberen Intimstellen das Wasser komplett konterminiert ist. Und dann wird mit konterminiertem Wasser weiter gereinigt? Was für ein ausgemachter

Blödsinn! Ein bisschen nachdenken kann niemanden schaden, sollte man jedenfalls meinen. Insofern kann der veraltete Wissensstand der Familien-, Mütter- und Babywebseiten, Sanitätshäusern, vieler Ärzte*innen, Pfleger*innen, der eigenen Verwandtschaft und anderen teils öffentlichen beratungsverpflichteten Stellen in Sachen Hilfsmittel für heutige Schwangere und Wöchnerinnen eher gesundheitsbehindernd sein, als dass er echte eine Hilfe wäre.

Proktologische Ärzte- und diverse medizinische Webseiten hingegen schreiben relativ häufig über die richtige und gesunde Analhygiene mit Duschwasser, insbesondere im Zusammenhang mit proktologischen Behandlungen und Operationen. Der eine oder andere Proktologe schreibt in – als Werbung gekennzeichneten – Berichten über Analhygiene, und so quasi scheinbar nebenbei werbetechnisch über Duschtoiletten. Das sind dann eigentlich verbotene aber gut bezahlte Arztberichte zu Gunsten einer Duschtoilettenfirma. Die Mehrzahl der Proktologen aus Praxen und Kliniken benennen ebenfalls häufiger die Analhygiene und das Abduschen. Aber über die proktologischen Duschwerkzeuge schweigen sie sich aus, weil sie keine Kenntnis von den am Markt befindlichen Toilettenhilfsmittel haben. Insbesondere wird aber so gut wie nie über die persönliche Reinigungssituation in Sachen Beweglichkeit oder über Verstopfungen und Darmeinläufe zwecks Gesunderhaltung von Darm bzw. Hämorrhoiden geschrieben. Dabei sind doch die Reinigungssituationen, ein gesunder Darm und gesunde Hämorrhoiden von großer Wichtigkeit für alle Menschen.

Die speziellen proktologischen Gesäßhandbrausen sind medizinische sitzanatomisch geformte proktologische Gesäßhandbrausen gemäß Medizinproduktegesetz. Sie sind nach dem internationalen Designergrundsatz „Form follows function" (Form folgt der Funktion) gearbeitet. Jede Gesäßhandbrause ist ein Unikat für die jeweilige Bestellerperson. Sie werden weltweit exklusiv nur in Berlin auf Maß gefertigt. Daher ist als Gegenentwurf zu handelsüblichen Handbrausen nach längerer Entwicklungszeit mit dem Binder-Duschsystem Prokdus eine Handbrausegeneration entstanden, welche die Intimhygiene vieler hilfebedürftigen Menschen wesentlich vereinfacht und gleichzeitig die Eigenständigkeit von Personen erhält oder wieder herstellt.

Insoweit ist hauptsächlich die Frauen-Gesäßhandbrause Aquafem auch für Wöchnerinnen sehr hilfreich. Einerseits kann sie zur Vaginal- und Gesäßabduschung benutzt werden, und andererseits ist sie optional für einen notwendig werdenden Einlauf anwendbar. Die Aquafem kann als einzige Handbrause einen Wasserstrahl-Darmeinlaufmöglichkeit aufbieten. Für Wöchnerinnen mit einer Dammruptur ist einerseits die Duschreinigung des Afters wichtig, und andererseits auch und vor allem ein weicher Stuhl, um die Dammnarbe zu schützen.

Ein harter Stuhl hingegen könnte die Dammnarbe überspannen und zum Reißen bringen. Außerdem ist harter zu stark getrocknetem Stuhl sehr schlecht für das ringförmige Kontinenzorgan Hämorrhoidalpolster (siehe oben) sowie für die Analkanalhaut, die durch harten Stuhl und zu viel und zu starkes Pressen reißen könnte (Analfissur).

Der eben schon angesprochene schmerz- und verletzungsfreie Wasserstrahl-Darmeinlauf wird ja (siehe Abbildungen oben) direkt im Sitzen auf Toilette durchgeführt. Das hat im Gegensatz zu den sogenannten „hohen" Einläufen den großen Vorteil, dass der Einlauf ohne Fremdhilfe und ohne Penetration eines Fremdgegenstandes in den After stattfinden kann. Das ist nicht nur weitaus intimer, sondern auch sicherer und schneller was die Abführung betrifft.

Der Einlauf wird – aus dem französischen kommend – auch als Klistier bezeichnet. Der Begriff Klistier ist eine Abwandlung des altgriechischen Wortes „Klysteer" und bedeutet „Spüler" (Darmspüler).

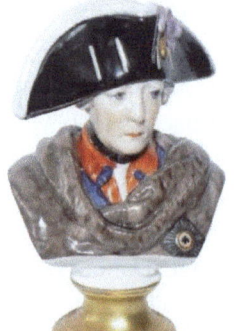

Abbildung 21: König Friedrich II. v. Preußen (Alter Fritz) Geb. 24. Januar 1712, gestorben 17. 08.1786.

Der Darmeinlauf wurde schon rund 3000 Jahre vor Christi bei den ägyptischen den Pharaonen und anderen ägyptischen Patienten angewendet. In Frankreich zur Zeit von Sonnenkönig Ludwig der XIV (14.) 1636 bis 1715 wurde der Einlauf zur gängigen Methode am Hofe. Viele andere Herrscher in Europa folgten diesem medizinischen Behandlungsbeisspiel der Darmentleerung.

Auch der Preußische König Friedrich der Große (1712 bis 1786) ließ sich von seinem Leibarzt mehrfach in der Woche klistieren, damit er wegen seiner Verstopfungen und Hämorrhoiden eine leichtere Darmentleerung bekam. Der Einlauf war seit mehreren Tausend Jahren bis ins 19. Jahrhundert hinein das medizinische Mittel der Wahl, wenn es Probleme mit Verstopfungen, dem Gleichgewicht der Körpersäfte und anderen Sachen ging. Das mit den Säften ist heute nach neuesten medizinischen Erkenntnissen abgegessen. Der Einlauf jedoch ist nach wie vor ein sehr gutes natürliches Mittel, gegen Verstopfungen bzw. harten Stuhl. Der Einlauf schützt bei hartem Stuhl das venöse Hämorrhoidalpolster vor Beschädigungen und vor möglichen Analfissuren. In den USA sind Einläufe seit langem ein altbewährtes Mittel. Der Einlauf in verschiedenen Formen wird auch in proktologischen Arztpraxen vor Darmuntersuchungen, in Krankenhäusern z. B. bei den Geburtsvorbereitungen regelmäßig eingesetzt.

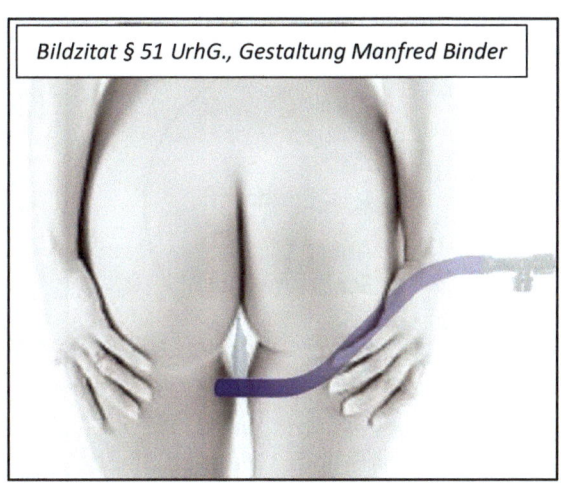

Bildzitat § 51 UrhG., Gestaltung Manfred Binder

Chemielastige Einläufe hingegen sind bei längerer Einnahme für die Darmperistaltik (Darmbewegung) eher Verstopfungsfördernd,

Abbildung 22: Frauen-Gesäßhandbrause Aquafem. Gesund und sauber.

weil sie auf die natürliche Darmbewegung sehr negativ einwirken. Zum anderen ist die Einnahme von chemischen wie auch von natürlichem Abführmittel nicht selten ein Zeitproblem. Denn für die Darmentleerung werden oft viele Stunden beansprucht. Bei einigen Mitteln die z. B. im Krankenhaus verabreicht werden, kann es dagegen sehr plötzlich losgehen. Man denke da nur an die Patienten, die mit zusammengekniffenen Pobacken in Richtung Toilette hasten.

Verstopfungen mit Wasserstrahleinlauf ohne Chemie lösen

Der Erst-Erfinder des Wasserstrahleinlaufes mittelst eines Einlaufge-
rätes ähnlich einer verkürzten Pflanzensprühlanze mit Druckhebel war
der international bekannte in Paris lebende französische Phlebologe
Prof. Dr. med. Claude Franceschi. Er entwickelte dieses Wasserstrah-
leinlaufgerät namens Intrajet Anfang bis Mitte der 90ziger Jahre, und
führte dazu gleichzeitig eine Studie über den Schutz von Hämorrhoiden
mit Hilfe eines Wasserstrahleinlaufes sehr erfolgreich durch.

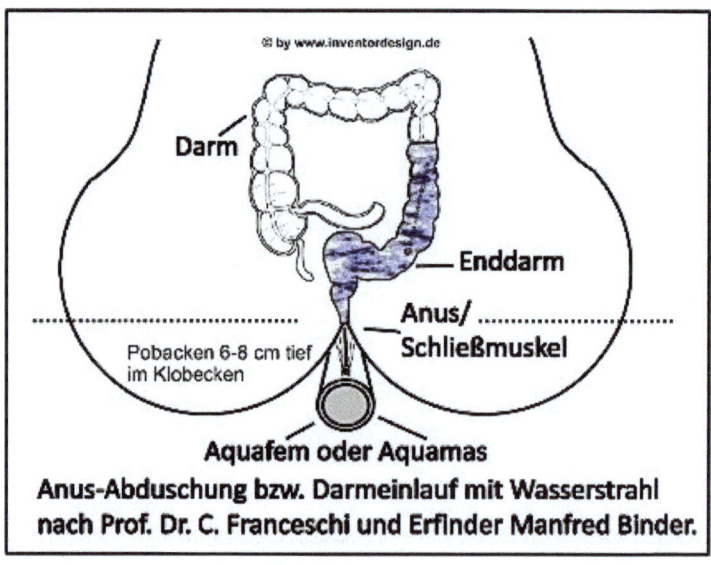

© by www.inventordesign.de

Darm

Enddarm

Anus/
Schließmuskel

Pobacken 6-8 cm tief
im Klobecken

Aquafem oder Aquamas
Anus-Abduschung bzw. Darmeinlauf mit Wasserstrahl
nach Prof. Dr. C. Franceschi und Erfinder Manfred Binder.

Abbildung 23: Wasserstrahleinlauf

Der 2002 zeitversetzt tätig gewordene Zweit- oder Parallel-Erfinder
ist der Berliner Produktentwickler Manfred Binder. Der Gesäßhandbrause-Pionier Binder entwickelte verschiedene Formen von Handbrausen für bewegungseingeschränkte Personen. Es entstanden so die
heutigen Hauptmodelle Aquafem und Aquamas. Diese Gesäßhandbrausen unterscheiden sich gegenüber dem Modell-Intrajet dadurch, dass sie
primär als Gesäßdusche angewendet werden und über das Eckregelven-
til sehr genau regulierbar sind. Zusätzlich bieten die Binder Gesäßhandbrausen eine vergrößerte Strahlöffnung zur effektiveren Reinigung von

Trichteranussen (Afterverwachsungen aus Babyzeit), die zugleich auch als Darmeinlauf optional genutzt werden kann. Damit ist Manfred Binder der Berliner Erfinder des Wasserstrahleinlaufes. Nachfolgende Abbildungen zeigen schematisch den Vorgang eines Darmeinlaufes in vier möglichen Stufen. Bei dem schmerz- und verletzungsfreien Wasser-

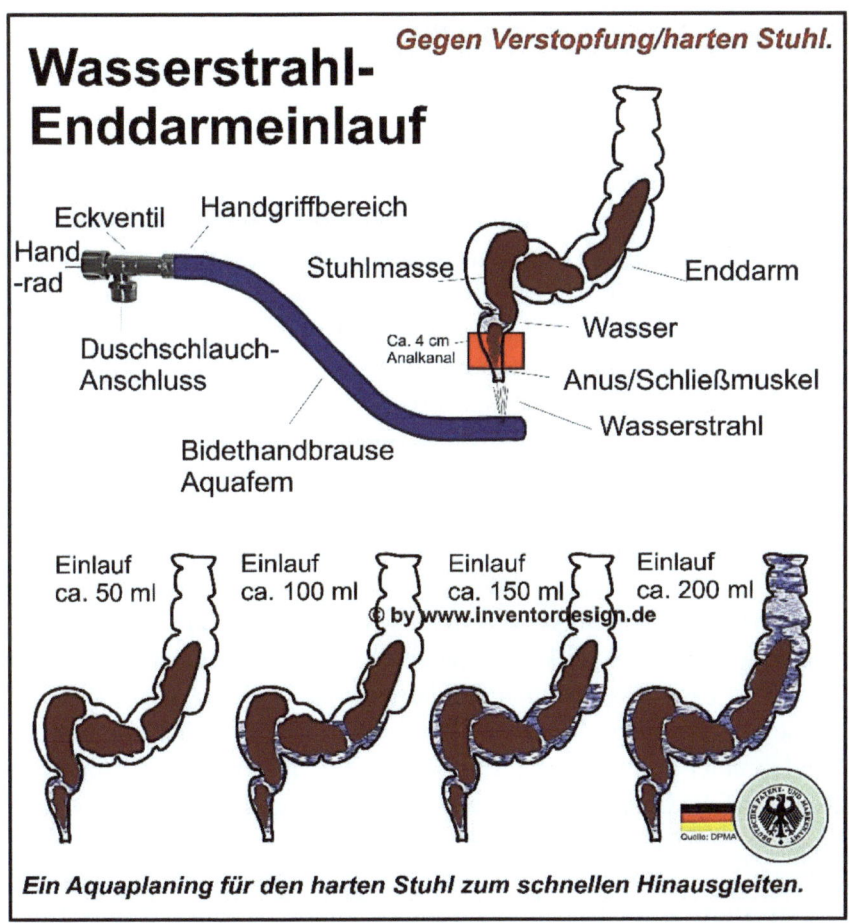

Abbildung 24: Harter Stuhl--Wasserstrahleinlauf

strahleinlauf bedarf es keiner evt. verletzenden Penetration mit hartem Gegenstände und Schläuchen. Man macht den Einlauf bei Verstopfungen oder z. B. nach dem Durchfall. Und man braucht keine Fremdhilfe.

Harnwegsinfektion – Mädchen/Frauen
Zystitis & Schwangerschaftsgefahr, HWI-Duschtoilette

Bis 80% der HWIs bei Frauen entstehen durch Darmbakterien wie Escherichia coli /E-coli. Das liegt vor allem an der Reinigung mit Toilettenpapier. Mit dem Papier wird die Darmausscheidung – sprich Kot – nur unzureichend abgewischt. Ein Restkotschmierfilm bleibt immer an der Analhaut kleben. Durch enge Hosen und insbesondere durch die Reibungen des Slips und Schweißbildung wird das Wandern der Bakterien zum Scheidenvorhof und zur Harnröhre gefördert. Und wer nun vermehrt mit Seifen etc. oder gar Feuchtpapier mit vielen Chemikalien über einen gewissen Zeitraum den Analbereich reinigt, der läuft beinahe zwangsläufig Gefahr, Hautentzündungen – sprich Analekzeme – zu erzeugen. Feuchtpapier erzeugt oft Allergien. Aus Analekzemen können Analabszesse und Anorektalfisteln oder Furunkel entstehen. Das wird schmerzhaft und braucht mehrere Wochen bis zur gänzlichen Abheilung, wenn alles gut geht. Die Reinigung mit reinem Leitungswasser ist nicht allergen und die gesündeste und natürlich sauberste Form der Intimreinigung. Das gilt auch für die Scheide.

Bei der Hygieneerziehung sollten Mädchen nicht oberflächlich und nicht zu spät erzogen werden. Denn Mädchen bekommen auch schon ab dem ca. 5 Lebensjahr Harnwegsinfektionen. Also ist die Heranführung an die Wasserreinigung zum frühestmöglichen Zeitpunkt die richtige Entscheidung, und kann oder wird sich je nach Charaktertyp auf das ganze Erwachsenenleben gesundheitsmäßig positiv auswirken.

Tiefer gehende professionelle Informationen erhalten Sie z. B. oben bei den unter den Fußnoten 3 + 4 der Seite 7 genannten Webseiten. In Bezug auf die Gesäßhandbrausen soll hier nur auf die Reinigungsoption hingewiesen werden, nicht aber auf direkte medizinische Zusammenhänge.

Das statistische Bundesamt (gbe-bund.de [11]) berichtet unter den Krankheitsnummern „N30.0 bis N39.0" = Zystitis und Harnwegsinfektionen bzw. unter dem Sammelbegriff > sonstigen Krankheiten des Harnsystems < von 255.845 Tausend Krankenhausfällen im Jahr 2019.

---

[11] https://www.gbe-bund.de

Die internationale Krankheitscodenummer lautet – ICD10 GM2021 – und kann im Suchmodus mit diversen Krankheiten kombiniert werden. Suchen Sie z. B. nach „Hämorrhoiden" zusammen mit der Codenummer ICD10 oder mit (ICD11/GM2021), dann finden Sie die Suchcode-Nr. K64 für Hämorrhoiden. Diese Codenummern sind wichtig, wenn Sie selbst mal auf der Webseite – Gesundheitsberichterstattung des Bundes, kurz gbe-bund.de – recherchieren wollen. Zu den o. g. Krankenhausfällen werden noch bis zu 5 Millionen Behandlungen in Arztpraxen durchgeführt. Aber diese Praxiszahlen werden vom Bundesamt nicht benutzt. Warum das so ist, weiß scheinbar niemand so genau.

Die Thematik HWI bei Mädchen und Frauen ab 12 Jahren ist und bleibt erst einmal ein großes Thema, solange zu mindestens, wie keine Wasserreinigung dauerhaft durchgeführt wird. Das ist nun mal die Realität.

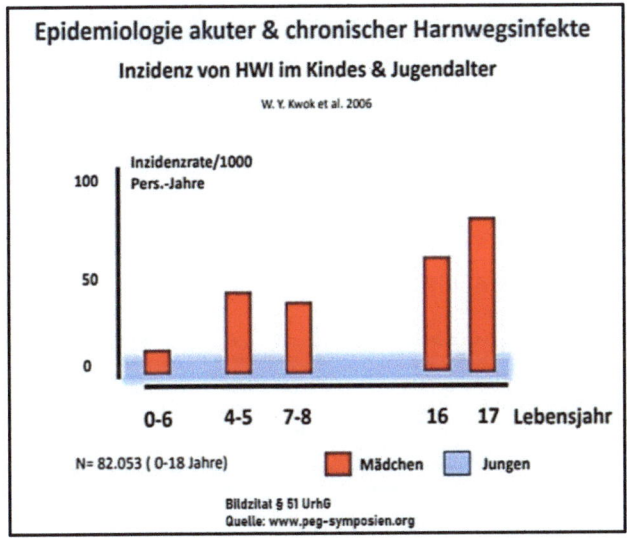

Abbildung 25: Bildzitat § 51 UrhG. HWI/Zystitis, Kinder

Der Zusammenhang zwischen Duschtoilette und WC-Duschaufsatz mit Harnwegsinfektionen bei Frauen ist von dem Schweizer Chefarzt Prof. Dr. med. Gabriel Schär aus der Frauenklinik, Kantonsspital Aarau zweifelsfrei bewiesen worden [12]. Wenn Sie mehr zur HWI erfahren möchten, gehen Sie auf die Webseite von Fußnote Nr. 6. Aktuell gehört Prof. Dr. G. Schär zu den TOP 30 Ärzten in der

[12] https://www.ksa.ch/sites/default/files/cms/urogynaekologie/docs/artikel-hwi-urogynaekologie-frauenklinik-ksa.pdf

Schweiz, und ist seit Januar 2021 Klinikdirektor des Universitäts-Spital Zürich.

Gegen die Zystitis/HWI-Rezidive wirken oral eingenommene Lactobazillen, (Milchsäurebakterien in der Vaginalflora) so gut wie Cranberrysaft und D-Mannose [13]. Die Studienlage ist aber nach Lage der

FRAUENKLINIK   **Kantonsspital Aarau**

Chefarzt: Prof. Dr. med. G. Schär
Leitender Arzt Gyn.:   Dr. med. D. Sarlos
Leitende Ärztin Gebh.:   Dr. med. M. Todesco Bernasconi

Urogynäkologische Spezialsprechstunde
Telefon Ambulatorium   062 838 50 74

Informationsblatt

Vermeidung von wiederholten Harnwegsinfektionen

Blaseninfektionen entstehen meist dadurch, dass Bakterien vom Darm her, über die Scheide und dann über die Harnröhre in die Blase gelangen und dort zu einer Infektion führen. Durch Verhaltensänderungen können Sie eine Verbesserung der Infektionsabwehr bewirken und verhindern, dass die Bakterien in die Blase gelangen können.
Folgende Verhaltensänderungen und Massnahmen können angebracht sein (für Sie in Frage kommende Schritte sind angekreuzt):

Behandlungsprogramm

O   Flüssigkeitsaufnahme von mindestens 2 Liter pro Tag

O   Wasser lassen nach Geschlechtsverkehr

O   Vorsicht bei der Verwendung von spermiziden Substanzen zur Schwangerschaftsverhütung (Scheidenzäpfchen, bestimmte mit spermiziden Substanze beschichtete Präservative)

O   Hygienemassnahmen: Analtoilette nach Stuhlgang. Putzrichtung immer von der Scheide weg nach hinten.

O   Reinigung Scheideneingang und Afterregion: Einmal pro Tag reicht. Keine aggressiven Seifen sondern pH- neutrale Seifen verwenden. Vorsicht bei der Verwendung von Dusch- WC: Durch den Druck des Wasserstrahls können Keime in Urethra und Blase gepresst werden; somit nur den After abduschen.

O   Hautpflege Scheideneingang und Afterregion: Fetten mit Fettcrème (Deumavan, Excipial Lipolotio, Eutra, etc.); täglich nach Duschen oder Baden und vor und nach Stuhlgang.

Abbildung 26: Frauenklinik, Kantonsspital Aarau, HWI. Bildzitat § 51 UrhG

Dinge nicht sicher. Praktisch 100% sicher ist dagegen die tägliche Analhygiene mit Duschwasser in einem Abduschwinkel von 90 Grad auf Toilette sitzend.

---

[13] https://www.doctors.today/a/harnwegsinfekte-bei-frauen-sechs-konzepte-zur-vorbeugung-2304080

Steißbeinfistel (Sinus pilonidalis) bes. bei Männern
Haarwuchs- & sekundäre Analhygiene

Die Steißbeinfistel [14], [15] – auch Pilonidalzyste genannt – tritt wesentlich häufiger bei Männern mit relativ starker Rücken- und Gesäßbehaarung auf als bei Männern mit deutlich schwächerer Behaarung, und als bei Frauen. Die Steißbeinfistel steht indirekt mit einer mehr oder weniger schlechten Analhygiene der Männer zusammen. Männer, die sich noch mehrheitlich mit Toilettenpapier den Hintern abwischen vergessen dabei, dass durch das Wischen immer ein Restkotschmierfilm an der Analhaut wie auch an den Analhaaren anhaftet. Und das bedeutet, das sich der Schmierfilm bis an den obersten Rand der Gesäßfalte am

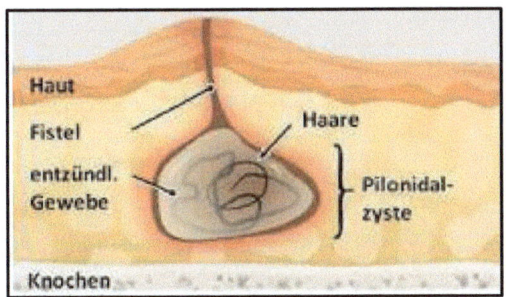

Übergang zum Steißbein durch Haut- und Unterhosenreibung hochzieht.

Ab dem Zeitpunkt, wo sich am Steißbein ein oder mehrere Haare zurück in die Haarwurzeln hineinwachsen, beginnt ein Entzündungsprozess unter der Hautoberfläche. Die einwachsenden Haare selbst

Abbildung 27: Sinus pilonidalis = das Haarnest. Abszess am Steißbein. Bildzitat § 51 UrhG.

provozieren schon eine Entzündung, weil sich an den einwachsenden Haaren schon Bakterien befinden. Dazu kommen dann noch allgemein Bakterien und speziell die Darmbakterien aus dem Restkotschmierfilm hinzu, die sich in die Haarwurzelöffnung mit einnisten. Und das Übel wird seinen teils sehr unschönen und schmerzhaften Lauf nehmen. Von daher dürfte doch die Anal-, Steißbein- und Gesäßfaltenreinigung mit Wasser unzweifelhaft der bessere gesündere Weg sein.

---

[14] https://www.aerzteblatt.de/archiv/204206/Behandlung-des-Sinus-pilonidalis

[15] https://www.end-und-dickdarmpraxis.de/therapie/pilonidalfisteln-steissbeinfistel-steissbeinabszess/

Analfistel
versus Anal- & Darmhygiene

Gegenüber der Steißbeinfistel entsteht die Analfistel [16] nicht am quasi verlängerten Rücken, sondern äußerlich oder innerlich am Hintern. Genauer gesagt, äußerlich im näheren Umkreis des Afters, also direkt in der Gesäßfalte (Rima ani) auf der linken oder rechten Pobacke als Analabszess. Oder im Analkanal an den Analkrypten (Linea dentata) durch eine Entzündung der Proktodealdrüsen, die sich zwischen dem Analkanal und Rektum (Mastdarm) und noch vor dem Hämorrhoidalpolsterring befinden. Das hört sich sicher jetzt recht kompliziert an.

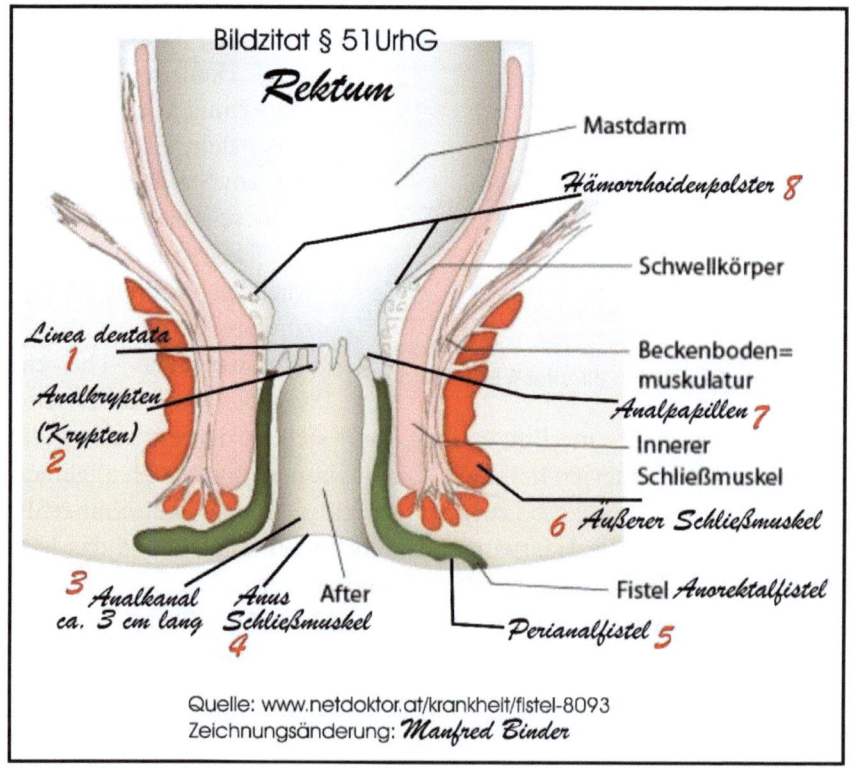

Abbildung 28: Analfistel

---

[16] https://www.netdoktor.at/krankheit/fisteln-8093

Ist es ja auch. Also schaut man sich dazu ein Bild wie eine Landkarte an.

1. Die Analfistel, ob von der Analkrypte-2 oder von der Gesäßbacke herrührend steht im Gegensatz zur Steißbeinfistel im direkten Zusammenhang mit der Darmausscheidung und der Analhygiene.

2. Vorgenannte Fistelerkrankungen kommen nach ärztlichen Erkenntnissen in den meisten Fällen in der Altersgruppe zwischen 30 und 50 Jahren vor.

3. Fisteln kommen häufiger bei Männern vor als bei Frauen.

4. Perianalfisteln entstehen außerhalb des Enddarmes auf der Hautoberfläche (Gesäßbacken/Gesäßfalte) als akuter Analabszess, und wachsen dann als chronische Fistelgänge in Form von Eiterröhren weiter in den Enddarmbereich hinein, und können auch die Schließmuskelbereiche durchwachsen.

5. Rektalfisteln entstehen im Rektum an den Proktodealdrüsen. Im Bereich der Linea dentata-1, und hier an den Analkrypten-2 und den Analpapillen-7. Die Linea dentata-1 ist ein in sich verzahntes reißverschlußähnliches Gewebegeflecht zwischen den Bereichen des trockenen Analkanals-3 und dem Beginn des Rektums mit seiner auskleidenden Schleimhaut, und ein Teil des Kontinenzorgans.

6. Rektum bezogen gibt es bei Frauen zusätzlich noch die Rektovaginalfisteln [17], [18], wo durch Darmentzündungen wie z. B. Morbus Crohn sich entwickelnde Fistelgänge bis in den Vaginalbereich hineinbohren. Überwiegend entstehen diese Fisteln

---

[17] https://enddarmzentrum-essen.de/index.php/erkrankungen/rektovaginale-fisteln
[18] https://www.awmf.org/uploads/tx_szleitlinien/088-004l_S3_Rektovaginale_Fistel_2017-10.pdf

wohl aufgrund von Geburtsverletzungen wie Dammrupturen und Vaginalrissen. Und nachgeburtlich in der Wochenbettzeit. Ein geringerer Teil der rektovaginalen Fisteln entwickelt sich durch sogenannte kryptoglanduläre [19] (Proktodealdrüsen/Analdrüse [20]) Entzündungsherde. Die Proktodealdrüsen befinden sich direkt im Bereich der Linea dentata-1, und dort bei den Analkrypten-2 bzw. Analpapillen-7. Diese im Gewebe eingebetteten nur noch rudimentär vorhandene – also stark zurückgebildete – Duftdrüsen, die entwicklungstechnisch Millionen Jahre alt sind. Sie hatten ihre Berechtigung, als der heutige Mensch in seiner sehr frühen Evolutionszeit noch Tier war. Die Proktodealdrüsen dienten den damaligen zweibeinigen Säugetieren zur Erkennung von Freund, Feind, Krankheit und Begattungsbereitschaft. Ganz so wie es auch heute bei vielen Tieren der Fall ist. Siehe bspw. Hunde, die ständig bei Artgenossen am Hinterteil riechen.

Aus dieser Richtung dürfte mit ziemlicher Sicherheit das Bedürfnis von Männern und Frauen kommen, sich sehr interessiert nach den Hinterteilen von Frauen oder Männer umzuschauen, sie anzufassen und sexuell zu nutzen.

Das Entzündungsgeschehen an den Proktodealdrüsen wird durch die Analkrypten, die kleine etwa Stecknadelkopfgroße Gewebetaschen bilden, die mit Kotansammlung gefüllt sind. Wenn sich die Analkrypte durch die Darmbakterien entzündet, greift das Geschehen auf die Proktodealdrüse über bzw. verstopft mit Restkot die Hautvertiefung in der die Proktodealdrüse eingebettet ist. Ein separat kryptenunabhängiger Entzündungsherd kann entstehen. So entsteht die Fistelerkrankung [21].

Die Füllung der Analkrypten/Taschen geschieht erstens nicht dauerhaft und in jedem Fall. Zweitens steigt aber die

[19] https://www.awmf.org/uploads/tx_szleitlinien/088-004l_S3_Rektovaginale_Fistel_2017-10.pdf
[20] https://de.wikipedia.org/wiki/Analdrüse
[21] https://www.enddarm-zentrum.de/_resources/dokumente/publikationen/Abszess_Fissur_Fistel_Joos_2009.pdf

Möglichkeit, wenn es häufiger zu dünnem Stuhl oder gar durch sogenannter Bleistiftstuhl bzw. mehrfachen Durchfall kommt.

Um die Gefahr der Füllung/Verstopfung der Analkrypten oder der Proktodealdrüsen durch inkontinenten Stuhl möglichst zu verhindern, kann der Enddarm z. B. nach einem Durchfall (Diarrhoe) mit einem oder mehreren Wasserstrahleinläufen sicher, schmerz- und verletzungsfrei und bequem auf Toilette sitzend gereinigt werden. Mögliche Kotreste als Entzündungsverursacher werden ausgespült. Bei dauerhaft dünnem Stuhl sollten Sie auf jeden Fall schnellstmöglich einen Arzt/Proktologen aufsuchen.

Eine weitere Möglichkeit der Füllung/Verstopfung wie zuvor beschrieben, besteht bei dem Analverkehr. Restkotbestände können während der Penetration in die Gewebevertiefungen einer oder mehrerer Proktodealdrüsen oder in eine oder mehrerer Gewebetaschen der Analkrypten eingedrückt werden. Je öfter und/oder intensiver der Analverkehr ausgeübt wird, umso größer die Gefahr der Entzündungsgeschehnisse. Für Frauen kommt noch die Gefährdung der Harnwegsinfektion mit hinzu, ob mit Mann oder mit einer Frau. Das gilt im Übrigen natürlich auch für entsprechende Handlungen unter Frauen oder unter Männern.

Insofern ist mit auch kleinen anfangs rötlichen Pickeln am Hintern tatsächlich nicht zu spaßen. Daraus kann sich schnell ein Analabszess bilden. Diese kleine Eiterbeule wächst dann zu einer fiesen Fistel heran. Bei Mädchen/Frauen, die sich zu stark im Intimbereich rasieren und die Vorsicht vernachlässigen, entstehen so verletzte Hautflächen. Diese nicht immer mit bloßem Auge erkennbaren Hautverletzungen führen zu Entzündungen. Hier kann nach der Intimrasur die Haut sicherheitshalber mit einem alkoholhaltigen Desinfektionsmittel wie z. B. mit einem Kamillenextrakt aus der Apotheke oder aus der Drogerie behandelt werden. Da wo es sicher unangenehm brennt, da stimmt was nicht. Das ist dann die beste und schnellste Erstinformation, die man über den Gesundheitszustand seiner Haut haben kann. Und das bedeutet, man kann schnell einen Abszess [22]- oder Fistelerkrankung etc. vorbeugen. Was will man mehr? Aber es ist wie immer im Leben eine Frage des eigenen Bewusstseins und der Willigkeit.

Für Männer gilt vorgenanntes ganz besonders, wenn sie sich am Hintern und in der Gesäßfalte bis zum Anus rasieren. Denn Schweiß und Darmbakterien greifen verletzte Hautstellen sehr effektiv an. Vorsicht also.

---

[22] https://www.awmf.org/uploads/tx_szleitlinien/088-005l_S3_Analabszess_2017-03.pdf

Analekzeme / Pruritus ani

Analekzeme sind Hautschädigungen um den Anus (Darmausgang) herum, bzw. in der Gesäßfalte (Rima ani). Das Jucken und Brennen am Darmausgang weist oft darauf hin, dass im Enddarm mit dem ringförmigen Hämorrhoidalpolster (Hämorrhoiden) etwas nicht ganz stimmt. Weithin bekannt ist dafür der Begriff „Pruritus ani". Die Wahrscheinlichkeit, dass die Hämorrhoiden mit Grad 1 oder Grad 2 von 4 Graden geschädigt sind, ist hoch. Dabei befindet sich das Hämorrhoidalpolster aber noch komplett im Enddarm. Das bedeutet, dass das ringförmige venöse Hämorrhoidalpolster als Kontinenzorgan nicht mehr zu 100% die Feinabdichtung zum Analkanal bzw. etwas weiter zum Darmausgang hin nicht mehr leistet. Deswegen entweichen kleine Mengen an Darminhalt, und schädigen außerhalb des Analkanal bzw. des Enddarmes die umliegende Anushaut. Man könnte hier auch von einer Ministuhlinkontinenz sprechen.

Die einzig vernünftige präventive Gegenmaßnahme vor der Hämorrhoidalschädigung, Hämorrhoiden 3. oder 4. Grades und Darmoperationen besteht im bewussten positiven Umgang mit dem Kontinenzorgan.

Vernunftbezogen handeln Sie mit der simplen Bewusstseinseinstellung, wenn Sie die 4 Säulen der Verdauungs- und Ausscheidungsgesundheit täglich berücksichtigen. Die 4 tragfähigen Hauptsäulen bestehen in der Flüssigkeitszunahme (ohne Alkohol) von 1,5 bis 2,5 Liter, für eine möglichst breiig geformte Ausscheidung, 1 bis 2 Std. Spaziergänge für die Darmmuskelbewegung (Peristaltik), kein zu starkes und zu langes pressen beim Stuhlgang, nicht länger als 3 bis 5 Minuten auf dem Klo sitzen. Durch das lange sitzen kann der Informations- bzw. Signalaustausch zwischen Gehirn und den Rezeptoren (quasi Füllstandsanzeiger) zwischen Enddarm- und Analkanal gestört werden. Das Gehirn steuert auch den Blutfluss im venösen Hämorrhoidalgewebe. Ist das Gewebe gut gefüllt, dichtet es den Enddarm ab. Langes sitzen provoziert ein willkürliches (bewusstes) wie unwillkürlichen (unbewusstes) Drück- bzw. Pressverhalten und leiert dadurch das Gewebe aus. Eine Abdichtung des Darmes ist nicht mehr gewährleitet. Zur

Unterstützung der 4 Säulenhandlungen kann man bei Verstopfungen bzw. bei hartem Stuhl die wichtigste Hilfestellung für gesundbleibende Hämorrhoiden einen Wasserstrahleinlauf mit einer Gesäßhandbrause durchführen. Es handelt sich hierbei um dieselbe Gesäßhandbrause, die man zum Po-Abduschen benutzt. Denn bei dem Wasserstrahleinlauf umspült das einfließende Wasser den harten Stuhl wie ein Aquaplaning, und mit leichtem Pressen plumpst der harte Stuhl reibungslos heraus. Das kann auch mehrfach hintereinander gemacht werden, bis alles entleert ist.

Andere Analekzeme entstehen durch den Gebrauch von Toilettenpapier oder Feuchtpapier. Auch weiches Toilettenpapier scheuert zwangsläufig auf der Analhaut. Insbesondere dann, wenn mehrfach und kräftig abgewischt wird. Aber trotz starken Wischens bleibt im Regelfall immer ein Restkotschmierfilm an Haut und Analbehaarung kleben. Dieser Restschmierkot sorgt mit der Zeit und mit seinen diversen Darmbakterien für eine Schädigung der Hautareale in der Gesäßfalte oder direkt am Anus.

Das Feuchtpapier schädigt bekanntermaßen die Analhaut durch seine diversen Chemikalien, in dem es Allergien verursacht. Die so angegriffene Haut kann so schnell anfällig für schlimmere Entzündungen wie Analabszessen werden. Der Entzündungsvorgang wird fast nie rechtzeitig entdeckt. Scheinbar ist er plötzlich da, aber das täuscht.

Auch hierbei ist durch vernunftbezogenes Handeln eine Analschädigung in verschiedener Art primär durch eine tägliche Wasserreinigung nach dem Stuhlgang vermeidbar.

Für verschiedene bewegungseingeschränkte Personen und Senioren ist eine optimale Gesäßreinigung mit einer speziell geformten proktologischen Gesäßhandbrause die beste Möglichkeit unten herum gesund und sauber zu bleiben. Und die selbständige Reinigung ist kein Luxus. Interessante Informationen zum Gesamtbild Analekzeme [23], [24], finden Sie unter den Fußnoten 23 + 24. Eine Grafik aus der Leitlinie

---

[23] https://www.awmf.org/uploads/tx_szleitlinien/013-007l_S1_Anakekzem-Diagnostik-Therapie_2019-10_1.pdf
[24] https://de.wikipedia.org/wiki/Analekzem

Analekzeme zeigt die Empfehlung – x – zur Analdusche und andere positive Handlungen. Anal- oder Perianalekzeme bzw. Analabszesse können auch im Zusammenhang mit Analfisteln stehen. Im Prinzip sollte also nicht ein einziger Pickel am Hintern unbeachtet bleiben.

3.3 Nichtmedikamentöse Therapie des Analekzems

Nichtmedikamentöse Maßnahmen zur Behandlung des Analekzems zielen auf die Schaffung reizarmer Begleitumstände ab, um eine weitere chemische oder mechanische Irritation der perianalen Haut bzw. des Anoderms zu vermeiden und so die Voraussetzung für eine rasche Abheilung zu schaffen.

Die **nichtmedikamentöse Therapie** des Analekzems umfasst die folgenden Aspekte:

- Optimierte Analhygiene
    - Detergentien-freie Reinigung mit lauwarmem Wasser (Analduschen bzw. **X** Sitzbäder)
    - Sanfte Trocknung mit Wattepads, weichen Handtüchern oder ungebleichten, nicht parfümierten Papiertüchern
- Optimierte Stuhlentleerungsgewohnheiten
    - Ernährungsumstellung mit dem Ziel geformter Stuhlgänge
    - Ggf. Reduktion einer erhöhten Stuhlfrequenz
    - Ggf. ergänzende Gabe von Quellstoffen (z.B. indische Flohsamenschalen)
- Hautpflege und -protektion
    - Pflegende, allergen-freie Externa (z.B. hydrophile O/W-Zubereitungen)
    - Hautprotektion mit Zinkoxidpaste
    - Tragen von weiter, nicht einschnürender Baumwollunterwäsche

Abbildung 29: Bildzitat § 51 UrhG. Leitlinie Analekzem 2019

Zum analen Pruritus [25] finden Sie wichtige Informationen unter der Fußnote 25.

---

[25] https://www.awmf.org/uploads/tx_szleitlinien/013-063l_S1_Analer-Pruritis_2020-06.pdf

Adipositas – Hämorrhoiden & Co. und Analhygiene
Das optimale Hilfsmittel auf Rezept

Adipöse Frauen und Männer in Deutschland und weltweit haben aufgrund ihrer Körperfülle eine eingeschränkte Beweglichkeit. Hier ist der alte Spruch „Der Bauch wird immer dicker, und die Arme werden immer kürzer" hinreichend bekannt. Und das entspricht der realen 24 Stunden Situation für die meisten Personen. Der Spruch deutet ja hinreichend an, dass dieser Personenkreis nicht mehr so ohne weiteres an seinen After zwecks Gesäßreinigung nach dem Stuhlgang heranreicht. Viele Hunderttausend Adipositive werden also ihre mehr oder weniger großen Probleme mit ihrer ordentlichen Analhygiene haben. Und noch mehr oder größere Probleme dieser Art haben viele damit, weil sie gar nicht mehr allein ihren Hintern putzen können. Und sie brauchen Hilfe von anderen Menschen, wie z. B. von Angehörigen, ambulanten Pflegediensten oder anderen Pflegekräften.

Das aber bedeutet für Angehörige und Pflegekräfte eine große Kraftanstrengung. Denn bei so stark übergewichtigen Personen den Hintern zu reinigen, ist nunmal um ein Vielfaches schwerer als bei Normalgewichtigen Menschen. Und die zeitaufwendige Reinigung muss mit Toilettenpapier oder Einmalwaschlappen erfolgen, so wie bei anderen Pflegebedürftigen Personen. Und dabei müssen beide Parteien darauf achten, dass möglichst keine Sturzgefahr entsteht.

Für selbstversorgende Adipositive und Pflegebedürftige gab es bis in die jüngste Vergangenheit keine adäquaten Toiletten-Hilfsmittel, die es ihnen erlaubt hätten, problemlos den Anus zu reinigen. Abgesehen von der Abduschung in Dusch- oder Badewanne und ihrer Reinigung. Das aber war durch das notwendige End- und Bekleiden, abspülen (desinfizieren) von Beinen und Füßen (Darmbakterien), sowie das Abtrocknen, anstrengend und Zeitintensiv.

Das war so bis 2015. In diesem Jahr wurde die Adipositas-Gesäßhandbrause von dem Berliner Gesäßhandbrause-Pionier Manfred Binder erfunden. Doch schon zuvor entwickelte Binder die ersten Modelle der proktologischen Gesäßhandbrausen bereits im Jahr 2002. Aus mehreren Arbeitsmodellen und intensive Gespräche mit einem adipösen Patienten entstand ein Anforderungsmodell, dass Schlussendlich zur heutigen Form der Gesäßhandbrause „Adipodus B70" führte. Binder ließ sich dabei von dem internationalen Bauhaus Designer Grundsatz „Form follows function" = Form folgt der Funktion leiten. Auf Basis dieses Grundsatzes entwickelte Manfred Binder auch für Contergan-Geschädigte mit stark verkürzten Armen im Jahr 2019 ein Funktionsmodell und einen Gesäßhandbrause-Prototyp. Die Ersttestung des Prototyps wurde erfolgreich abgeschlossen. Eine Teilnahme am Berlin/Brandenburger Innovationspreis mit diesem Prototyp wird nicht erfolgen. Und jetzt weiter mit Adipodus B70.

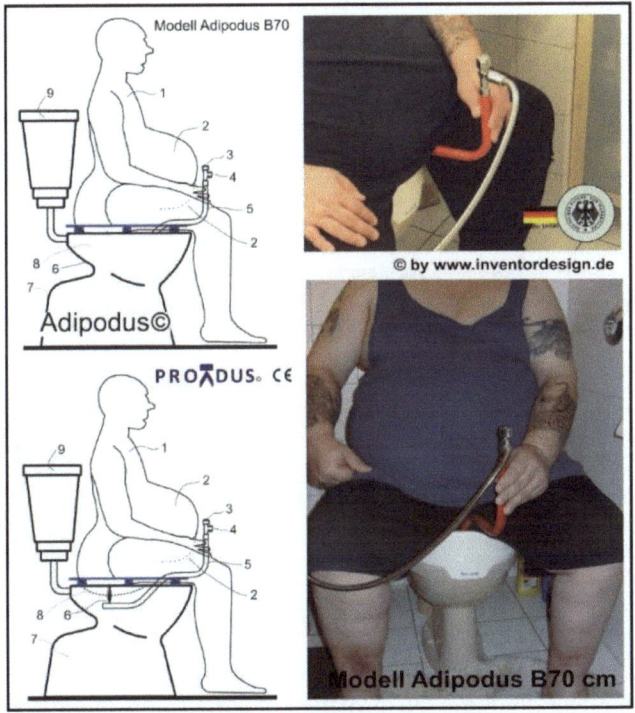

Abbildung 30: Gesäßhandbrause Adipodus B70.
Die Form folgt der Funktion.

Auch adipöse Kinder und Jugendliche – Jungen wie Mädchen – können bei bestehenden Stuhlgang-Hygieneproblemen mit entsprechenden Gesäßhandbrausen ausgestattet werden. Aber dazu muss vorher die auf der Prokdus-Website zu findende Maßabnahme vom Anus bis Bauchnabel stattfinden. Gegebenenfalls muss auch die Form der Gesäßhandbrause angepasst werden. Soweit kein zu großem Bauchumfang vorhanden ist, kann eventuell auf das Männer-Gesäßhandbrause Modell Aquamas oder auf das Frauen-Gesäßhandbrause Modell Aquafem verwendet werden.

Die vorstehenden Abbildungen 30 und 31 veranschaulichen anhand der Zeichnungen, wie der internationale Bauhaus Design-Grundsatz „Form folgt der Funktion" zu verstehen ist. So ist in der Abb. 30 gut zu sehen, dass sich die Gesäßhandbrause im unteren Bereich mit ihren zwei Bögen der Gesäßhandbrause Aquafem recht ähnlich aussieht. Der dritte Bogen (5 / 90 Grad) ist die notwendige Verlängerung, um den

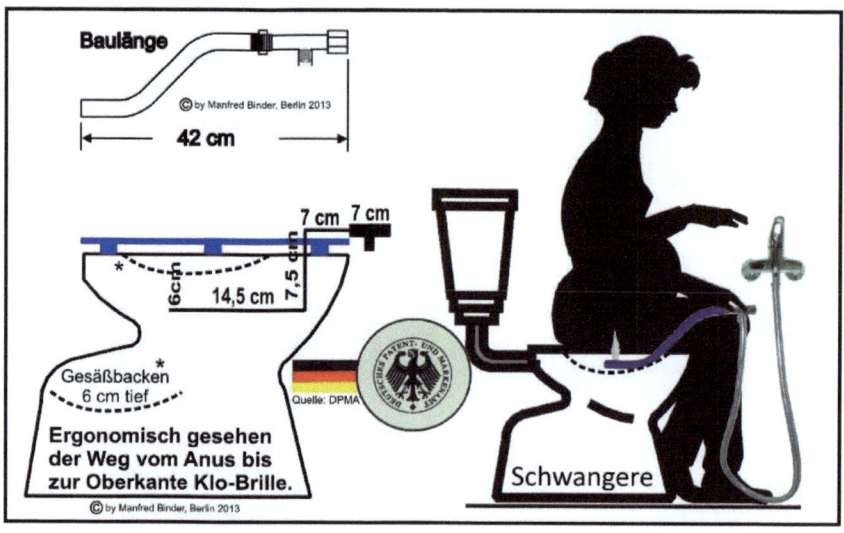

Abbildung 31: Frauen-Gesäßhandbrause Aquafem. Form follows function.

großen Bauchumfang zu unterlaufen und so dem Adipositiven die Möglichkeit der Handhabung zu eröffnen. Demzufolge benötigen andere Körper- bzw. Gliedmaßenformen andere angepasste Handbrauseformungen.

Nur mit möglichst optimalen Formen und Größen angepassten Gesäßhandbrausen lassen sich für verschiedene Menschen in unterschiedlichen Situationen gute Duschergebnisse in der Analhygiene erzielen. Das Hilfsmittel Adipodus B60 oder B70 für adipöse Menschen kann vom Arzt bei entsprechender Diagnose verschrieben werden. Siehe dazu oben die Rezept-Abbildung 8 auf Seite 14. Dazu ist auch das Wissen um die rechtliche Situation von großer Wichtigkeit, siehe nachfolgende Abbildung.

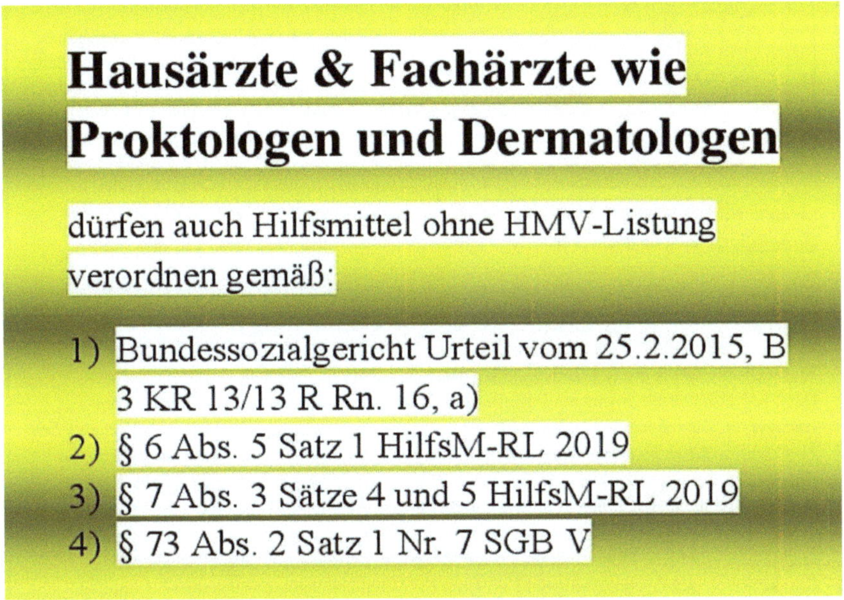

Hausärzte & Fachärzte wie Proktologen und Dermatologen

dürfen auch Hilfsmittel ohne HMV-Listung verordnen gemäß:

1) Bundessozialgericht Urteil vom 25.2.2015, B 3 KR 13/13 R Rn. 16, a)
2) § 6 Abs. 5 Satz 1 HilfsM-RL 2019
3) § 7 Abs. 3 Sätze 4 und 5 HilfsM-RL 2019
4) § 73 Abs. 2 Satz 1 Nr. 7 SGB V

Abbildung 32: Rechtsgrundlagen für Hilfsmittelverschreibungen

Weitere Rechtsinformationen können Sie in der nachfolgenden Abbildung „Patientenrechte" nachlesen. Diese Informationen sind grundsätzlich auf alle Hilfsmittel-Antragssachen und bei allen Kassen anwendbar.

Rechtsanspruch auf neuartige proktologische Gesäßhandbrausen!
BSG Urteil vom 07.10.2010, Az.: B 3 KR 5/10 R

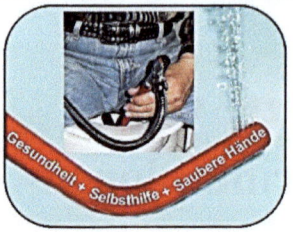

Versicherte haben nach § 33 Abs. 1 SGB V Anspruch auf Versorgung mit Hörhilfen, Körperersatzstücken, orthopädischen und anderen Hilfsmitteln, die im Einzelfall erforderlich sind, um den Erfolg der Krankenbehandlung zu sichern, *einer drohenden Behinderung vorzubeugen oder eine Behinderung auszugleichen*, soweit die Hilfsmittel nicht als allgemeine Gebrauchsgegenstände des täglichen Lebens anzusehen oder nach § 34 SGB V ausgeschlossen sind. Anspruch auf Versorgung besteht nur, soweit das begehrte Hilfsmittel ausreichend, zweckmäßig und wirtschaftlich ist und das Maß des Notwendigen nicht überschreitet.

Nicht entscheidend für den Versorgungsanspruch ist, ob das begehrte Hilfsmittel im Hilfsmittelverzeichnis (§ 139 SGB V) gelistet ist, denn es handelt sich bei diesem Verzeichnis nicht um eine abschließende Regelung i.S. einer Positivliste (BSG SozR 3-2500 § 33 Nr. 16, 20, 27; BSGE 99, 197 = SozR 4-2500 § 33 Nr. 16, RdNr. 20)
Die GKV-Hilfsmittelverzeichnis Definitionsauflistung für Toilettenhilfen (*Toilettenhilfen kommen für Versicherte mit fehlender Rumpfkontrolle und Gleichgewichtsstörungen, erheblichen Funktionsausfällen an den unteren Extremitäten, für Hüft- und Wirbelsäulenversteifte bzw. für Ohnhänder, Tetraplegiker oder Armgeschädigte mit erheblicher Störung der Greiffunktion, in Betracht.*) ist nicht abschließend, und mit nicht der o.g. ständigen Rechtsprechung im Einklang.

Jeder Patient und jede Patientin kann vom Hausarzt, Krankenhausarzt, Proktologen oder Gastroenterologen das proktologische Hilfsmittel „Gesäßhandbrause" verordnet bekommen.
Das Hilfsmittel „Toilettenpapierhalter" zum Trockentupfen wird unter Bezug auf die GKV-Hilfsmittelnummern 02.40.05.3003 und 02.40.05.3004 von der GKV erstattet.

Zu: "allgemeine Gebrauchsgegenstände"
Ein allgemeiner Gebrauchsgegenstand ist von seiner Konzeption her (Herstellungsgedanke/Idee) **nicht als** "allgemeiner Gebrauchsgegenstand des täglichen Lebens" anzusehen, wenn gemäß § 33 SGB V der Gegenstand schon bei seiner Erfindung primär für Kranke, Behinderte und bewegungseingeschränkte Personen konzeptionell angedacht war.
Alle Prokdus-Gesäßhandbrausen und Toilettenpapierhalter sowie die „Rückeneinreibehilfe Primus IP" besitzen patentamtlich nachweisbar und gemäß § 33 SGB V sowie der ständigen Rechtsprechung (vgl. BSG-Urteil v. 07.10.2010, Az.: B 3 KR 5/10 R) den konzeptionellen Zweck für Kranke und Behinderte. Insofern sind die Gesäßhandbrausen etc. nicht nach § 34 SGB V etc. auszuschließen.

PROKDUS.
Manufaktur Manfred Binder
Produktentwicklung
Tel. +49-30-88920091
www.inventordesign.de   Uhlandstr.39
info@inventordesign.de   10719 Berlin

Abbildung 33: Hilfsmittelrechte + BSG-Urteile; www.inventordesign.de

Hilfsmittel-Rezepte vom Hausarzt, Facharzt und Krankenhausarzt

Im Februar 2022 bestellte eine adipöse Patientin aus Bonn noch während ihres Krankenhausaufenthaltes wegen einer Rückenoperation per Handy/Internet bei der Prokdus-Manufaktur in Berlin eine Gesäßhandbrause des Typs Adipodus B70. Zeitgleich wandte sich die Frau an ihre Barmer BEK zwecks Hilfsmittelbeantragung und Kostenübernahme. Die Sachbearbeiterin der BEK nahm den Sachverhalt auf, und bewilligte problemlos als Einzelfallentscheidung wenige Tage später die Anschaffung der Gesäßhandbrause, obwohl die Gesäßhandbrausen nicht

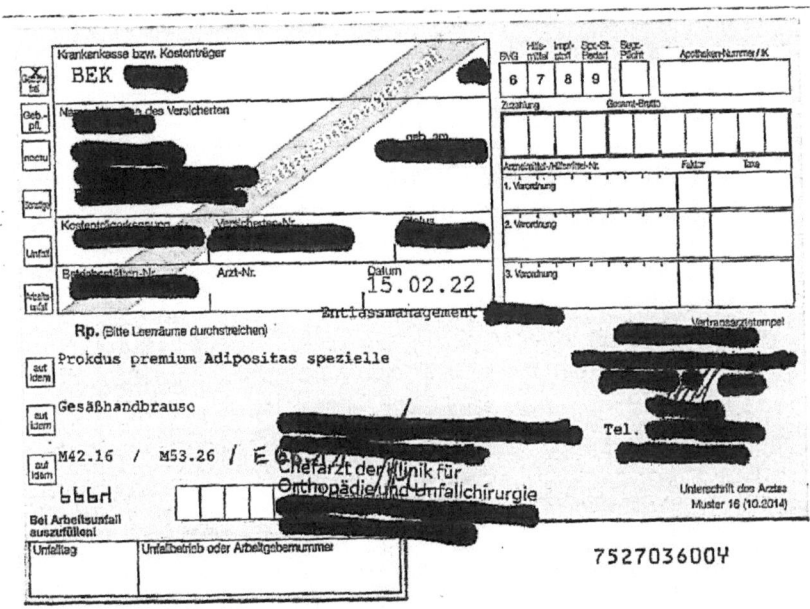

Abbildung 34: Krankenhaus-Rezept Gesäßhandbrause "Adipodus B70"

im GKV -Hilfsmittelverzeichnis gelistet sind. Die Veröffentlichung der Rezepte geschieht mit Einwilligung Prokdus-Kundinnen.

Aber trotz der Kassenbewilligungen der BEK & BKK verhindert die gesetzliche Krankenversicherung (GKV) gesetzwidrig seit 2015 die Aufnahme der Prokdus-Gesäßhandbrausen in das Hilfsmittelverzeichnis- und wird dabei ebenso gesetz- wie verfassungswidrig von einer promovierten Kammervorsitzenden Richterin vom Sozialgericht Berlin mittelst eines skandalösen wie pseudologischen Fehlurteils perverser Weise darin sogar noch unterstützt. Und das obwohl der Kläger (Gesäßhandbrause-Hersteller) mit seinen Hilfsmittelprodukten die Tatbestandsvoraussetzungen wie Funktionstauglichkeit, Sicherheit und Qualität aus § 139 Abs. 4 SGB V, § 33 Abs. 1 SGB V, und in Sachen „allgemeine Gebrauchsgegenstände" der Rechtsprechung des Bundessozialgerichtes vgl. BSG-Urteil v. 16.09.1999, Az. B3 KR 1/99 R RN. 14 und ähnlicher BSG-Urteile vollständig erfüllt. Die absichtliche Nichtbeachtung von Gesetzen sowie höchstrichterlicher Rechtsprechung bil-

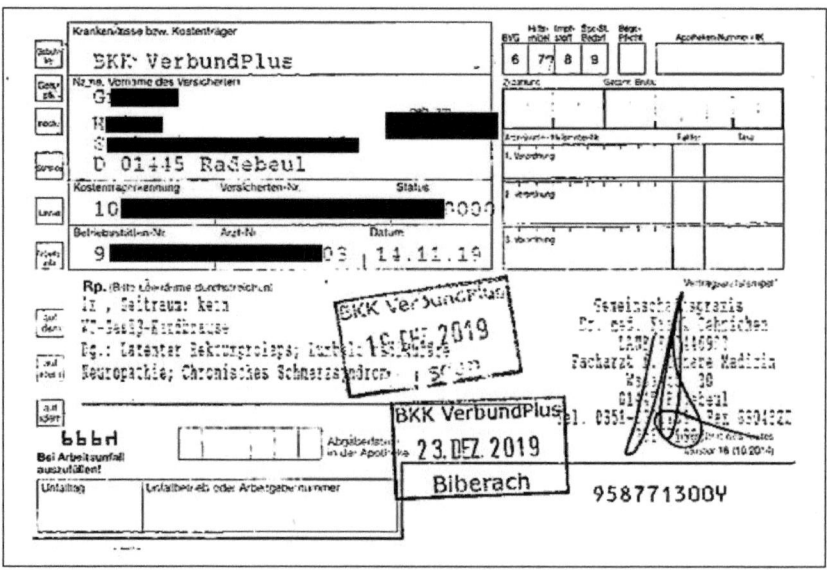

Abbildung 35: Hausarzt-Rezept für Gesäßhandbrause "Adipodus B70"

det einen massiven Verstoß gegen das demokratische Rechtsstaatsprinzip aus Artikel 20 Abs. 3 Grundgesetz *(...Die Gesetzgebung ist an die verfassungsmäßige Ordnung, die vollziehende Gewalt und die Rechtsprechung sind an Gesetz und Recht gebunden.)* Das entspricht einem richterlichen Bruch der Verfassung *(= normierte rechtliche Grundordnung).* Deswegen liegt im März 2022 liegt die Berufung gegen das Unrechtsurteil bei dem Landessozialgericht Berlin/Brandenburg vor.

Von 671 Millionen Adipositiven weltweit sind 17 Millionen Deutsche wie Kanzlerin Merkel & Minister adipositiv belastet

Gesundheitliche Probleme gibt es fettleibigkeitsbedingt in großer Anzahl. Ein Problemfeld ist die Analhygiene und dementsprechende Zusatzprobleme im und am Verdauungstrakt. Die Fettmassen drücken auf die inneren Organe wie dem Darm, und tragen dadurch dazu bei, dass eine Hämorrhoidenerkrankung entsteht. Im Ausscheidungsbereich entstehen bedingt durch zusätzliche Verstopfung, harter Stuhl und starkes pressen häufig entzündete gequetschte Hämorrhoiden, die nicht mehr zu 100% das Rectum verschließen. Ungewollte Schmierausscheidungen und Nässeabgänge die Folge sind. So entsteht das Analekzem quasi von innen heraus. Durch eine unzureichende Analhygiene verbleiben Stuhlreste und Analfeuchtigkeit länger auf der Anushaut und an den Haaren und reizen die Haut dauerhaft. Zusätzlich kann durch Verstopfung und harten Stuhl auch eine Analfissur entstehen, die schmerhaft entzündungsfreundlich und behandlungsbedürftig ist.

Mit den Ausscheidungen kommen Darmbakterien und Feuchtigkeit permanent an die Anushaut und schädigt diese. Die Feuchtigkeit kann das Hautgewebe aufquellen lassen (Mazeration), so dass die aufgeweichte Hautpartie schnell kleine Risse aufgrund der Papierreinigung (Reibung), Wäschereibung oder Juckkratzen bildet. Die Darmbakterien und andere Bakterien und/oder Pilze können so schneller in die Haut eindringen und weitergehende Entzündungen Verursachen. Neben dem Analekzem entstehen so Analabszesse und später Analfisteln (selbstwachsende und wandernde Eitergänge im Analbereich inklusive Analkanal und Schließmuskeln). Die notwendige Operation ist keine kurze einfache Angelegenheit. Nachhaltige gesundheitsschädliche Situationen können die Folge sein. Da ist grundsätzlich Vorsicht in der Hygiene als Gesundheitsvorsorge angesagt.

Hämorrhoiden- und Verstopfungsschutz mittels Abführchemikalien kann je nach Menge und Einnahmedauer schnell zu Darmbeeinträchtigungen und auch zu Durchfall (Diarrhoe) führen. Diese Ausscheidungsbelastung kann auch zu Hautreizungen und Entzündungen führen.

Daneben kann mehr oder weniger dauerhafter Durchfall auch zu Enddarmentzündungen im Bereich der Linea dentata bzw. der Anal-krypten durch zurückgehaltene Durchfallstuhlreste entstehen. Dieser Darmbereich wirkt in Zusammenarbeit mit dem venösen Hämorrho-idenpolster quasi in Form eines Reißverschlusses als Afterabdichtung, und läßt keine Gase oder Flüssigkeiten heraustreten.

Viele Studien und nützliche Veröffentlichungen beziehen sich zum Thema Adipositas und Übergewicht auf Statistikgrößen, medizinische Machbarkeiten und andere Tatsachen mehr,
aber über die für jede betroffene Person so wichtige Stuhlganghygiene und die damit zwangsläufig verbundenen Erschwernisse wird seitens

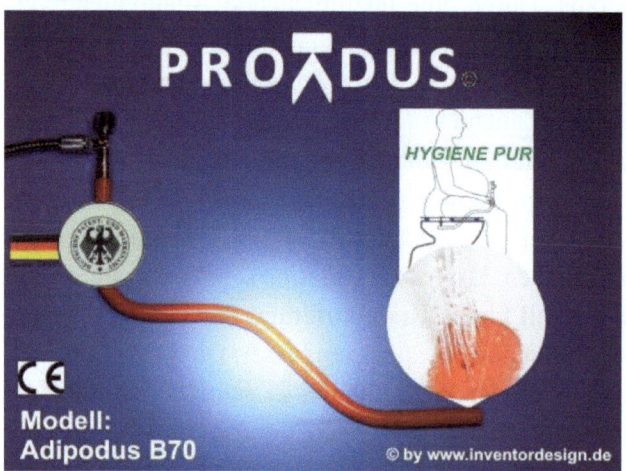

offizieller oder institutioneller Kapazitäten so gut wie nichts gesprochen bzw. geschrie-ben. Und noch viel weniger werden Prob-lemlösungen oder Lösungs-ansätze aufge-zeigt, die es den Betroffenen ir-

Abbildung 36: Prokdus-Gesäßhandbrause ADIPODUS B70

gendwie leichter machen würden mit der wichtigen Stuhlganghygiene und Gesundheitsprävention besser umzugehen.

Gerade in Sachen Intimhygiene ist es eben nicht nur eine Frage von physischer Vorsorge, sondern vielmehr auch eine gesamtgesundheitlich psychisch zu betrachtende Angelegenheit. Denn es ist auch für adipöse Menschen eine stark belastende Situation, wenn sie sich z. B. von einer anderen Person den Hintern reinigen lassen müssen, weil sie zu dick bzw. zu bewegungseingeschränkt sind.

Dicke Kinder - Obese Children und Analhygiene.
Ein sehr gewichtiges Thema für Eltern und Kinder

Wenn Sie ihrem übergewichtigen oder adipositiven Kind helfen wollen nach dem Stuhlgang besser sauberer zu werden bzw. sauberer sein zu können, dann können die Prokdus-Gesäßhandbrausen wahre Wunder wirken.

Erstens gleichen die Gesäßhandbrausen die relative Unbeweglichkeit zu 100% aus, und zweitens führt die Wasserreinigung zu einer gesunden Hautbasis und einer gesunden Einstellung zur eigenen Hygiene.

Für viele dickere Kinder, Heranwachsende und Jugendliche fühlen sich wegen des schlechteren Herankommens an den Analbereich mitunter überfordert, eine bessere Hygiene wie im Regelfall gefordert, zu leisten. Schuld daran ist die relativ eingeschränkte Beweglichkeit aufgrund der Körperfülle. Das macht schlechte Gefühle und Empfindungen, und kann natürlich dem entsprechend auch absolut frustrierend sein.

Es können sich auch Depressionen aufgrund von Ablehnungen, Ausgrenzungen und der eigenen Körperfülle mit all ihren Nachteilen ergeben.

In einigen Studien zur Kinder-Adipositas wird mehr oder weniger über die sozialen Ausgrenzungen unter Kindern etc. berichtet. Einer der Hauptgründe für Ausgrenzungen besteht z. B. genau wie bei Erwachsenen in geruchsbedingten Ablehnungen wegen angeblicher oder tatsächlicher ungenügender Intim- und Allgemeinhygiene.

Die Fettleibigkeit selbst ist auch ein zentraler Punkt sozialer Ablehnung und Ausgrenzung. Studienseitig wurden sogar klar identifizierbare Ablehnungen und Ablehnungstendenzen in Kliniken und bei verschiedenen Ärzten ermittelt.

Soweit es differenziert die Anal- und Geschlechtshygiene betrifft, können Kinder etc. mit klaren einfachen Entscheidungen wesentlich verbesserte Hygienesituationen von selbst herbeiführen, soweit sie in der Lage sind, echtes selbstbestimmtes Verständnis für die nicht optimale Situation aufzubringen.

Die Selbsterkenntnis ist bekanntermaßen der erste Schritt zur Besserung. Denn Schlussendlich helfen keine Schuldzuweisungen, und machen das Problem in der Realität auch nicht geringer. Besser ist es allemal, dass Problem aus verschiedenen Lösungsblickwinkeln heraus zu betrachten.

Für die speziellen Fälle der Anal- und Genitalhygiene bei Mädchen und Jungen sollte unbedingt beachtet werden, dass es sich in diesen Fällen nicht ausschließlich alleine nur um Sauberkeit und Wohlgeruch handelt.

Vielmehr und in erster Linie geht es um den ganz zentralen Punkt der Gesundheitsvorsorge - sprich, der Krankheitsvorbeugung.

Hierbei sollten Sie immer auch daran denken, dass schon Babys und Kleinkinder mit teilweise erheblichen Enddarm- und Anus-Hautproblemen zu kämpfen haben. Gründe hierfür können z. B. Darmbakterien sein, die zusammen mit dem Kot in den Windeln zu lange auf die Haut negativ einwirkten. Daher gibt es schwerpunktmedizinisch auch Kinderproktologen und Dermatologen. Es ist also absolut keine Kleinigkeit, wenn z. B. aufgrund von analen Unreinheiten ein Analekzem oder schlimmeres entsteht. Auch zu viel Schweißablagerungen bzw. zu viel Schwitzen in der Rima ani (Gesäßfalte) können zu sehr unangenehmen Steißbeinfisteln und anderen wunden Hautproblemen führen. Ohne Hygiene geht alles schief.

Das Zentralthema für Prokdus ist gemäß der entwickelten Hygiene-Duschgeräte die Analhygiene. Die Stuhl-Hygiene bei Jungen ist primär aufgrund der anatomisch anders gelagerten und wesentlich längeren Harnröhre, um einiges einfacher durchzuführen. Trotzdem können Jungen durch Darmbakterien Harnwegsinfektionen und Blasenentzündungen bekommen. Hauptsächlich entstehen aber durch schlechte Analhygiene bzw. durch Darmbakterien auf der Haut Analekzeme. Andere Hautreizungen werden überwiegend durch Reibungen mit Toilettenpapier und/oder durch chemische Zusätze in den Feuchtpapieren erzeugt.

Bei Mädchen ist die Analreinigung immer im Zusammenhang mit Harnwegsinfektionen (HWI) zu betrachten. Da die weiblichen Harnwege deutlich näher am Anus liegen als bei Jungen, haben Mädchen und Frauen relativ häufiger mit HWI zu tun als Jungs. Analekzeme etc. entstehen wie bei Jungs auch, durch Papier, aber auch durch zu viel Gebrauch von Seife und Intimsprays.

Die besten und gesündesten Reinigungsergebnisse werden immer mit Wasser erzielt. Kein Wasser kann scheuern oder ist allergen.

Benachteiligte Kinder etc. können sich mit der Nutzung der Gesäßhandbrausen gegenüber den allermeisten nicht übergewichtigen/adipösen Mädchen und Jungen hervorragend hygienisch behaupten. Denn sie haben sich mit der Wasserreinigung von der völlig veralteten Generation der gesundheitsschädlichen Hand- und Papierreiniger vollständig losgelöst und damit modernisiert. Die normalgewichtigen Kinder sind bedauerlicherweise erziehungsgemäß noch der veralteten schmutzigen Papierreinigung verfallen.

Mit der Verfügbarkeit bzw. mit dem Erwerb und der Nutzung der neuartigen Prokdus-Gesäßhandbrausen können so belastete Kinder mit ihrer modernen Wasserreinigung auf jeden Fall ein ganzes Stück ihres Problems relativ schnell lösen. Soweit nötig und möglich kann auch ein Kinderarzt bzw. ein Kinderproktologe oder Dermatologe ein Rezept für das Hilfsmittel Gesäßhandbrause ausstellen. Siehe nachfolgende Abb.

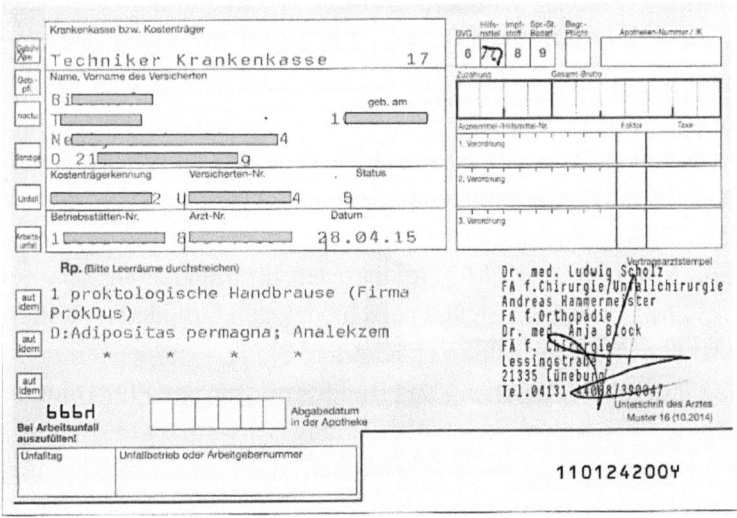

Abbildung 37: Hilfsmittel-Rezept Gesäßhandbrause, Privatkauf

Adipositives Hygienedesaster in Deutschland

Adipositas beinhaltet i.d.R. Mehrfacherkrankungen. Eine schlechte Analhygiene bedeutet für Adipositive vermehrt Komorbiditäten.

Das weithin tabuisierte Gesundheitsthema „persönliche Hygiene", medizinisch besser bekannt als „Analhygiene" ist im Hinblick auf Adipositas sozusagen mit einem Doppeltabu aus Anus und Adipositashygiene versehen. Diese gesundheitsbezogene wichtige Teilproblematik wird aus (fast) allen öffentlichen Diskussionen herausgehalten bzw. nicht hinreichend thematisiert. Das ist gut feststellbar bei Studien und Institutionen wie z. B. bei den Studien und Gesundheitsberichterstattungen des Bundesgesundheitsministeriums, des Robert Koch Institutes/RKI, der Bundeszentrale für gesundheitliche Aufklärung, der Gesundheitsforschung des BMBF, der Deutschen Adipositas Gesellschaft, dem Bundesgesundheitsblatt, in der GEDA-Studie 2012, der KiGGS-Studie/RKI, der DEGS1-Studie/RKI in Sachen Kinder- und Jugend Adipositas, oder vom Kompetenznetz Adipositas 2013.

Hygieneberatungen für übergewichtige bzw. fettleibige Kinder und Jugendliche zwecks Minderung oder Verhinderung von rektalen Komorbiditäten und sozialer Ausgrenzungen im Sinne der Gesundheitsaufklärung durch Bund oder Länder sind praktisch nirgendwo zu finden.

Das doppelte Tabu scheint alle politisch und gesellschaftlich relevanten Parteien inklusive Krankenkassen und Pflegekassen ein zu unangenehmes Thema zu sein. Der Weitblick auf garantiert kommende zukünftige Millionen- und Milliardenkosten für die Gemeinschaft ist bei wesentlichen Entscheidern aus verschiedensten Gründen erheblich eingetrübt. Zum Nachteil aller Versicherten.

Die Gesundheitsforschung des Bundesministeriums für Bildung und Forschung beinhaltet keine Forschungsschwerpunkte von gesellschaftsrelevanten Hygienemöglichkeiten, die eine Grundlage für eine wesentlich effektivere Kosten-/Nutzenanwendung von Material, Geld, Zeit und Personal bieten würde. Abgesehen von der nicht tabuisierten

Hochglanzforschung wird die Entwicklungsarbeit in Sachen Hilfsmittel politisch völlig außen vorgelassen, und ausschließlich Privatunternehmen überlassen. Dazu passt es, dass die Politik bspw. Hämorrhoiden und Adipositas nicht als Massenkrankheiten im erheblichen Umfang anerkennen will.

Und das, obwohl ärztlicherseits primär von Proktologen, Dermatologen und Viszeralchirurgen die Hämorrhoidal- bzw. Darm- und Enddarmerkrankungen genauso wie Adipositas als Volkskrankheit erkannt wird. Auch diverse Krankenkassen sprechen jeweils von einer Volkskrankheit. So wird der direkte Zusammenhang zwischen Adipositas und Hämorrhoidenentstehung von der AOK explizit hervorgehoben.

Der Zusammenhang von Hämorrhoidalerkrankungen und Adipositas wird von Adipositas-Kliniken und Klinikabteilungen praktisch nie erwähnt. Dementsprechend sind z. B. im Internet keinerlei Beratungsinformationen über erleichternde Analhygienemöglichkeiten bzw. gesundheitsschonende moderne Hilfsmittel zu finden. Offensichtlich ist es auch in diesen Institutionen eine geübte Handlung, dass Thema Analhygiene aus Peinlichkeitsgründen nicht zu erwähnen bzw. zu tabuisieren.

Dementsprechend kommt verschiedenen Untersuchungsschwerpunkten in vorgenannten Studien zu Adipositas-Diskriminierungen in Kliniken und bei Ärzten etc. eine besondere Bedeutung zu.

Die regierungsseitig bzw. ministeriell veranlassten Surveys (Umfragen) beziehen sich auf theoretische Datensuche und Erkenntnisverknüpfungen bestehender und schon lange bekannter Adipositas Erkrankungen und ihre Ursachen, sowie ihre statistischen Darstellungsmöglichkeiten. Die vom BMG und BMBF aufgeteilten millionenschweren Forschungen verfolgen keine real umsetzbaren pragmatisch wirtschaftsökonomisch sinnvollen Forschungsziele zum Zwecke der Gesundheitskostenreduzierung z. B. in Form von neu entwickelten Hilfsmitteln.

Die Gesundheitsforschung des Bundesministeriums für Bildung und Forschung (BMBF) nennt sich z. B. "Evaluationsstudien zu langfristigen Wirkungen von Primärprävention und Gesundheitsförderung".

Vorhandene Fördermöglichkeiten etc. für praxisnahe Unternehmen sind im Verhältnis zu der theorielastigen Forscherindustrie sehr kompliziert aufgebaut und gerade von vielen KMUs nicht erreichbar. So konnte bedauerlicherweise auch keinerlei Hilfestellung von der "Cluster Gesundheitswirtschaft Berlin" bei der Entwicklung neuer Handbrausetypen für Adipositive erzielt werden.

Auch hier wirkt sich die unausgesprochene Tabuisierung der gesellschaftlich wie krankenkassenökonomisch gewichtigen Analhygiene negativ aus. *Für Autor Manfred Binder gilt trotzdem die Erkenntnis: „Wissen schafft, Unwissen ruht", siehe das Gedicht auf Seite 191.*

Die zur Volkskrankheit [26] mutierte Adipositas [27], [28] kostet dem Krankenkassensystem rund 17 Milliarden EUR jährlich. Die darin enthaltenen Komorbiditäten wie Hämorrhoiden etc. des Verdauungssystems verursachen erheblich hohe Krankenkosten.

Aus vorgenannten Gründen und Notwendigkeiten hat sich die Prokdus-Manufaktur daher der praktischen anwendungsorientierten Adipositas Hilfsmittel-Handbrauseentwickler für Analhygiene verschrieben. Hier wird Forschung, Entwicklung und *Gesundheitsförderung* ganz real praktisch zum Nutzen von Enddarmerkrankten und Adipositiven nachweislich umgesetzt, auch ohne der Cluster Gesundheitswirtschaft Berlin-Brandenburg.

Die sanitärtechnische Neuentwicklung einer primär für Adipositive Menschen bestimmten Gesäßhandbrauseform mit der Werkbezeichnung „ADIPODUS B70" ist patentamtlich angemeldet. Die Adipodus B70 Gesäßhandbrause ist seit Oktober bzw. November 2015 verfügbar. Die Entwicklung dieser weltweit einzigartigen Handbrauseform entspringt dem Ideenpotenzial, der Handwerkskreativität und der Umsetzungskompetenz der Berliner Prokdus-Manufaktur. Vom 05.-06.2021 ist Weltadipositastag bzw. ein Adipositas-Kongress in Wiesbaden.

---

[26] https://www.rki.de/DE/Content/Gesundheitsmonitoring/Themen/Uebergewicht_Adipositas/Uebergewicht_Adipositas_node.html

[27] https://www.ifb-adipositas.de/adipositas/entwicklungen

[28] https://www.gesundheitsstadt-berlin.de/datenschutz/

Hilfsmittel-Ramsch für Adipositive

„testberichte24" + anderer Betrug oder Verblödung!

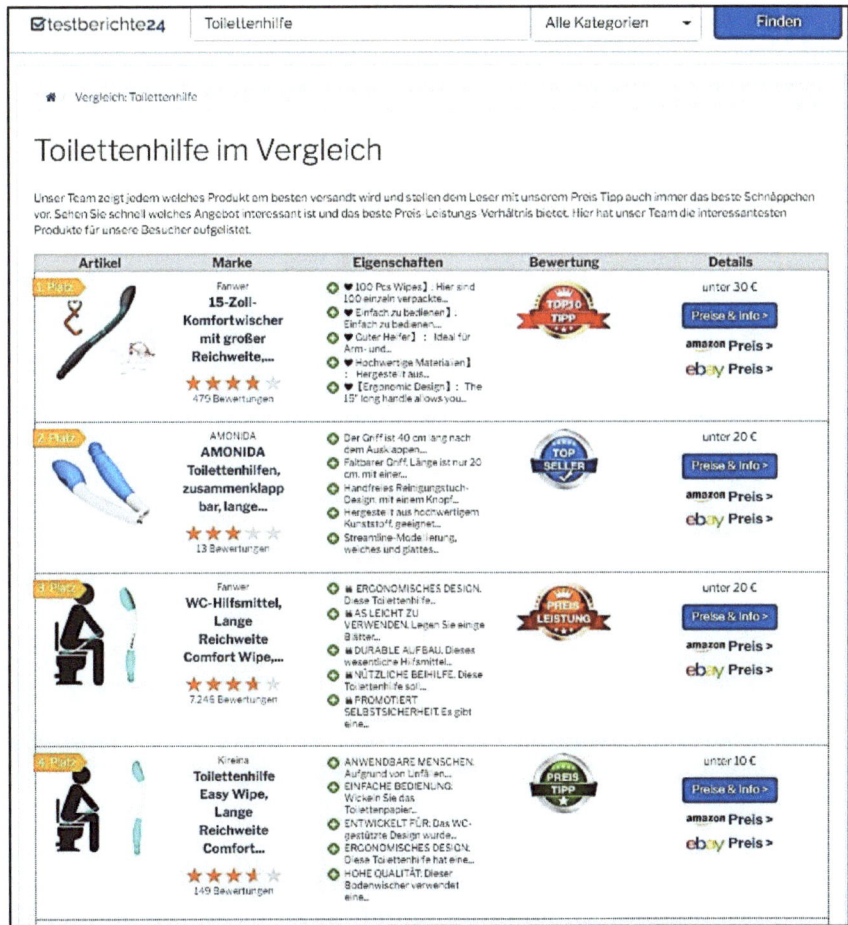

Abbildung 38: test-Betrug und/oder Verblödung? Bildzitat § 51 UrhG

Die Internet-Angebote über Toilettenhilfsmittel bzw. Abwischhilfen bei Amazon usw. sind reine Leute-Verdummung. Mit diesen Geräten wird maximal eine Grobreinigung nach dem Stuhlgang vorgenommen. Von Sauberkeit kann wirklich keine Rede sein. Denn mit Papier wird immer ein Restkotschmierfilm an Haut und Haaren kleben bleiben.

Sehbehinderte und Blinde
Sichere und garantiert saubere Analhygiene

Auch für Sehbehinderte und Blinde besteht u. a. ein Rechtsanspruch auf Eigenständigkeit in der Ausübung ihres Defäkations-Grundbedürfnisses. Dieses gesetzlich geschützte Grundbedürfnis steht in Verbindung mit diversen anderen Rechtsnormen wie bspw. aus dem Grundge-

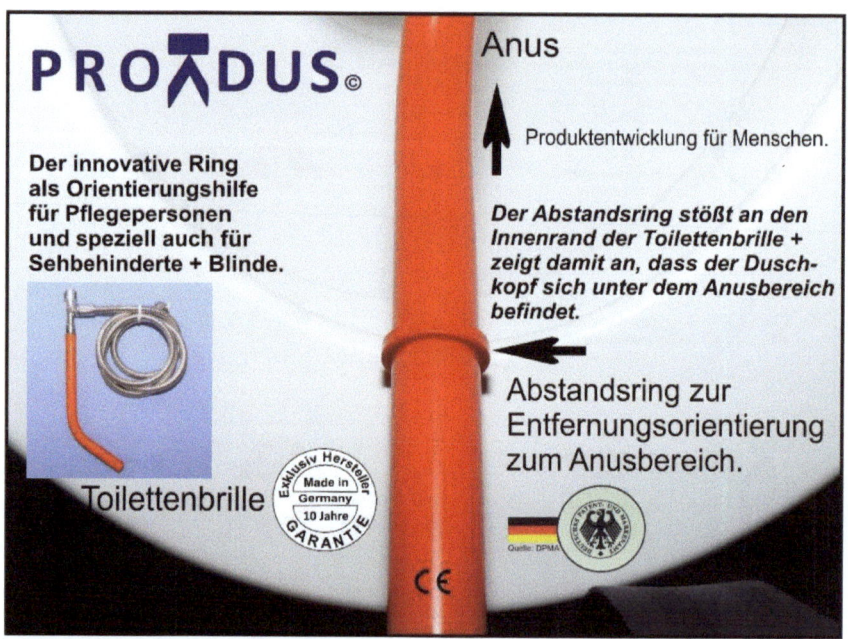

Abbildung 39: Aquamas Gesäßhandbrause-Sehbehinderte-Orientierungsring

setz. In erster Linie ist hier Artikel 2 Abs. 2 Grundgesetz – Jeder hat das Recht auf Leben und körperliche Unversehrtheit – zu nennen. Im Zusammenhang mit der Analhygiene wird hier das Toilettenpapier und das chemiebelastete Feuchtpapier als Verursacher von Analekzemen beklagt. Sehbehinderte und Blinde können nicht anhand der Toilettenpapierverunreinigung sehen, wie oft sie noch abwischen müssen, bis das Gesäß bzw. das Klo-Papier nicht mehr verunreinigt ist.

Soweit Personen aus dieser Gruppe zusätzlich bewegungseingeschränkt sind, haben sie nach § 33 Abs. 1 SGB V Anspruch auf Versorgung mit Hörhilfen, Körperersatzstücken, orthopädischen und anderen Hilfsmitteln, die im Einzelfall erforderlich sind,

- um den Erfolg der Krankenbehandlung zu sichern,
- einer drohenden Behinderung vorzubeugen
- oder eine Behinderung auszugleichen,

soweit die Hilfsmittel nicht als allgemeine Gebrauchsgegenstände des täglichen Lebens anzusehen oder nach § 34 Abs. 4 ausgeschlossen sind.

Nach § 33 Abs. 2 SGB V stehen für Sehbehinderte bis zur Vollendung des 18. Lebensjahres weitere Ansprüche auf Sehhilfen uam. zu.

Die Prokdus-Gesäßhandbrausen sind Hilfsmittel im Sinne des Gesetzgebers *(vgl. LSG Berlin- Brandenburg v. 22.02.2018 - L 1 KR 56/14; vgl. dazu Anm. Knierim, MPR 2019, 33 f –* Danach ist für die Abgrenzung entscheidend, welcher Zweckbestimmung ein Hilfsmittel oder Gegenstand dient. *–, BSG v. 16.09.1999 - B 3 KR 1/99 R, -* Zitat: *[Handelt es sich um ein Gerät, welches für die speziellen Bedürfnisse kranker oder behinderter Menschen entwickelt oder hergestellt worden ist und welches ausschließlich oder weit überwiegend von diesem Personenkreis benutzt wird, kann es nicht als Gebrauchsgegenstand des täglichen Lebens angesehen werden. –].* Zitat Ende.

Allgemeinmediziner und Fachärzte dürfen gemäß ständiger Rechtsprechung und anderer Rechtsnormen Hilfsmittel verordnen, die nicht im Hilfsmittelverzeichnis (HMV) gelistet sind. [29]
Zitat: *[Für den Versorgungsanspruch ist nicht entscheidend, ob das begehrte Hilfsmittel im Hilfsmittelverzeichnis (§ 139 SGB V, für Pflegehilfsmittel § 78 Abs 2 SGB XI) gelistet ist, denn es handelt sich bei diesem Verzeichnis nicht um eine abschließende Regelung im Sinne einer Positivliste* [30] *]* Zitat Ende.

---

[29] *(vgl. BSG Urteil vom 07.10.2010, Az.: B 3 KR 5/10 R, Rn. 11 Satz 3,* so auch *BSG Urteil vom 25.02.2015, Az.: B 3 KR 13/13 R; Rn.15, Nr. 2, Satz 5;).*
[30] *(BSG SozR 3-2500 § 33 Nr. 16, 20, 27; BSGE 99, 197 = SozR 4-2500 § 33 Nr. 16, RdNr 20; BSG SozR 4-2500 § 33 Nr. 11, 12, 32)*

Schlaganfallgeschädigte
Halbseitig Gelähmte und die Stuhlganghygiene

Der Apoplex ist ein sogenannter Hirnschlag, in der Bevölkerung besser bekannt unter dem Begriff „Schlaganfall". Beide deutsche Begriffe sind beim ersten Hören etwas Missverständlich. Beim Hirnschlag wird z. B. nicht auf das Gehirn geschlagen, und beim Schlaganfall handelt es sich nicht (Wut-)Anfall von Schlagen.

Vielmehr entsteht der Apoplex aus einer Durchblutungsstörung des Gehirn bzw. bestimmter Hirnareale. Verantwortlich sind Gefäßverschlüsse und/oder Hirnblutungen. Die Ursachen und Folgen sind vielfältig.

Aus der Krankenhausstatistik des statistischen Bundesamtes (gbe-bund.de) [31] ist von 2000 bis 2015 für Frauen und Männer zu ersehen, dass es fälschlicherweise 3.962.562 Millionen Fälle gab. Um sicher zu gehen, ob die Zahlenwerte auch stimmen, wurden die drei Endwerte Frauen, Männer und Gesamtzahl beider Endpositionen addiert. Die Werte stimmten aber nicht. Also wurde ein kleiner Querbeet-Addierungsmarathon der drei Zahlenkolonnen 2000 bis 2013 durchgeführt. Dabei stellte sich heraus, dass rund 3 Viertel (3/4) der 13 Gesamtzahl-Positionen (aus Frauen und Männer Zahlen) falsch addiert waren. Bei 9 von 13 Gesamtzahl-Positionen wurden 314 Punkte zu viel dazu gerechnet. Bei der Jahres-Position 2002 wurden ganze 280 Punkte zu viel berechnet. Dadurch veränderte sich natürlich die Gesamtfallzahl 2000 bis 2013 auf jetzt richtigerweise 3.962.248 Millionen. Davon waren Männer mit 1.885.654 Million und Frauen mit 2.076.684 Millionen Fällen beteiligt.

Der Jahresdurchschnitt von 2000 bis 2013 beträgt 304.788,31 Tausend Fälle. Mit dem Jahresdurchschnittswert auf weitere 6 Jahre hochgerechnet von 2014 bis 2020, beträgt die Gesamtfallzahl 1.828.729,86 Million. Davon waren Frauen mit 958.469,52 Tausend, und Männer mit 870.260,28 Tausend betroffen. Das waren von 2000 bis 2020

---

[31] https://www.gbe-bund.de/gbe/ergebnisse.prc_tab?fid=24163&such-string=I64&query_id=&sprache=D&fund_typ=GRA&methode=2&vt=1&ver-wandte=1&page_ret=0&seite=&p_lfd_nr=1&p_news=&p_sprachkz=D&p_uid=gast&p_aid=96899366&hlp_nr=3&p_janein=J

zusammengenommen 5.790.977,86 Millionen Fälle von Schlaganfällen. Aus dieser Zeitspanne von 20 Jahren ergibt sich ein Jahresdurchschnitt für heutige Berechnungen iHv. 289.548,89 Tausend Fälle.

	www.gbe-bund.de/gbe/ergebnisse.prc_fid_anzeige		

Abbildung 2.3.12_Wertetabelle: Krankenhausbehandlungsfälle mit der Diagnose Schlaganfall (I60 bis I64 ohne I62) [Gesundheit in Deutschland, 2015]

Krankenhausbehandlungsfälle mit der Diagnose Schlaganfall (I60 bis I64 ohne I62) 2000 bis 2013
Datenbasis:
Krankenhausdiagnosestatistik [38]

	Weiblich	Männlich	Gesamt
2000	162.627	133.587	296.224
2001	161.217	133.864	295.089
2002	158.628	133.771	292.679
2003	152.350	131.813	284.163
2004	144.029	127.398	271.428
2005	138.054	122.648	260.704
2006	140.023	128.535	268.560
2007	142.262	130.927	273.190
2008	144.995	134.181	279.177
2009	146.013	136.816	282.829
2010	146.271	140.102	286.380
2011	146.259	140.765	287.026
2012	147.197	144.535	291.732
2013	146.759	146.622	293.381

[38] Statistisches Bundesamt
(2014) Krankenhausstatistik -
Diagnosedaten der Patienten
und Patientinnen in
Krankenhäusern.
www.gbe-bund.de
(Stand: 16.04.2015)

Abbildung 40: Statistik-Schlaganfall, Bildzitat § 51 UrhG, Quelle: gbe-bund.de. Screenshot Manfred Binder

Dem Autor sind in den letzten Jahren bei Recherchen zu verschiedenen proktologischen Erkrankungen immer wieder diverse Additionsfehler aufgefallen. Also muss man, bevor man selbst Zahlenkolonnen und entsprechende Zahlenanalysen für bestimmte Veröffentlichungen benutzt, sehr genau die veröffentlichten Bundeszahlen auf Richtigkeit der Zahlenwerte hin überprüfen. Sonst geht man mit falschen Zahlen an die Öffentlichkeit. Da schrumpft die Glaubwürdigkeit. *Denn Fehler sind kein Versehen, sondern zu 98% der Beweis für Nachlässigkeiten.*

Aber das ist nicht das schlimmste. Vielmehr wiegt die Tatsache, dass es bundesweit vom statistischen Bundesamt bis zum Hausarzt keine vollständigen Erhebungswerte über das tatsächliche umfängliche Schlaganfallgeschehen [32] gibt. Das zeigt sich sehr eindeutig in der Krankenhausstatistik, die aktuell sage und schreibe aus dem Jahr 2014 stammt und 2015 veröffentlicht wurde (siehe Abb. Nr. 30). Neuere Studien bzw. Artikel gibt es zwar, aber die verbessern auch nicht das Gesamtbild [33].

Etwa ¾ aller Betroffenen Schlaganfallopfer sind über 65 und älter. Aber auch rund 300 Kinder werden pro Jahr Opfer eines Schlaganfalls. Auf jeden Fall ist diese plötzliche wie erschreckende Erkrankung ein schwerer Eingriff in die Lebensführung und in die Lebensqualität aller Opfer. Der Schlaganfall [34], [35] kann sich auf sehr unterschiedliche Art und Weise mit Anzeichen und Verläufen bei Opfern zeigen.

In Sachen der so wichtigen Stuhlganghygiene bei Schlaganfall finden sich bei Google nur ganze 10 Hinweise. Davon stammen 4 Hinweise vom Autor bzw. von seiner Website www.inventordesign.de. Zum Suchbegriff „Schlaganfall Analhygiene" werden 279.000 Tausend Ergebnisse angezeigt, viele Anzeigen aber ohne „Schlaganfallhinweis".

---

[32] file:///H:/C/Schlaganfall-Apoplex/Häufigkeit%20und%20Zeitpunkt%20von%20Rezidiven%20nach%20inzidentem%20Schlaganfall.pdf

[33] https://www.aerzteblatt.de/nachrichten/118698/Schlaganfall-Mehr-Todesfaelle-waehrend-Coronalockdowns-im-Fruehjahr#:~:text=Die%20im%20„Qualitätsmonitor%202020"%20 des, leichten%20oder%20unspezifischen%20Symptomen%20zurückgegangen.

[34] https://deutschefachpflege.de/apoplex/

[35] https://www.schlaganfall-hilfe.de/de/verstehen-vermeiden/was-ist-ein-schlaganfall

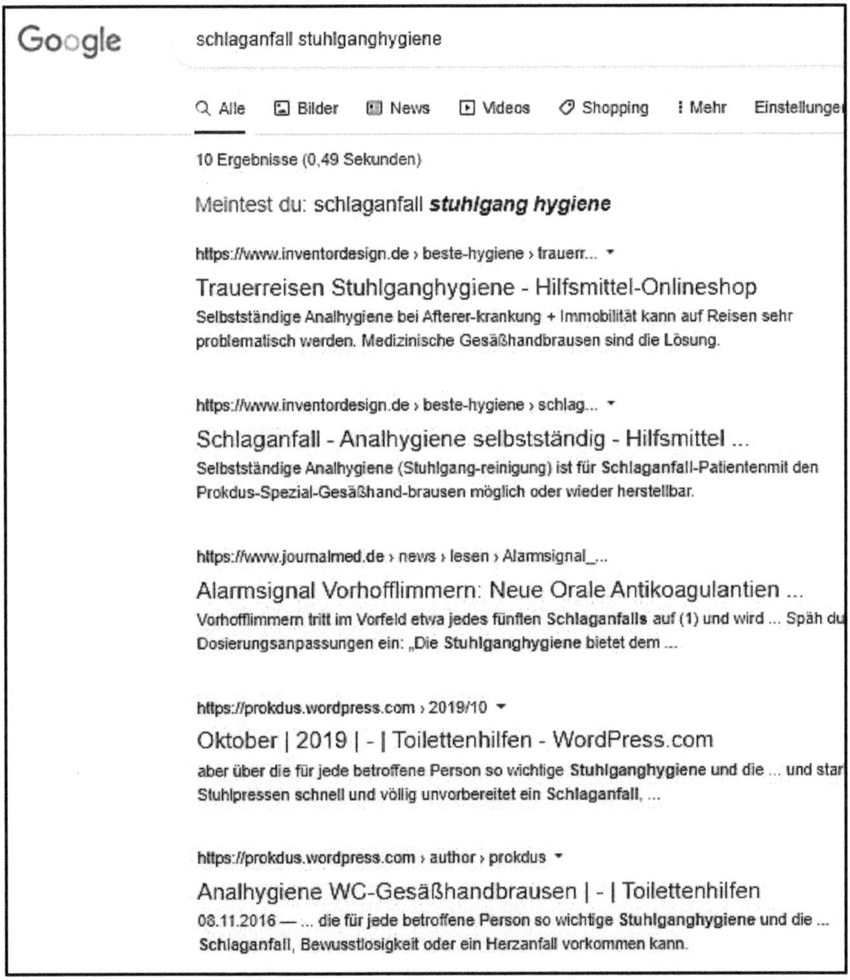

Google   schlaganfall stuhlganghygiene

🔍 Alle   🖾 Bilder   🖽 News   ▶ Videos   ⊘ Shopping   ⋮ Mehr   Einstellunger

10 Ergebnisse (0,49 Sekunden)

Meintest du: schlaganfall *stuhlgang hygiene*

https://www.inventordesign.de › beste-hygiene › trauerr... ▾
Trauerreisen Stuhlganghygiene - Hilfsmittel-Onlineshop
Selbstständige Analhygiene bei Afterer-krankung + Immobilität kann auf Reisen sehr
problematisch werden. Medizinische Gesäßhandbrausen sind die Lösung.

https://www.inventordesign.de › beste-hygiene › schlag... ▾
Schlaganfall - Analhygiene selbstständig - Hilfsmittel ...
Selbstständige Analhygiene (Stuhlgang-reinigung) ist für Schlaganfall-Patientenmit den
Prokdus-Spezial-Gesäßhand-brausen möglich oder wieder herstellbar.

https://www.journalmed.de › news › lesen › Alarmsignal_...
Alarmsignal Vorhofflimmern: Neue Orale Antikoagulantien ...
Vorhofflimmern tritt im Vorfeld etwa jedes fünften Schlaganfalls auf (1) und wird ... Späh du
Dosierungsanpassungen ein: „Die Stuhlganghygiene bietet dem ...

https://prokdus.wordpress.com › 2019/10 ▾
Oktober | 2019 | - | Toilettenhilfen - WordPress.com
aber über die für jede betroffene Person so wichtige Stuhlganghygiene und die ... und star
Stuhlpressen schnell und völlig unvorbereitet ein Schlaganfall, ...

https://prokdus.wordpress.com › author › prokdus ▾
Analhygiene WC-Gesäßhandbrausen | - | Toilettenhilfen
08.11.2016 — ... die für jede betroffene Person so wichtige Stuhlganghygiene und die ...
Schlaganfall, Bewusstlosigkeit oder ein Herzanfall vorkommen kann.

Abbildung 41: Google-Recherche-Schlaganfall-Stuhlganghygiene. Bildzitat § 51 UrhG

Durch einen Schlaganfall kann es auch zu einer Stuhlinkontinenz kommen [36]. In dieser Situation – z. B. einer halbseitigen Lähmung – ist das Grundbedürfnis Analhygiene ganz besonders zu beachten. Speziell in Sachen Eigenständigkeit der Analhygiene muss schnell das richtige optimale Hilfsmittel für den behinderten Patienten gefunden werden.

---

[36] https://www.klinikum-straubing.de/kontinenz-und-beckenbodenzentrum/unser-behandlungsangebot/stuhlinkontinenz.html

So ein im Prinzip mobiles Toiletten-Duschhilfsmittel sollte auch in Hinsicht der REHA-Behandlungen oder eines Gesundheitsurlaubs so praktikabel geschaffen sein, dass es die selbständige Analhygiene an beiden Orten sicherstellt. Hinzu kommen noch die wichtigen Attribute Transportabilität und Installation.

Die beiden letztgenannten Attribute treffen mit Sicherheit nicht auf elektronische Duschtoiletten oder auf WC-Duschaufsätze und ähnliche Apparaturen zu.

Am praktikabelsten für den Einsatz an verschiedenen Orten sind hier die proktologischen Einhand-Gesäßhandbrausen für Frauen und Män-

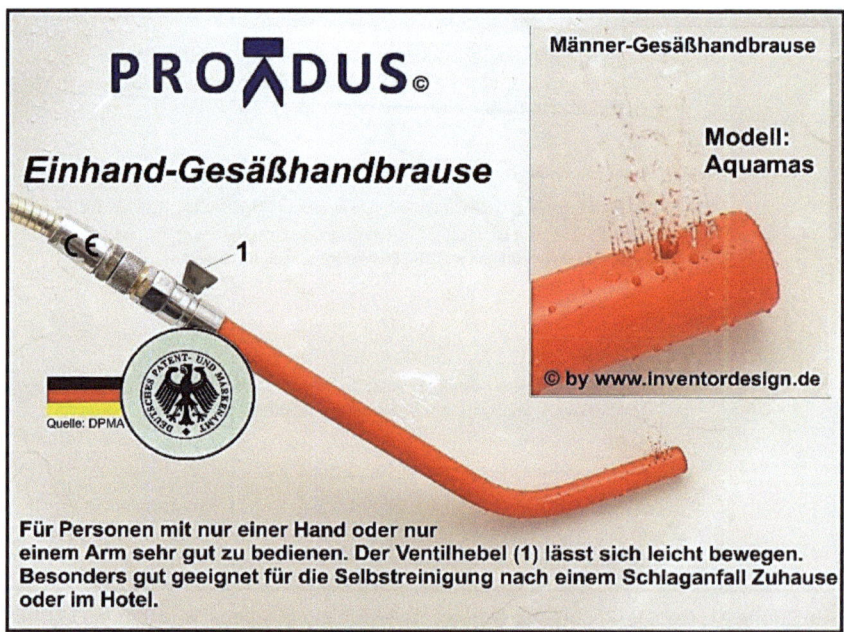

Abbildung 42: Einhand-Gesäßhandbrause per Rezept für Behindertenausgleich

ner. Das Einhandmodell ist mit einem speziellen Duschstopventil ausgerüstet. Dieses Ventil hat einen optimal griffigen Schieberegler (Nr. 1) um das Duschrohr zu öffnen oder zu schließen. Dabei Zwischen öffnen und schließen ergibt sich die Möglichkeit, die Wasserstrahlstärke zu regulieren. Die Anwenderperson muss sich natürlich mit der Handhabung der Einhand-Gesäßhandbrause einerseits und andererseits mit der

Regulation auseinandersetzen bzw. ausprobieren. Die Abduschung erfolgt auf Toilette sitzend, wie bei allen anderen Gesäßhandbrausen auch. Der Anusbereich wird zu 100% sauber ausgeduscht. Und die Gesäßhandbrause reinigt sich durch den permanenten Wasserfluss von selbst. Alles Weitere dazu in der Beschreibung.

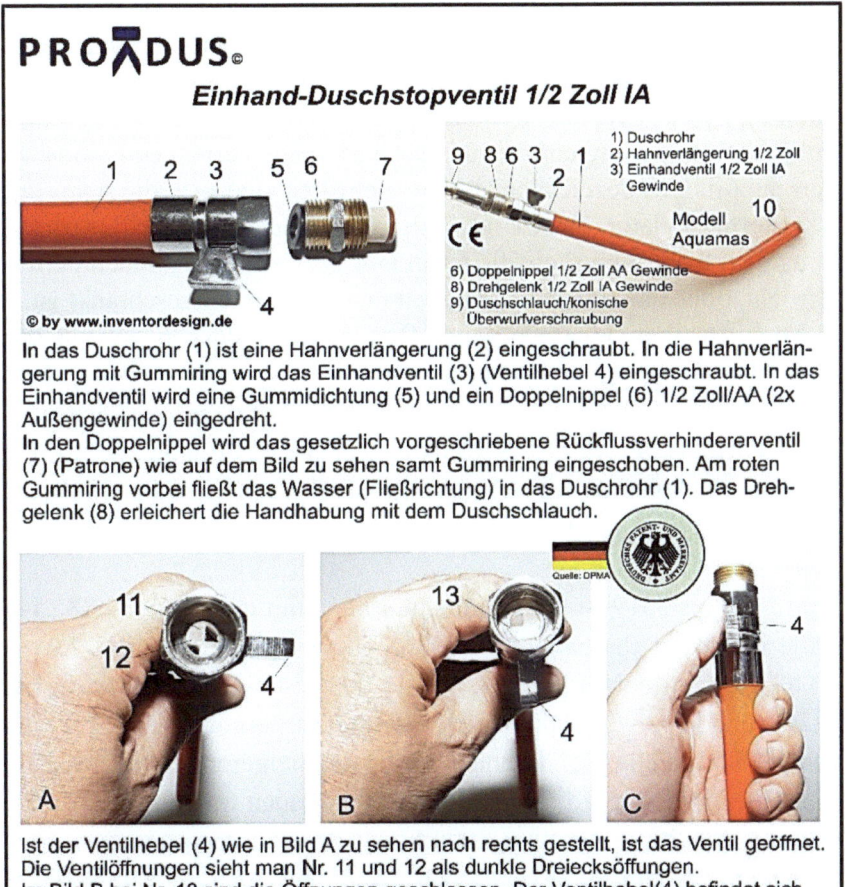

Abbildung 43: Einhandgesäßhandbrause

Den Duschschlauch handfest an die Einhand-Gesäßhandbrause anschrauben, und danach das Ende des Schlauches z. B. über das Zweiwegeventil mit dem Waschbeckenhahn verbinden (Seite 12+13).

Hand-/Armgeschädigte, Muskel- & Gelenkerkrankte
Selbstständige Analhygiene erhalten/wieder herstellen

Menschen mit neuromuskulärer Erkrankung leiden an einer Muskelschwäche [37]. Im Jahr 1994 wurde eine neue eigenständige Erkrankungsform mit der Kurzbezeichnung PROMM entdeckt. PROMM steht in der automatischen Übersetzung für: Proximale myotonische Myopathie; Eine neue dominante Störung mit Myotonie, Muskelschwäche und Katarakten [38]. Ein Krankheitszeichen ist die Myotonie (Muskelspannung mit Willkürbewegungen) die man auch als quasi verrenkende Muskelverkrampfungen bezeichnen könnte. Betroffen sind u. a. die Arm- und Schultermuskulatur, insbesondere der Streckmuskel (Musculus triceps brachli) (Oberarmmuskel/"die Muckis"). Auch Hände können betroffen sein, ohne dass die Greiffähigkeit nennenswert eingeschränkt ist.

Nach Angaben des statistischen Bundesamtes ergeben sich aus den Diagnosedaten der Krankenhäuser für 2019 insgesamt 1.719.786 Million vollstationäre Patienten und Patientinnen mit dem Krankheitscode ICD10, M00-M99 Muskel-Skelett-System und des Bindegewebes. Für das Jahr 2000 wurden 1.244.190 Million Fälle registriert. Für 2019 sind davon Männer mit 759.538, und Frauen mit 960.234 Tausend Fällen betroffen.

Von 2000 bis 2019 wurden vom Autor bereinigt insgesamt 31.885.148 Fälle registriert (bereinigte Differenz von 349 Fälle zu viel). Davon 13.882.094 Millionen Männer, und 18.003.054 Millionen Frauen. Die Steigerung in % von 2000 bis 2019 beträgt insgesamt rd. 38,22% oder rund 475.530 Fälle. Bei Männern betrug die Steigerung für diesen Zeitraum rd. 36,9% oder rd. 204.728 Fälle. Bei Frauen waren es rd. 39,27% oder rd. 270.700 Fälle. Von 2000 bis 2019 verstarben im KK 52.417 Patienten. Im Jahr 2000 verstarben 1.868, und 2019 verstarben 4.898 Personen. Das entspricht einer Steigerungsrate von rund 162,25% oder

---

[37] https://www.dgm.org
[38] https://www.wicker.de/kliniken/klinik-hoher-meissner/behandlungsschwerpunkte/erkrankungen-a-z/promm-proximale-myotonische-myopathie/

3030 toten Frauen und Männern. In der Gesamtstatistik wird es weitaus mehr Tote geben.

Die Arm- und Schulterbewegung inklusive Hände ist besonders bei der selbständigen Reinigung nach der Ausscheidung (beides ein Grundbedürfnis) wichtig. Die Selbstversorgung und der Erhalt der Selbständigkeit stehen gesundheitspolitisch und rechtlich im Vordergrund.

Auf die TSEs wurde oben schon ausführlich eigegangen. Notwendig sind noch Erläuterungen zu der vorgenannten Greifzange. Die allermeisten Patienten und Patientinnen werden über die Greifzange für die Stuhlgangreinigung wahrscheinlich noch nicht viel oder gar nichts gelesen haben. Oft sind falsche oder werbetechnisch höchst ungenaue Informationen dazu im Internet unterwegs. Wie so oft.

Hierzu wird Ihnen eine kurze Text-Auskopplung zum Thema Greifzange/GKV [39] neueste und korrekte Informationen die Augen öffnen. Zitiert wird aus einer Stellungnahme an das Sozialgericht Berlin (2021 aktueller Prozess gegen die GKV). Der zitierte Ausschnitt von den Buch-Seiten 130 bis 133 lautet wie folgt: Zitat:

[Zu Abs. 3, die Beklagte schreibt von (Toilettenpapier-)Greifzangen, die als Hilfsmittel dem Behinderungsausgleich bei Greifbehinderten und/oder Einarmigen der selbstständigen Gesäßhygiene – ohne WC-Aufsätze mit Wascheinrichtung – dienen. Die Nennung von WC-Aufsätzen ist wohl als eine verklausolierte Aussage dahin gehend zu verstehen, dass der Behindertenausgleich auch ohne Wasser bzw. ohne Bidethandbrausen erreicht wird.

Hierbei unterschlägt die Beklagte jedoch (wissentlich), dass die Toilettengreifhilfen (Greifzangen) von ihrer formgebenden Funktionalität her nur schlecht bis gar nicht geeignet sind, ein Gesäß bzw. den Anusbereich mit Toilettenpapier

---

[39] https://www.bod.de/buchshop/das-gkv-luegen-und-rechtsbruch-kartell-in-der-deutschen-staatsverwaltung-manfred-binder-9783752612240

menschenwürdig und gesundheitspräventiv (gemäß Präventi-
onsgesetz 2015) notwendig gründlich zu reinigen.

Die notwendige Funktionalität ist geometrisch insoweit nicht
hinreichend gegeben, als dass die Greifzangen mit ihrer unge-
nügenden Ausformung nicht in der Lage sind, den in Sitzhaltung befindlichen trichterförmig vertieften Anus mit einer ho-
rizontalen Papierauflage direkt zu erreichen. Im Gegensatz
dazu wird die Papierauffächerung in den Haltevorrichtungen
der TPHs vertikal befestigt. Bei der HMV-gelisteten Greifhilfe
namens „Easywipe" ist der vorhandene ca. 30 Grad gewin-
kelte Bogen am Befestigungskopf zu gering und zu kurz gehalten. Der nach oben führendem Schaft ist im Verhältnis zur
Sitzanatomie (von vorne) dementsprechend geometrisch wie
unergonomisch, so dass ein Erreichen des Anusses von vorne
durch die Oberschenkel kaum bis gar nicht realisierbar ist. Ein
Erreichen des Anusses ist von hinten quasi über Schulter- und
Beckenbereichdrehung bei vorhandener guter Beweglichkeit
teilweise bzw. oberflächlich möglich. Für Behinderte ist das
so nicht ohne weiteres machbar.

Bei der Greifzange namens „RFM Comfort Wipe Deluxe"
wurde der Sinn für Geometrie, Sitzanatomie und Ergonomie
offenkundig nie angewendet. Dieses Produkt ist absolut ungeeignet für eine behindertengerechte Grobreinigung des Gesäßes. Unter welchen katastrophalen Umständen der Beklag-
ten-Qualitätsprüfung dieses unfunktionelle Gerät gelistet
werden konnte, bleibt gänzlich unklar.

In Bezug auf die Sitzanatomie kann ein Hilfsmittel nur korrekt
und funktionell konzipiert werden, wenn die vorhandenen
Maße berücksichtigt werden. Im vorliegenden Fall verhält es
sich so, dass sich die Gesäßbacken im Mittelscheitel des A-
nusbereiches liegend bei dem Hinsetzen auf die Klobrille ca. 6
bis 8 cm tief in das Klobecken hineindrücken. Der sich beim

Sitzen trichterformende Anusbereich selbst vertieft sich (bei normaler Anusform) nach oben hin um ca. 1 bis 2 cm. Im Mittel hängt der Po also 6 cm tief im Klo. Der Tiefen- bzw. Höhenunterschied zwischen Unterkante Gesäßbacken und Oberkante Klobrille beträgt 7,5 cm. Der Längenabstand von Mitte Anus bis zur Innenvorderkante der Klobrille beträgt 14,5 cm. Aufgrund dieser Maße wurden die Bidethandbrausen konzipiert.

In proktologischen und dermatologischen Fachkreisen sowie in der Fachliteratur ist hinreichend bekannt bzw. beschrieben worden, dass Toilettenpapier einer der großen Auslöser für Analekzeme darstellt, so wie auch Feuchtpapiere. Für Behinderte stellen Multimorbiditäten im Rektalbereich etc. weitaus mehr als für gesunde Menschen starke gesundheitliche Beeinträchtigungen im Leben dar. Dazu nachfolgend die Definition zum Analekzem.

AWMF – Leitlinien der deutschen Dermatologischen Gesellschaft, 26.08.2016.
Definition ICD-10: L20.9, L23.9, L24.9.
Zitat: [Das Analekzem ist eine der häufigsten proktologischen Erkrankungen. Es ist keine Krankheit sui generis, sondern Folgeerscheinung verschiedener dermatologischer, allergologischer, mikrobieller oder proktologischer Veränderungen.
Lokalisation:
Das Analekzem manifestiert sich peri- und intraanal; seine proximale Limitierung ist die Lineadentata. Nur gelegentlich ist es auf ein Segment der Perianalhaut beschränkt. Je nach Akuität (akut, subakut, chronisch) zeigen sich ein Erythem, Papeln, Seropapeln, Bläschen, Erosionen oder eine Lichenifikation. Eine Differentialdiagnostik des Analekzems lediglich

anhand der Morphe kann richtungsweisend sein; meist sind jedoch weitere Untersuchungen erforderlich.

Symtome:

Hauptsymptom aller Analekzemformen ist der Pruritus. Weitere Beschwerden sind meist Brennen und Nässen.

Ätiopathogenese:

Die Analregion zeichnet sich durch anatomische Besonderheiten aus, die das Entstehen eines Analekzems begünstigen: zum einen die intertriginöse Analspalte und zum anderen den Sekretstau der ekkrinen bzw. apokrinen Schweißdrüsen. Hinzu kommt bei proktologischen Erkrankungen eventuell eine fäkulente Sekretion. Dies alles verursacht die sog. feuchte Kammer.] Zitat Ende.

Ärztliche Hilfsmittelverordnung zwischen Anspruch des Patienten und rechtlichen Rahmenbedingen, siehe dazu u. a. auch die Fußnoten Nr. [40] und [41].

Die im GKV-Hilfsmittelverzeichnis aufgeführten Toilettenpapiergreifzangen (= Greifhilfen) widersprechen aufgrund ihrer veralteten Reinigungstechnik und Form den Bestimmungen des SGB V, in denen die verordneten Hilfsmittel dem neuesten medizinischen Wissens- und Technikstand aufweisen müssen.

Toilettenpapierhalter bzw. Greifzangen oder Greifhilfen entsprechen wegen des Analekzems produzierenden Toilettenpapierreinigung weder dem Stand der Technik noch den gesetzlichen und grundrechtlichen Bestimmungen. Die analhautschädigende Papierreinigung an sich widerspricht bzw. verstößt sogar gegen *Artikel 2 Abs. 2 Satz 1 Grundgesetz*. Hiernach hat jeder Versicherte das Recht auf Leben und <u>körperliche Unversehrtheit.</u>

---

[40] file:///C:/Users/MB18/Downloads/141013_Himiverordnung%20(3).pdf
[41] https://www.vzbv.de/sites/default/files/downloads/2020/02/12/20200211_01340_rechtsgutachten_aal.pdf

In Bezug auf die ebenso gesetzlich geschützte Selbständigkeit des Versicherten in Sachen Körperhygiene gilt *Artikel 1 Abs. 1 Satz 1 + 2 Grundgesetz*. Zitat: *[(1) Die Würde des Menschen ist unantastbar. Sie zu achten und zu schützen ist Verpflichtung aller staatlichen Gewalt.]* Zitat Ende.

In Verbindung mit Artikel 1 + 2 GG steht das gerichtliche Verbot an die Krankenkassen bzw. an den medizinischen Dienst der Krankenkassen (MDK), wonach es diesen Institutionen verboten ist, Versicherte auf die Hilfe Dritter zu verweisen, um Hilfsmittelgenehmigungen ablehnen zu können. Denn mit dem Verweis auf Dritte wollen KK und MDK Hilfsmittelleistungen möglichst vermeiden. Die Kostenvermeidung zu Lasten von Versicherten, und die dazu auch noch gegen § 33 SGB V und andere Rechtsnormen verstoßen, sind rechtswidrig. Und jeder Gesetzesverstoß einer Krankenkasse stellt gleichzeitig auch eine Verletzung des Artikel 20 Abs. 3 Grundgesetz dar. Zitat: *[Die Gesetzgebung ist an die verfassungsmäßige Ordnung, die vollziehende Gewalt und die Rechtsprechung sind an Gesetz und Recht gebunden.]* Zitat Ende. Siehe dazu auch die Fußnote 36 auf Seite 63.

Insoweit darf keine Krankenversicherung-/Kasse (GKV) einen Versicherten ein Hilfsmittel genehmigend aufzwängen, dass körperliche Schäden (wie Analekzeme + HWIs) verursachen kann. Das heißt also, wenn Sie als Versicherter ein Rezept mit ärztlich verordneter proktologischer Gesäßhandbrause zur Genehmigung bei Ihrer Kasse einreichen, und die Kasse würde Ihnen nur eine Toilettenpapier-Greifzange genehmigen, dann würde sich die Kasse evt. strafbar machen gemäß

§ 223 StGB, Körperverletzung
(1) Wer eine andere Person körperlich mißhandelt oder an der Gesundheit schädigt, wird mit Freiheitsstrafe bis zu fünf Jahren oder mit Geldstrafe bestraft.
(2) Der Versuch ist strafbar.

§ 340 StGB, Körperverletzung im Amt
(1) 1Ein Amtsträger, der während der Ausübung seines Dienstes oder in Beziehung auf seinen Dienst eine Körperverletzung begeht oder begehen läßt, wird mit Freiheitsstrafe von drei Monaten bis zu fünf Jahren

bestraft. 2In minder schweren Fällen ist die Strafe Freiheitsstrafe bis zu fünf Jahren oder Geldstrafe.
(2) Der Versuch ist strafbar.

Je nach Fallgestaltung können von Krankenkassen (MDK) auch noch andere Rechtsnormen verletzt werden bzw. verletzt worden sein. In jedem Fall ist es wichtig, sich professionelle Hilfe z. B. durch einen Rechtsanwalt zu besorgen. Im notwendigen Fall können finanziell nicht Leistungsfähige Personen bei dem zuständigen Amtsgericht einen Beratungsgutschein für einen Anwalt beantragen. Das geht relativ schnell und unproblematisch. Welche notwendige Unterlagen Sie dafür brauchen, sollten Sie vorher bei Gericht erfragen.

Vorgenannten Fakten gelten durchgehend auch für Hand- und/oder Armgeschädigte (Einarmige) Personen. Die Hilfsmittelansprüche richten sich hier wohl mehrheitlich nach dem Behindertenrecht, und weniger nach dem Pflegerecht. Aber das kann sich je nach Fallgestaltung individuell aber auch anders darstellen.

Bei vorgenannter Patientengruppe dürften sich die Hilfsmittelfragen sicher im Bereich des Behindertenausgleiches etc. bewegen. Das sollte bei Hilfsmittelverordnungen auf dem Rezept möglichst genau verzeichnet sein. Insbesondere muss hierbei auf den gesetzlichen Unterschied zwischen mittelbaren und unmittelbaren Behindertenausgleich geachtet werden. Siehe zu „mittelbarer Ausgleich zur Mobilität", Schell [42]- SGB IX § 47 Hilfsmittel. Siehe dazu z. B. auch das Urteil [43]. Es gibt dazu noch einige andere lohnenswerte Informationsquellen.

Für Hand-/Armgeschädigte gibt es jedenfalls für die selbständige Analhygiene die oben abgebildete Einhand-Gesäßhandbrause (speziell bei Einarmigkeit). Damit steht diesem Behindertenkreis ein hochwirksames Toiletten-Duschhilfsmittel zur Verfügung.

---

[42]https://www.haufe.de/personal/haufe-personal-office-platin/schell-sgbix-47-hilfs-mittel-22133-exkurs-mittelbarer-behindertenausgleich-zur-erhoehung-der-mobili-taet_idesk_PI42323_HI7490758.html
[43] https://www.bsg.bund.de/SharedDocs/Entscheidun-gen/DE/2018/2018_03_15_B_03_KR_18_17_R.html

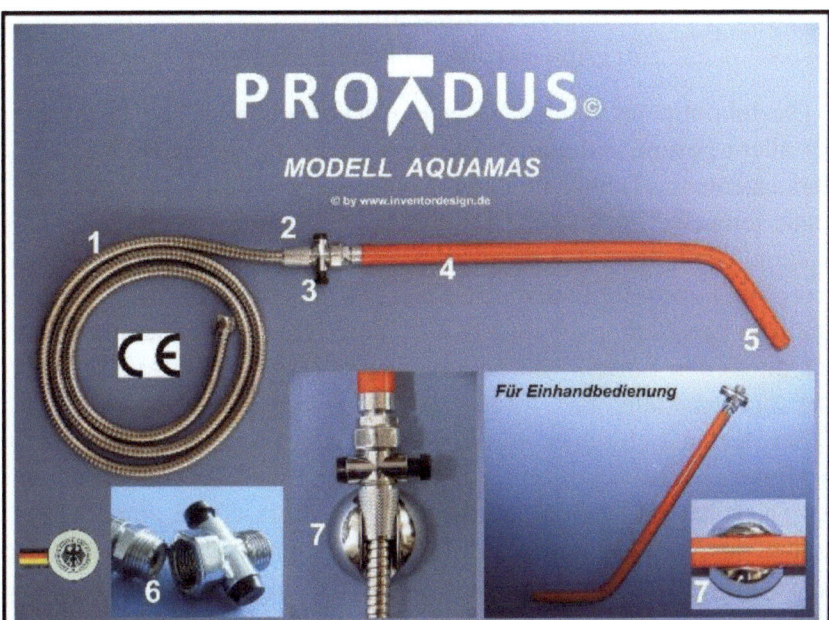

PROADUS©

MODELL AQUAMAS

© by www.inventordesign.de

Für Einhandbedienung

Die Männer Gesundheitshandbrause in Gegenwart und Zukunft. Sauberkeit, gesunder Hintern, und starkes Selbstbewusstsein.

1) Duschschlauch, 2) Konusverschraubung, 3) Einhandventil, 4) Aquafem Handbrause, 5) Duschkopf, 6) Rückflussverhinderer-Ventil, 7) Halterung für Konus oder Handbrause.

Abbildung 44: Einhand-Gesäßhandbrause

Für die Einhandbedienung werden neuere Druckventile als abgebildet mit Schieberegler verwendet, siehe dazu oben Abbildung Seite 73.

83

Stuhlinkontinenz
Ein großes Problem für viele Menschen

Die Inkontinenz verursacht neben seelisch/psychischen Problemen vor allem gesundheitliche Probleme an der empfindlichen Anushaut. Herausgepresste Hämorrhoidenteile verursachen durch die mitentstehende teilweise Inkontinenz Hautreizungen durch Kotreste und Analschleim. Die Folgen sind im ersten Stadium Juckreiz und Analbrennen. Trotz div. kurzzeitig lindernde Salben entzündet sich oft die sehr empfindliche Analhaut insbesondere auch durch die Salben etc. und natürlich durch den Einsatz von Toilettenpapier (Hautreibung) und Feuchtpapier (Kontaktallergie).

Bei der an sich schlechtesten Reinigungsform mit Papier verbleibt fast immer ein Kotschmierfilm mit Darmbakterien an der Anushaut und den Gesäßhaaren hängen, und bewirkt mitverursachend durch zu viel Reiben das Wundsein der Haut. Die verschiedenen chemischen Stoffe im Feuchtpapier greifen die Haut zusätzlich an und unterstützen die Hauterkrankung.

Die Folge dieser veralteten unzeitgemäßen Primitivreinigung sind oft feinste Hautrisse, auch Rhagaden genannt, die sich dann hauptsächlich durch Darmbakterien weiter entzünden. Abszesse und ähnliche teils sehr schmerzhafte Unangenehmheiten sind weitere Folgen. Die Wasserhygiene am Po verhindert ganz wesentlich das Hautwundsein, dass Jucken und Brennen. Saugfähige reine Baumwollunterhosen und gegebenenfalls Slipeinlagen unterstützen die Hautschutzwirkung z. B. bei nässenden Situationen.

Die gesundheitsfördernde Wasserreinigung mit den neuartigen innovativen Erfindungen des Binder-Duschsystems PROKDUS, mit 2 Bidet-/Gesäßhandbrausen für Frauen und Männer ist auch für Kinder wunderbar zu nutzen.

Die Prokdus-Gesundheitsduschen erfüllen alle Kriterien einer z. B. medizinisch indizierten Anwendungsnotwendigkeit, wie bspw. die ärztlich empfohlene offene Wundheilung nach einer Hämorrhoidenoperation mit Duschwasser. Hierbei kommt der barrierefreien Nutzung große Bedeutung zu. Denn sehr viele Menschen sind nicht mehr so gelenkig wie in jungen Jahren. Die Prokdus-Gesäßhandbrausen geben Senioren und anderen Personengruppen eine gewisse Garantie von Eigenständigkeit und Unabhängigkeit in ihrer Intimpflege.

Viele hygienetechnische Stuhl-Inkontinenzprobleme bestehen sehr oft in dem nicht ausreichenden Vorhandensein bewusster Gesundheitsvorsorge bei der Anusreinigung mit fließendem Wasser.

Die Unkenntnisse über neue innovative Hilfsmittel wie den PROKDUS-Gesäßhandbrausen verstärken diese Probleme. Denn ohne neues Wissen und Wasserreinigung kann nichts besser werden.

Die Prokdus-Bidet-/Gesäßhandbrausen Aquafem + Aquamas von www.inventordesign.de sind Gegenstand dieser Probleme und deren Problemlösung. Die erfindungsgemäßen Bidethandbrausen aus Berlin sind neuartige Hygienewerkzeuge für eine Vielzahl von unterschiedlichen Anwendern für Zuhause oder im Urlaub. Sie sind die Lösung vieler Analhygieneprobleme.

Die Bidet-/Gesäßhandbrausen sind in einmaliger Art sitzergonomisch anatomisch geformt, und bieten dadurch insbesondere Behinderten und anderen bewegungseingeschränkten Personen eine stark belastungsbefreiende Handhabung.

Barrierefreiheit bedeutet in diesem Fall auch ganz besonders die ganz große Annehmlichkeit einer wiedererlangbaren gesetzmäßigen Selbstständigkeit und Selbstbestimmung in der Intimpflege bzw. Intimreinigung ohne Fremdhilfe zu jeder Tages- und Nachtzeit.

Zur Erinnerung: Das von sehr vielen Ärzten (Proktologen + Dermatologen) abgelehnte Feuchtpapier belastet die scheuerwunde Haut zusätzlich durch chemische Zusätze, welche oft Allergien auslösen und zu weiteren verschlimmernden Hautschäden führen. Neben der Wundhaut entstehen sehr häufig Furunkel, Abszesse und auch äußerst unangenehme Fisteln. Dies bedeutet natürlich operative Eingriffe und oft einen längeren Leidensweg.

Diesbezügliche dermatologische Fragestellungen etc. finden Sie auf vielen unterschiedlichen Internetseiten. Dies trifft natürlich auch auf Hämorrhoiden und ihre Hygiene mit Wasserreinigung nach dem Stuhlgang zu. Insoweit ist es eigentlich eine klare Sache, dass man den ärztlichen Ratschlägen zur natürlichen Wasserreinigung des Afters selbstverständlich folgt.

Das eigentliche Kernproblem bei Schmierstuhl durch Hämorrhoiden Grad 1 bis 2 und der postoperativen Stuhlinkontinenz aus hygienischer Sicht gesehen, ist die dauerhafte notwendige Mehrfachreinigung des Gesäßes am Tag oder in der Nacht.

Genau hier greift die Nutzung der Prokdus-Gesäßhandbrause gesundheitsfördernd auch im Sinne der Kneipp-Wasserkuren sehr positiv ein. Denn im Gegensatz zu der negativen unhygienischen Papierreinigung wirkt die Wasserreinigung mit der Gesäßhandbrause nicht entzündungsverursachend, sondern vielmehr entzündungshemmend.

Die positive medizinische Wirksamkeit der Wasserreinigung des Gesäßes wurde von den Medizinern Dr. Brühl und Dr. Schmauz 1997 eindeutig belegt. Wasser reinigt den Anusbereich mit seinen vielen kleinsten Fältchen zu 100% hautfreundlich und verhindert mechanische Hautreibungen durch Toilettenpapier. Bewegungseingeschränkte Patienten haben das gesetzmäßige Recht auf Toilettenhilfsmittel, für die selbstständige Reinigung des Gesäßes. **Dabei darf der Medizinische Dienst der Krankenkassen (MDK) gemäß Gerichtsurteil nicht auf die Hilfe Dritter verweisen** [44].

Zitat Randnummer (Rn) 10, 5: *[Nach § 1 Satz 1 SGB IX dienen die Leistungen an behinderte Menschen dazu, deren Selbstbestimmung zu fördern. Zur Verwirklichung dieses Ziel muss dem behinderten Menschen vorrangig dafür Hilfestellung geleistet werden, um die Reinigung des Intimbereichs selbst ohne Mithilfe anderer Personen durchzuführen, sofern und soweit ihm dies möglich ist. Ein Verweis auf die mögliche Reinigung des Intimbereichs durch Pflegepersonen würde bei einer solchen Fallkonstellation auch gegen die verfassungsrechtlich geschützte Würde der Antragstellerin als behinderter Mensch verstoßen (Art 1 Abs 1 Grundgesetz vgl. BSG 12.08.2009 - B 3 KR 8/08 R, juris, Rn 18 f]*. Zitat Ende.

---

[44] *LSG Rheinland-Pfalz 5. Senat: 10.03.2011, Az.: L 5 KR 59/11 B ER*

Hämorrhoiden & Co. bei Kindern u. Jugendlichen
Frühestmögliche Analhygiene mit Wasser

Diese Erkrankungsformen existieren von der Geburt bis zum Grab. Sie können jedes Alter, beide Geschlechter und zu jeder Zeit auftreten. Aber der Mensch kann auch einiges erfolgreich dagegen unternehmen.

Darm-, Enddarm und Analerkrankungen werden in der öffentlichen Diskussion (primär Internet) vor allem auf Erwachsene bezogen. In der Regel eher nicht auf Kinder. Dabei ist gerade auch diese Thematik bei Kindern ein relativ großflächiges Problemfeld. Deshalb gibt es ja auch speziell für Kinder Kinderproktologen (Kinderproktologie).

Tatsache ist, dass es bei einer Reihe von Neugeborenen vorkommt, dass sie ohne Enddarmöffnung geboren werden. Die Ausscheidungsöffnung muss erst operativ hergestellt werden. Ebenso werden Kinder mit unterschiedlichen Verwachsungen am Darm und After geboren, und müssen je nach Situation und Alter operativ behandelt werden.

Hieraus wird über alle Maßen deutlich, dass Darm- und Analerkrankungen schon am Anfang des Lebens stehen können, und Probleme damit oft auch ein Leben lang andauern können.

Die quasi nächste Gefahrenzone für Darm- und Analerkrankungen beginnt im Kleinkindalter und geht bis in die Pubertät hinein. Bei schreienden Kleinkindern sollte man immer auch darauf achten, dass sie einen mehr oder weniger geregelten Stuhlgang haben. Insbesondere muss auf die Breiigkeit bis leichte Festigkeit des Stuhlganges ein Augenmerk liegen. Denn Kleinkinder können auch an Verstopfungen bzw. an harten (trockenen) Stuhl leiden. Und von daher können Schmerzen entstehen und Ursache des Schreiens sein.

Und wie bei Erwachsenen auch, kann das starke Pressen z. B. auf dem Topf zu Analfissuren führen. Das Kinder dabei Schmerzen haben ist klar. Bei aufkommenden Problemen sollte möglichst schnell ein Arzt bzw. ein Kinderproktologe aufgesucht werden.

Kleinkinder und Stuhlgang ist definitiv keine Kleinigkeit. Sie stellt für viele Eltern und Alleinerziehende eine echte Problematik dar. Folglich sollte man sie möglichst nicht übersehen. Denn Nichtbeachtung und verniedlichende falsche Reaktionen können für das Kind zu schwerwiegenden – auch psychologischen Schädigungen führen. Und nicht gerade selten haben auch heutige Erwachsene noch mit Problemen zu tun, die ihren Ursprung in ihrer Kindheit haben.

Verstopfungen [45],[46] haben oft viel mit falscher Ernährung, zu wenig Flüssigkeitszufuhr und zu wenig Bewegung zu tun. Auch Medikamente können eine negative Wirkung auf den Darmtrakt ausüben. Es ist aber auch auf das Gegenteil – dem Durchfall – strikt zu achten, und eventuell den Kinderarzt aufzusuchen. Denn Ursachenforschung kann viel Unheil abwenden. Lesen Sie dazu auch die Webseite [47] für Kinder-Gastroeterologie (Proktologie) und ähnliche Seiten.

Für Eltern oder Alleinerziehende ist besonders wichtig, dass sie bei Vorliegen bzw. Entstehen entsprechender Probleme sich möglichst ruhig und sachgerecht in verschiedene Richtungen Informationen suchen. Die möglichst objektive Betrachtung und Durchdenkung der Problemsituation benötigt ihre Zeit. Vorschnelles Handeln mit falschen unfachlichen Informationen kann mehr verschlimmern als helfen und heilen. Trotzdem ist schnelle Hilfe nötig. Das ist kein Widerspruch, sondern gutes abwägen. Hat ihr Kind z. B. harten Stuhl, dann sollten sie daran denken, dass es ihnen damit auch nicht gut gehen würde. Also stellt sich die Frage, was würden sie bei sich selbst unternehmen. Natürlich einen leichten Wassereinlauf in den Enddarm, oder vom Hausarzt ein Klistier für das Kind.

Ein weiteres Problemfeld bildet sich im Bereich Gesäßsauberkeit ab. Die Hygieneerziehung ist bei der überwiegenden Menge nach einer gewissen Zeit mehr oder weniger erfolgreich. Aber mit nicht wenigen Kindern stellen sich tägliche Problemsituationen ein, mit denen sicher nicht einfach fertig zu werden ist. So gibt es z. B. Autisten, die sich einfach nicht richtig reinigen wollen. Es gibt auch psychisch gestörte Kinder, die Angst davor haben, den Darminhalt einfach zu verlieren. Da ist mit absoluter Sicherheit ein Kinderpsychologe der richtige Ansprechpartner. Siehe dazu unter dem Begriff „Enkopresis" [48].

---

[45] *https://www.t-online.de/gesundheit/krankheiten-symptome/id_21097390/verstopfung-bei-kindern-und-babys-ursachen-tipps-hausmittel.html*
[46] *https://www.apotheken-umschau.de/Medikamente/Beipackzettel/BABYLAX-Klistier-98878.html*
[47] *https://www.dgkj.de/eltern/spezialisten-portraits/kinder-gastroenterologie*
[48] https://www.aerzteblatt.de/archiv/50970/Enkopresis-Hoher-Leidensdruck

Lesen Sie auch bei Kinderpsychologie [49], Doktorarbeit – Charité Berlin wichtige Informationen zu einer Vielzahl von erziehungstechnischen Informationen. Zusammenfassende Informationen finden Sie auch unter [50] Wikipedia. Inhaltlich ein sicher sehr interessantes Buch – Enkopresis – stammt vom Autor „Alexander von Gontard" vom Verlag Hogrefe 2010. Unter www.zvab.de, finden Sie unter dem Autorennamen einige preiswerte Bücher, auch das vorgenannte sehr günstig. Neue Horizonte zu erklimmen ist für viele aus verschiedenen Gründen nicht so einfach. Aber es lohnt sich neues zu lernen, um mehr aktiv sein zu können. Das ist dann ein Fortschritt in der persönlichen Entwicklung. So, sollten Sie denken.

Zu diesen Problemfeldern – auch in medizinischer Hinsicht – gibt es eine Vielzahl von Informationen im Internet [51], wo man sich vor einem Arztbesuch etwas einlesen kann. Insbesondere sollte man darauf achten, dass z. B. Informationen von medizinisch fundierten Seiten benutzt werden.

Zu guter Letzt ist noch auf die Analhygiene mit Wasser hinzuweisen. Kinder können frühzeitig auf die Wasserreinigung geprägt werden. Mit der Wasserhygiene können einige zivilisationsbedingten Darm-/Aftererkrankungen für den gesamten Lebensverlauf verhindert werden. Dazu gehörigen auch die ganz üblen primär bei Männern vorkommenden Steißbeinfisteln, bei starkem Haarwuchs. Ausgenommen davon sind z. B. hämorrhoidenbezogene Gewebeschwächen bei Frauen und Männer.

---

[49] *https://refubium.fu-berlin.de/bitstream/handle/fub188/2580/Dissertation_Keven-hxrster_Charitx.pdf?sequence=1&isAllowed=y*
[50] *https://de.wikipedia.org/wiki/Enkopresis*
[51] *https://www.springermedizin.de/emedpedia/kinderchirurgie/erworbene-anorektale-erkrankungen-bei-kindern-und-jugendlichen?epediaDoi=10.1007%2F978-3-662-53390-1_54*

Magen-Darm-Infektionen
Z. B. Clostridium difficile – hoch ansteckend –

Clostridium difficile Infektionen geschehen in der Regel primär als Schmierinfektionen z. B. bei unsachgemäßer Gesäßreinigung. Damit einhergehend sind Toilettenbecken, Sitzbrillen und allen anderen von infizierten Personen angefassten Gegenstände besonders gründlich zu desinfizieren. Pflegende Angehörige müssen also Vorsicht vor einer Infizierung walten lassen. Das gilt natürlich auch für nur zeitweise helfende Verwandte, die z. B. nur beim Toilettengang bzw. bei der Reinigung helfen. Diese Darmerkrankung ist überwiegend aus Krankenhäusern und Altenpflegeheimen bekannt, und betrifft überwiegend ältere Menschen. Aber auch bei Pflegebedürftigen zu Hause ist diese für die Pflege sehr erschwerende Situation der infektiösen Ausscheidungen geläufig. Es gibt aber auch noch andere nicht weniger infektiöse Darmerkrankungen mit Durchfallerscheinungen (Diarrhoe).

Schwerpunktmäßig stehen hier aber nicht die Darmerkrankungen aus medizinischer Sicht im Mittelpunkt, sondern vielmehr die neuartigen und hilfreichen proktologischen Gesäßhandbrausen. Denn darüber wissen die allermeisten Personen noch nicht so viel, als das Sie Pflegebedürftige gut Beraten oder schon gesundheitsbewusst reinigen können. Insbesondere für die Pflegenden bleibt dadurch die Ansteckungsgefahr bei der Stuhlganghygiene weiterhin bestehen.

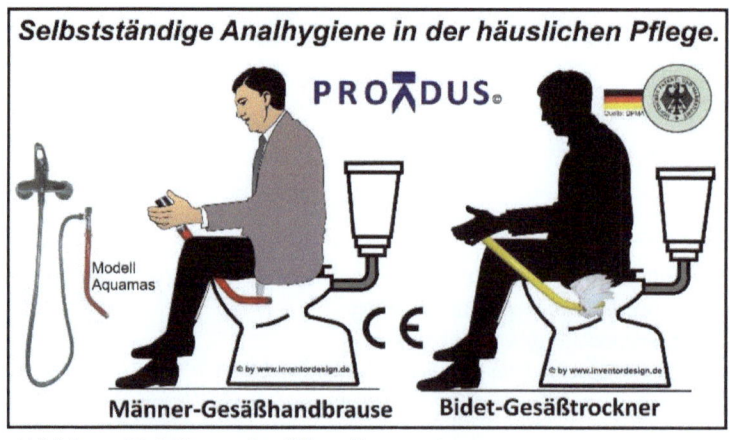

Abbildung 45: Männer-Gesäßhandbrause Aquamas

Die Eindämmung der Ansteckungsgefahr kann auch dadurch herbeigeführt werden, in dem der Pflegebedürftige auf Toilette sitzend sich selbständig das Gesäß abduscht. Vorausgesetzt, er oder sie kann die Gesäßhandbrause selbst halten und betätigen. Siehe dazu die vorstehende Abbildung Nr. 44. Das gilt natürlich für Frauen genauso, siehe Abbildung 45.

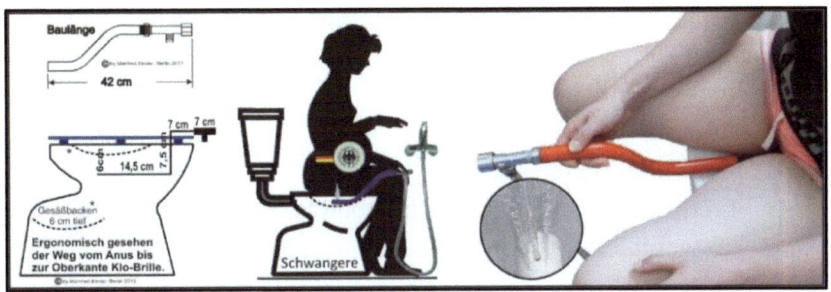

Abbildung 46: Frauen-Gesäßhandbrause Aquafem

Soweit keine entsprechende Selbständigkeit (Arme/Hände) besteht, können Pflegekräfte die Pflegergesäßhandbrausen in den aktuellen Größen Pflegdus P60 bis P100 benutzen.

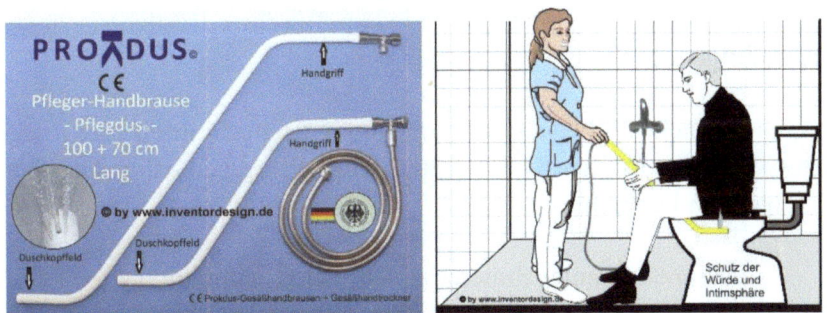

Abbildung 47: Pflegergesäßhandbrausen Pflegdus

Die Pflegdus-Gesäßhandbrausen können als Pflegehilfsmittel über eine ärztliche Verordnung oder direkt bei der Pflegekasse beantragt werden. Siehe dazu auch den Beitrag in Fußnote [52]. Zu prüfen wäre auch eine krankenkassenbezogene Hilfsmittelverordnung für Behindertenaus-

---

[52] https://www.bundesgesundheitsministerium.de/leistungen-der-pflege/pflegehilfsmittel.html

gleich, Bewegungseinschränkung oder wegen proktologisch-/dermatologischer Erkrankung. Die Gesäßhandbrausen als Pflegehilfsmittel haben aber nichts mit der Monatlichen 60,- € Pauschale für eine Pflegehilfsmittel-Box zu tun.

I Mit den Pflegdus-Gesäßhandbrausen ist es im Pflegebereich erstmals möglich, Pflegebedürftigen im Rahmen der Stuhlganghygiene

1. ihre persönliche Würde,
2. ihr intimes Schamgefühl,
3. ihre Sturz-Sicherheit,
4. ihren Anspruch auf Gesundheit und körperliche Unversehrtheit gemäß Art. 2 Abs. 1 Satz 1 Grundgesetz,
5. ihren Anspruch auf fäkalfreie gesunde Sauberkeit nach der Ausscheidung (Toilettenpapier hinterlässt immer einen Restschmierkotfilm an Haut und Haaren),
6. ihre verstärkte Frauen-Sicherheit vor sexueller Gewalt etc.

stärker, besser und nachhaltiger an jedem Tag ihres Restlebens zu berücksichtigen.

II Die täglichen arbeitserleichternden praktischen Vorteile der Pflegdus-Gesäßhandbrausen für Pflegekräfte und Pflegebedürftige bestehen in folgenden Punkten,

1. wesentlich angenehmerer Ablauf der Gesäßreinigung,
2. der Gesäßreinigung gerade auf Toilette sitzend, ohne Schrägsitzen auf einer Backe, Aufstehen, Bücken und festhalten der Pflegebedürftigen durch Pflegekräfte,
3. dem Nichtentkleiden des Unterleibes, der Beine und der Füße wegen Wegfalls der Dusch- oder Badewannenwäsche,
4. weggefallene Wiederbekleidung,
5. weggefallene Waschung und Fuß- und Unterleibsabtrocknung der Pflegebedürftigen,

6. weggefallene Transferbewegungen in/aus Dusch- oder Badewanne,
7. weggefallene Desinfektionsreinigung von Dusch-/Badewanne.

III Der wirtschaftliche Vorteil Im Pflegeheim- und Krankenhausbereich besteht darin, dass die Pflegdus-Gesäßhandbrausen nach einfacher Desinfizierung für
1. eine Person,
2. für 10 Personen
3. oder für mehr Personen auf einer Station eingesetzt werden
können.

IV Der gesundheitliche Vorteil für die Pflegebedürftigen besteht
in der papierreibelosen, hautschonenden, allergiefreien Wasserreinigung mit weiteren folgenden Pluspunkten,
1. weniger oder gar keine medizinische Wundsalben und kein
extra Arbeitsaufwand,
2. weniger Schmerzen oder gar keine Perianalerkrankungen wie
Analekzeme,
3. weniger proktologisch/dermatologische Erkrankungen gleich
weniger Pflegezusatzarbeiten, Arztbehandlungen, gleich weniger Krankheitskosten.

V Die Vorteile in der häuslichen Pflege bestehen abgesehen von
vorgenannten Pluspunkten in der Möglichkeit, die Pflegdus-Gesäßhandbrause z. B. in einen geplanten Urlaub mitzunehmen. Damit ergeben sich weitere Vorteile wie folgt,

1. evt. wird erst durch dieses Hilfsmittel ein Urlaub denkbar,
2. die leichte Installation der Pflegdus-Gesäßhandbrause erfolgt
über den Wasserhahn, siehe oben Seite 12 + 13,
3. die Versorgung z. B. im Hotelzimmer erfolgt wie zu Hause,
4. die perianale Gesundheit wird durch den Urlaub nicht unterbro-
chen.

Hämorrhoiden & Co. vs. Gesundheitsvorsorge & Primärprävention.

Die Vision einer machbaren Hygienekulturwandlung von Toilettenpapier auf Wasserreinigung zwecks Gesundheitsförderung & Milliardeneinsparung.

Bei einigen von zum Teil als Volkskrankheiten bezeichneten Erkrankungen sind zwecks Fallzahlenminimierung die Handlungsmöglichkeiten noch lange nicht ausgeschöpft. Unverständlicherweise sind diesbezügliche Diskussionen bei Gesundheitspolitikern und anderen Fachleuten noch nicht Gegenstand langfristiger Gesundheitsplanung und ökonomischer Planungs- und Handlungsabläufe. Als Primärmaßnahme gilt immer noch und grundsätzlich das Verwalten und nicht das Gestalten. Mit begrenzter Ausnahme der Öffentlichkeitsarbeit der Bundeszentrale für gesundheitliche Aufklärung (BZgA) und teilweise die gesetzliche Krankenversicherung (GKV).

Bei beiden Institutionen wie auch bei den meisten anderen Krankenkassen in Deutschland ist aber die Gesundheitsaufklärung zur Vorsorge und Prävention speziell in Sachen Analhygiene bzw. Darm- und Aftergesundheit praktisch nicht vorhanden. Mit Ausnahme von Beiträgen zur Darmkrebsvorsorge. Aber das war´s dann schon. Das ist keine besonders intelligente Haltung von den Kassen, vom Bundesgesundheitsministerium und den Gesundheitsbehörden etc. der Bundesländer. Die weltweiten Studien, Beiträge etc. und Erfahrungswerte im Umgang mit gesunder Wasserreinigung des Gesäßes finden bei den zwei vorgenannten Institutionen absolut keinen Widerhall.

Es scheint so, als wenn das sogenannte Tabuthema Analhygiene bei diesen Institutionen und den Politikerinnen und Politikern wegen der Selbstbetroffenheit mit eigenen verschmutzten Gesäßfalten und Darmausgängen auch ein unüberwindbares Tabu darstellen.

Das für viele Menschen vorhandene Tabuthema Analhygiene spricht hier speziell die Darm- und Aftererkrankungen an. Diese Thematik betrifft aber auch ganz besonders Frauen die schwanger sind und Entbundene, die sich noch in der Wochenbettzeit befinden. Ein Handlungsverständnis für bevölkerungsnahe Primärprävention wie es im zurzeit vom Coronavirus erschütterten Italien besteht, ist in Deutschland gänzlich unbekannt. Es gibt in Deutschland keine Zielvorgabe des Bundesgesundheitsministeriums, die Bevölkerung als Ganzes auf die so gesundheitlich wichtige Analhygiene mit Wasser aufmerksam zu machen und sie in die persönliche Prävention und Selbstgesundheitspflicht stärker einzubinden.

Nationale Hämorrhoidenkampagne in Italien

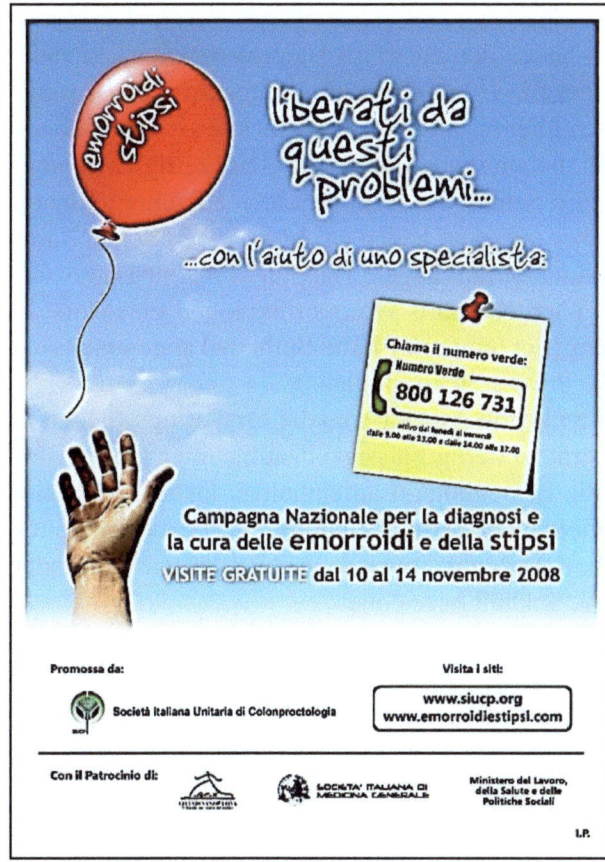

Italien macht von Zeit zu Zeit eine landesweite Kampagne für Untersuchungen im Rektal- und Anorektalbereich. Dabei können alle Bürgerinnen und Bürger sich mit ihren anal bezogenen Problemen in einer Vielzahl von bekannt gegebenen Untersuchungszentren bzw. Arztpraxen in verschiedenen Regionen kostenlos untersuchen und beraten lassen.

Bisher wurde so eine Kampagne im Jahr 2008 und im Jahr 2009 durchgeführt.

Abbildung 48: Italien - Analhygiene + Proktologie-Kampagne; Bildzitat § 51 UrhG, Quelle: www.emorroidestipsi.com

Auch in Italien gibt es wie in Deutschland einige Millionen Frauen und Männer die u. a. an prolabierten Hämorrhoiden, Verstopfungen und Analekzeme etc. leiden. Das Übergewicht dieser Patienten liegt bei über 50-jährigen und älter. Männer sind in einigen proktologischen Bereichen höher vertreten als Frauen. Bei Frauen überwiegen die Verstopfungen. Die ca. 4 Millionen an chronischer Verstopfung [53] bzw. an harten Stuhl leidenden Italiener haben in fast jeder Wohnung ein Bidet installiert

Und sie fühlen sich neben den ebenfalls Bidet verliebten Franzosen als die am Po saubersten EU-Bürger. Jedoch verfügen weder die Italiener noch die Franzosen über sitzanatomisch geformte Gesäßhandbrausen, mit denen sie sich neben dem Abduschen gleichzeitig auch einen Wasserstrahleinlauf zum Schutz der Hämorrhoiden ausführen können. Das Bidet ist schön, aber trotzdem leiden ca. 3 bis 3,7 Millionen Italiener u. a. an Hämorrhoidenerkrankungen. Hauptursache der Hämorrhoidenschädigungen ist nach Kenntnis vieler Proktologen einerseits die chronische Verstopfung, der temporäre harte Stuhl und andererseits das zu lange und zu starke Pressen beim Stuhlgang.

Ebenso negativ mitwirkende Aspekte sind die Ernährungsstile mit zu wenig Ballaststoffen, mit zu wenig Flüssigkeitsaufnahmen (ohne Alkohole) und viel zu wenig Bewegungs-/Laufeinheiten. Insbesondere sind lange Sitzzeiten für viele nicht gesundheitsfördernd. Hämorrhoidenerkrankungen werden von Ärzten weltweit so auch in der nachfolgenden S3-Leitlinie als Volkskrankheit bezeichnet.

---

[53] *(vgl. https://www.aosp.bo.it/content/campagna-nazionale-la-diagnosi-e-lacuradelle -emorroidi-e-della-stipsi).*

Chaotische Datenlage verursacht hohe Unkosten bei medizinischem Personal und vielfältige Sachkosten

Die gesamte Thematik ist aber aufgrund mangelhafter Untersuchungen und sich widersprechender Studienergebnisse ein Buch mit vielen Siegeln und noch mehr ungeklärten Tatsachen. Und dass, obwohl es schon vor etwa 2500 Jahren vor Christi bei den Ägyptern einen quasi proktologischen Arzt mit der Bezeichnung „Wächter des königlichen Darmausganges" (Papyrus Ebers, Deutschland, Papyrus Smith, England) gab. Und das sind Stand heute rund 4500 Jahre Vergangenheit.

Für diese enorm lange Zeitspanne ist die heutige Erkenntnislage nicht gravierend hoch. Im Verhältnis zu den damaligen Behandlungsmöglichkeiten sind die heutigen OP-Techniken relativ weit vorangeschritten. Viele neuzeitliche Wissensgebiete z. B. in Atomwaffen- und Weltraumtechnik oder Kunstfaserbekleidungen etc. sind aber bei weitem besser erforscht als diverse Erkrankungen des menschlichen Körpers. Wie bspw. Krebs, Colitis ulcerosa oder Hämorrhoidalleiden, die auf einer Vielzahl verschiedener Gründe beruhen können (vgl. AWMF online Langfassung der S3-Leitlinie 081/007: Hämorrhoidalleiden akt. Stand: 04/2019, Seite 42 ff, 2.5 Ätiopathogenese:).

Selbst Politik und Gesundheitswesen in Deutschland sind faktisch nicht in der Lage oder willens, realistische Zahlenwerke zustande zu bringen, die tatsächlich den halbwegs aktuellen Istbestand an behandelten Darm- und Aftererkrankungen im gesamten proktologischen und dermatologischen Bereich darzustellen. Wie hochmangelhaft die Krankenbehandlungsmengenlage tatsächlich ist, kann mit übergroßer Deutlichkeit aus der AWMF S3 Leitlinie Hämorrhoiden 2019 hinsichtlich der dort genannten 3,3 Mio. Hämorrhoidenfälle gelesen werden.

Denn dieser Zahlenwert ist ausschließlich nur eine mutmaßliche Zahl, die nicht mit den realen Behandlungszahlen zu tun hat. Oft wird auch die Zahl 3,5 Mio. Hämorrhoidenbehandlungen in diversen Medien seit Jahren genannt. Mit diesen völlig falschen Zahlen lassen sich über mehrere Jahre hinweg ebenso falsche Argumente und Aktivitäten gut vortäuschen, um bestimmte Umstände zu erreichen. Das grenzt schon an ein Systemversagen zum Nachteil aller Versicherten.

Die Gesundheitsberichterstattung des Bundes (gbe-bund.de) stellt große Datenmengen auch im Bereich Hämorrhoidenerkrankungen und diversen anderen nahegelegenen Erkrankungen zur Verfügung. Das sind aber nur Daten von öffentlichen und freigemeinnützigen Krankenhäusern. Diese Datenlage spiegelt ausschließlich nur diesen Krankenhausbereich wider, aber nicht die Privatkliniken und den großen Bereich der proktologischen und dermatologischen Arztpraxen.

Die Kassenärztliche Bundesvereinigung (KBV) erstellt zwar auch listenmäßige Erfassungen von Ärzten unterschiedlicher Fachrichtungen und Behandlungsfällen, aber absolut keine Datenerhebungen zu einzelnen z. B. Darm- und Afteroperationen bzw. Behandlungen. Niemand in Deutschland weiß nicht einmal halbwegs genau wie viele und welche Art von Behandlungen tatsächlich von wem, wo und in welchem Zeitraum ausgeführt werden. Es ist ein riesiger schwer durchschaubarer Dschungel an Code-Nummern, Belegoperationen, ambulante Operationen und sonstigen ambulanten Behandlungen. Nicht einmal die tatsächliche Anzahl von Patienten pro Monat oder Quartal sind aufzufinden.

Und die Kosten dafür liegen im hohen zweistelligen Milliardenbereich. Eine Zusammenführung aller verfügbaren Daten würde eine Echtzeitabbildung für gesamt Deutschland erbringen und Kosten wie auch Primärpräventionsmöglichkeiten und Vorsorgemaßnahme im nationalen Interesse im sicher großen Umfang erstmals zulassen.

In diesem Sinne wird ja erfreulicherweise schon teilweise gehandelt. Laut aerzteblatt.de vom 03. März 2020 soll das Institut für das Entgeltsystem im Krankenhaus (InEK) die Befugnis erhalten von repräsentativ ausgewählten Krankenhäusern diagnosebezogene Kalkulationsdaten zwecks effektiverer Berechnung der Fallpauschalen in Krankenhäusern abzufragen. Diese Angelegenheit läuft über die EU-Schiene „Medizinprodukte-EU-Anpassungsgesetz".

Institut für das Entgeltsystem im Krankenhaus (InEK)

Die InEK ist eine im Jahr 2001 gegründete GmbH Institution der Gesundheitsselbstverwaltung bestehend aus den Gesellschaftern GKV-Spitzenverband, Deutsche Krankenhausgesellschaft und dem Verband der Privaten Krankenversicherungen.

In diesem erfolgreich eingeführten System könnten sinnvollerweise die Bundesärztekammer (BÄK) und/oder die Kassenärztliche Bundesvereinigung (KBV) als zusätzliche Gesellschafter aufgenommen werden. Die BÄK und die KBV könnten zum Zwecke der Diagnose- und Falldatenübermittlung an die InEK mitwirken.

Aus einer gesetzlich festgelegten Zusammenarbeit von InEK und dem statistischen Bundesamt könnte eine viel größere und realistischere Gesamtdatenlage entstehen. Aus dieser großen Datenlage von Krankenhäusern, Privatkliniken und Arztpraxen kann eine taktisch strategisch qualitativere nationale Lagebildbestimmung erstellt werden.

Die so übermittelten Daten über z. B. von wem, wann und wo stationär oder ambulant in Krankenhäusern oder Arztpraxen stattgefundenen Hämorrhoidenoperationen oder andere konservative Behandlungen könnten, erstmalig einen korrekten Gesamtüberblick über die tatsächliche deutschlandweit ausgeführte Menge an ICD-10 oder OPS-Schlüssel codierte Behandlungen ermöglichen. Was stand heute nicht der Fall ist.

Alle nicht privaten Krankenhäuser könnten im Zuge entsprechend neuer Gesetzeslagen in Sachen Datenführung und Datenübermittlung dahin gehend stark entlastet werden, in dem spezialisierte interne oder externe Datenerfasser das Arztsystem und die Schwesternschaft im Krankenhaus begleiten und so direkt alle behandlungsrelevanten Daten aufzeichnen.

Eine dauerhafte effizientere Arbeitsablaufsituation von Ärzten, Schwestern und Pflegepersonal könnte damit erzielt werden. Hieraus ergäbe sich auch eine Reihe von Zusatznutzen bspw. für die wesentlich verbesserte Patientenversorgung. Für Ärzte und Schwesternschaft z. B. würde sich einiges positive mittelst verbesserter Arbeitszeiten ergeben. Die bis heute teilweise sehr negative Begleitumstände durch verstärkte Arbeitseinsätze würden zum Schutz der Patienten (OP-Fehler etc.) und des gesamten medizinischen Personals großteilig entfallen.

Die Erfassung aller Diagnosedaten aus allen Krankenhäusern, Kliniken und Arztpraxen bspw. Schwerpunktmäßig in Sachen Proktologie und Dermatologie bzw. Proktodermatologie würde es ermöglichen, Gegenmaßnahmen im Sinne der Primärprävention und Gesundheitsvorsorge treffen zu können. Die derzeitig desaströse unvollständige

Datenlage kann das Deutsche Gesundheitssystem eigentlich schon lange nicht mehr verkraften. Und trotzdem hat es niemand gewagt, diese absolut unsinnige wie unwirtschaftliche Datenkrümelei zu beseitigen bzw. zu reformieren. Die Datenerhebungsoptimierung und effizientere Datenanalyseverarbeitung liegen im nationalen Interesse unseres Landes. Und demzufolge muss z. B. die InEK die Möglichkeit der Gesellschaftererweiterung und das Instrument der Zwangszahlungen bei Datenverweigerung oder bei Verletzungen der Datenlieferfristen durch Lieferverpflichtete erhalten.

Umsteuern auf Wasseranalhygiene zwecks Erkrankungsreduktionen

Eine der wichtigsten zukunftsorientierten Präventionsmaßnahmen ist eine nationale Dauerkampagne – ähnlich wie in Italien – für eine verbesserte gesundheitsvorsorgende Analhygiene. Spezialisierte Aufklärungsmaßnahmen z. B. durch die Bundeszentrale für gesundheitliche Aufklärung (BZgA) sollten die festgelegte Zielaufgabe >> Handlungsänderung von traditioneller Toilettenpapierhygiene auf Wasserhygiene in der Bevölkerung << umsetzen.

Die im Anti-GKV Prozess-Buch erörterten Notwendigkeiten für die stärkere Gesundheitsselbstverantwortung und Krankenbehandlungskostenbeteiligung bei Selbstverschuldung aller Versicherten ist nicht zu vergleichen mit der Gesundheitsdiktatur im Roman „Fragen zu Corpus Delicti" von Juli Zeh. Die mehrfach preisgekrönte Autorin heißt im realen Leben Julia Barbara Finck, gebn. Zeh. Frau Finck ist nicht zuletzt durch die Bekanntschaft/Freundschaft zum Ex-SPD Vorsitzenden und MdB Martin Schulz zur ehrenamtlichen Richterin am Verfassungsgericht Brandenburg im Brandenburger Landtag gewählt und vereidigt worden. (Siehe auch: https://de.wikipedia.org/wiki/Juli_Zeh). Der Erhalt des bezahlbaren Gesundheitssystems ist eine politisch und gesellschaftlich sehr wichtige Zukunftsaufgabe, die Niemand für kommende Generationen außer Acht lassen darf.

Die aktive bevölkerungsbreite Änderung der Gesäßhygiene von Papier auf Wasser entspricht grundsätzlich auch den Empfehlungen von Proktologen und Dermatologen weltweit. Außerdem hat die Wasserreinigung schon vor über 2000 Jahren im alten Rom eine weitaus bessere

Intimhygiene hervorgebracht als es in den alten germanischen Dörfern je der Fall war.

Die Wasser-Analhygiene erzeugt nach wissenschaftlichen Erkenntnissen bzw. Studien [54] eine ganz wesentlich verbesserte Gesundheitsvorsorge als das Weitermachen mit Toilettenpapier.

Diese präventive Maßnahme weist nicht die Nachteile von Toilettenpapier oder gar von Feuchtpapier auf. Wasser ist auch nicht allergen, so wie Feuchtpapier. Wasser scheuert auch nicht auf der feinen Analhaut wie Toilettenpapier. Wasser hinterlässt auch keine Schmierkotreste an Haut und Haaren wie Toilettenpapier.

Die Wasserhygiene kann die Entstehung häufig vorkommender Analekzeme verhindern, bestehende Aftererkrankungen abmildern und nachgewiesener Weise auch heilen. Stark gereizte Analhaut erholt sich relativ schnell, wenn nur reines Wasser von Trinkwasserqualität ohne Seife verwendet wird.

Nach Arztempfehlungen sollen sich Patienten mit analen Operationswunden möglichst nur mit Trinkwasser ohne Zusatzstoffe das Gesäß reinigen, um Infektionen durch Stuhlbakterien zu verhindern (vgl. AWMF-S1-Leitlinie „Diagnostik und Therapie des Analekzems", 2019, AWMF-S3-Leitlinie 081/007: Hämorrhoidalleiden aktueller Stand: 04/2019).

Dazu gehört aber auch unweigerlich eine breite Beratungsgrundlage über Mittel und Möglichkeiten einer besseren und gesünderen Analhygiene als mit krankheitsverursachendem Toilettenpapier.
Hinzukommen muss eine möglichst breite Verfügbarkeit und Akzeptanz von auch neuartigen Hilfsmitteln, mit denen unterschiedlichste Personen- bzw. Patientengruppen diese gesundheitsvorsorgenden Wasserreinigungen tatsächlich realisieren können. Die Rede ist hier von unterstützten Produktentwicklungen und Hilfsmittelerfindungen zum Nutzen aller Bürger.

---

[54] *(vgl. Praxisstudie aus dem Jahr 1997 von Priv.-Doz. Dr. med. Wilhelm Brühl, Priv.-Doz. Dr. med. Rolf Schmauz)*

Proktologisch-/Dermatologische Duschhilfsmittel

Die Hilfsmittelentwicklung speziell für Kranke und Behinderte muss gemäß BSG-Rechtsprechung und anderer Rechtsnormen spezielle Anforderungen erfüllen, damit sie von Krankenkassen als Hilfsmittel für Kranke und Behinderte als Bezahlfähig gelten können. Die Rede ist hier von der Konzeption der Hilfsmittel, die extra für Kranke und Behinderte entwickelt sein muss. Nur dann gelten diese Hilfsmittel als von der Leistungspflicht der Krankenkassen umfasst und sind im GKV-Hilfsmittelverzeichnis gelistet, sowie gesetzeskonform.

Nach erweiterter Rechtsprechung und Gesetzesänderungen verhält es sich aber tatsächlich etwas anders. Denn wenn ein „Hilfsmittel" medizinisch notwendig ist, spielt die Listung im HMV eigentlich keine Rolle mehr.

Unabhängig von dieser Rechtslage sind die hier im Buch angesprochenen speziell sitzanatomisch geformten proktologischen WC-Gesäßhandbrausen auch für alle anderen Bürgerinnen und Bürger einschließlich Kinder gute Reinigungshilfen. Auch wenn diese Gesäßhandbrausen primär für Kranke und Behinderte entwickelt wurden. Denn universell gut nutzbare Gegenstände verlieren nicht ihre Konstruktionsgrundlage durch Nutzung von gesunden Menschen. Denn mit nur diesen Gesäßhandbrausen ist aufgrund ihrer Formgebungen das Abduschen nach dem Stuhlgang tatsächlich eine echte und gesundheitsvorsorgende Alternative zum Schmier-Toilettenpapier und chemischen Feuchtpapier. Soweit sich das kultureigene deutsche Analhygieneselbstverständnis von Toilettenpapier zur Wasserreinigung nach dem Stuhlgang etwa bis 2035 im günstigen Fall bis zu 70% durchgesetzt hätte, würden sich aller Wahrscheinlichkeit nach ca. 30 bis 45% der Analerkrankungen reduzieren lassen. Das ist die vorausschauende realistische Option, die mit dazu beitragen kann, einen möglichen Kollaps der Krankenkassen vorzubeugen. Wir sprechen hier von Primärprävention für Gegenwart und Zukunft. Das heißt also zukünftiges Erkranken im selektierten Bereich der Analhygiene. Damit eingebunden ist auch die Gesundheit speziell des Enddarmes in Bezug auf Verhinderungen von Hämorrhoidenerkrankungen und Analfissuren etc. durch Verstopfungen bzw. harte Stühle.

Vernunftgemäße Erwägungen dürfen daher aus Verantwortungsbewusstsein für die ganze Bevölkerung nicht unausgesprochen bleiben.

Die Propagierung verschiedener Hilfsmittelarten ist eigentlich ganz im Sinne der Primärprävention sowie der Erkrankungsreduktion. Solange die Menschen nicht wissen was sie benutzen können, solange bleibt der allgemeine Wandel hin zum Wasser nur sehr ungenügend. Soweit Regierungsseitig, das heißt über das Bundesgesundheitsministerium eine bevölkerungsweite Aufklärung und klare Aufforderung zur Umstellung von Toilettenpapier zur Wasserreinigung und entsprechenden Nutzung verschiedener wasserbezogener Hilfsmittel zur Durchführung kommt, muss auch eine Aufklärung der Vor- und Nachteile verschiedener Hilfsmittel erfolgen.

Das Primärziel der Hilfsmittelaufklärung sollte in dem Sinne erfolgen, als das Bürgerinnen und Bürger vor möglichen Gesundheitsschäden bewahrt werden. Denn die Werbung und die Beschreibung eines Hilfsmittels entsprechen nicht immer und nicht immer vollständig den Tatsachen. Zum Beispiel erleiden Frauen häufiger auf Duschtoiletten oder auf WC-Duschaufsätzen Harnweginfektionen (HWIs) bzw. Blasenentzündungen. Das kommt daher, dass der Wasserstrahl idR. von unten links nach oben rechts zum Anusbereich hin abstrahlt. Im Anusbereich liegt das Perineum (der Damm), der den Darmausgang zum Vaginalbereich hin abschirmt bzw. davon trennt. Mit Darmbakterien konterminierte Abpralltropfen spritzen in den Vaginalvorhof. Von dort wandern die Bakterien hoch zur Harnröhre. Und die HWI ist perfekt. Damit verbunden sind jährlich viele Millionen EUR Arzt- und Medikamentenkosten. Hinzu kommen die wie bei anderem Darm und Analerkrankungen auch die Volkswirtschaftlichen Unkosten durch verlorene Arbeitszeiten. Also liegt es zwangsläufig auch im vollen Interesse des Staates, vermeidbare Erkrankungen durch fehlerbehaftete Hilfsmittel zu verhindern. Gleiches geschieht ja verbrauchertechnisch auch bei Lebensmitteln etc.

Für den Bereich der Kranken, Pflegebedürftigen und Behinderten sind mögliche Berechnungsszenarien hinsichtlich möglicher reduktiver Erkrankungsraten immer in Bezug auf die Multimorbidität dieser Bevölkerungsgruppen durchzuführen. Auch hier gilt selbstverständlich das Maß der Vorsorge als Primärprävention und gleichzeitig als

Reduktion. Selbst selektive Präventionen und Reduktionen schließen einander nicht aus, weil sie ein Teil des Ganzen sind und so auch verstanden werden müssen. Denn bei diesen Gruppen dürften wohl die weitaus größten Einzelausgabenbereiche liegen. Hinzukommen die großen Mengen an altersgemäß mehrfach erkrankten Menschen. Wenn auch bei dieser großen Gesamtgruppe eine verbessernde Wasserhygiene durchgesetzt werden könnte, so würden auch hier natürlich zweistellige % Punkte an Erkrankungsreduktionen erzielt werden können.

Und dafür bedarf es sicher keiner groß angelegten Machbarkeitsstudie. Es geht hier nur um das proaktive „Machen" an sich. Mit Machen verliert man keine wertvolle Zeit.

Allein in diesem selektierten Krankheitssektor werden Milliardenbeträge für Erstbehandlungen ausgegeben. Mehrere Tausend Rezidivbehandlungen bzw. Nachbehandlungen teils über Jahre hinweg verursachen ebenso hohe Kosten. Dazu kommen über viele Jahre hinweg noch eine größere Anzahl von bedingt inkontinent gewordenen Frauen und Männer mit nicht unerheblichen dauerhaften Kosten und Mengen an Inkontinenzmitteln.

Eine weitere sehr wichtige Maßnahme muss gegen Obstipationen und temporäre Verstopfungszustände (harter Stuhl) zur Durchführung kommen. Denn die damit verbundenen teils extensiv eingenommenen Abführmittel in zweistelliger Millionenhöhe verursachen mittel- und langfristig größere Gesundheitsschäden wie z. B. Proktitis oder Kryptitis (Enddarmentzündungen) auch durch Durchfallsituationen zum Teil hervorgerufen. Diese durch Nachlässigkeit und Denkeinschränkungen mit verursachten Erkrankungen gehen natürlich auch zu Lasten der Krankenkassen bzw. der Beitragzahler. Beitragssteigerungen wurden Juni 2020 schon angesprochen. Hinzu kommen hauptsächlich verstopfungsbedingt fast selbstverständlich Hämorrhoidenschädigungen und Analfissuren. Diese Situationen ziehen wiederum Rektale Operationen mit erheblichen Kostenaufwänden nach sich.

Auch die millionenfache schlechte Analhygiene mit Toilettenpapier fordert abertausende Krankheitsopfer in den Personengruppen Adipositive, Muskelerkrankte, Gelenkerkrankte, Behinderte, Pflegebedürftige, Seniorinnen und Senioren die altersbedingt bewegungseingeschränkt sind. Hierbei handelt es sich sehr oft um Analhautreizungen,

Entzündungen, Analabszesse, Afterjuckreiz (Pruritus ani) und Brennen. In diesen jährlichen Hunderttausenden von Krankheitsfällen mit vielen Millionen EUR Arztkosten etc. würde die Wasserreinigung ganz wesentliche Abhilfen schaffen. Nicht zu vergessen die Abertausenden Menschen, die sich aufgrund mangelhafter Beweglichkeit den Hintern abwischen lassen müssen, was naturgemäß bezüglich Intimität etc. alles andere als angenehm ist. Zumal die Fremdreinigung mit Papier von Hause aus nicht gesund ist, und das Reiben auf der Anushaut dadurch eher negativer ausfällt.

Zur Aktualität Coronavirus und Toilettenpapier darf natürlich auch der nachfolgende Beitrag nicht fehlen.

Die aktuelle Lage (März 2020) z. B. in Berliner Supermärkten, besonders bei Discountern und Drogerien wie bei der Firma – dm – kämpfen/streiten schon die Menschen um Toilettenpapier. Die Discounter-Paletten werden schneller geplündert als nachgepackt werden kann.

Das zeigt doch mehr als eindeutig, wie teilweise extrem die Menschen auf eine geordnete wie sichere Analhygiene (kein Zeitungspapier etc.) bzw. überhaupt an ihren möglichst sauber zu machenden Hintern denken. Die Gesäßreinigung ist scheinbar tatsächlich ein im Prinzip mehr oder weniger großer Angstauslöser, wenn es eventuell kein Toilettenpapier mehr geben könnte. Nur so lässt sich erklären, warum Toilettenpapierberge wie wild gekauft bzw. wie in Hongkong sogar mit Waffengewalt ergaunert werden.

Das eigentliche Tabuthema „Analhygiene" wird von einer enorm großen Anzahl von Menschen quasi nicht mehr feinfühlig verheimlicht. Die Menge an gekauftem Toilettenpapier zeigt bei jedem Einzelnen wie sehr ihm ein sauberer Hintern wichtig ist. Nur haben die allermeisten Menschen noch nicht verstanden, dass ein Umstieg von Papier auf Wasserreinigung die sicherste Analhygiene ist. Es kann tatsächlich passieren, dass es kein Papier zum Abwischen mehr gibt. Was dann? Mit Zeitungspapier wie noch oft in den 60ziger Jahren benutzt, wird die Analhaut durch Druckerfarben etc. noch mehr geschädigt als mit normalem Toilettenpapier, Haushaltspapier oder Feuchtpapier. Aber wieso kommen die Menschenmassen nicht auf die quasi Ersatzidee, ihren Hintern zu Hause mit Wasser zu reinigen?

Bei Twitter z. B. wird aktuell international von #toiletpapercrisis, #ToiletPaperPanic, #toiletpaperwars #ToiletPaperApocalypse geschrieben. Die New York Times zeigt online ein Foto einer leer gefegten Halle ohne Toilettenpapier. Die Washingtonpost zeigt ebenfalls ein Bild eines Supermarktes mit leeren Regalen. Kein Toilettenpapier mehr da. Die deutsche faz.net meldete am 17.02.2020, dass bewaffnete Räuber Hunderte Rollen Klopapier erbeutet haben. Auch in Australien und Großbritannien sind die Versorgungsprobleme mit Toilettenpapier recht groß.

Es ist mehr als offenkundig, dass es in vielen Ländern rund um den Globus ganz erhebliche Hygieneprobleme entstehen, wenn nicht genug Toilettenpapier vorhanden ist. Es zeigt aber ebenso stark, dass diese Länder über keine oder nur völlig unzureichende anale Wasserhygienekultur oder Hygienevernunft verfügen. Deutschland natürlich miteingeschlossen.

Und das obwohl gerade in Deutschland die speziellen proktologischen Gesäßhandbrausen gefertigt werden. Ein Wandel bzw. ein Umstieg von Toilettenpapierreinigung auf anale Wasserreinigung sollte zwecks Gesunderhaltung der Anaregion schnellstmöglich und mit Nachdruck z. B. durch das Bundesgesundheitsministerium etc. erfolgen. Denn es geht um nichts weniger als die Gesundheitseinstellung einer ganzen Bevölkerung.

Besonders interessant ist zu beobachten, wie gerade auch Muslime sich mit Toilettenpapier eindecken, als gäbe es kein Morgen mehr. Denn bei den Muslimen steht doch die Gesäßreinigung gemäß Koran eigentlich mit Wasser immer im Vordergrund. Das gilt bei Juden ebenfalls so, gemäß Thora/ Talmut.

Wer uninformiert meint, dass die Toilettenkultur von den Muslimen erfunden wurde (muslimische Handbrause/Shattaf), liegt mehr als falsch. Schon einige Tausend Jahre vor der Islamentstehung hatten diverse Völker Toiletten und Wasserreinigung entwickelt.

Toilettenpapier an sich wird aber trotzdem überall dort sicher auch in 100 Jahren und länger ein Hygienestandardmittel sein, wo es kein Wasser für die Gesäßreinigung gibt. An Orten, wo Wassermangel herrscht oder schwer an Wasser heranzukommen ist, wird die Gesäßreinigung mit Papier sicher die beste Variante sein. Auf jeden Fall ist und bleibt die Analhygiene an jedem Ort wo sich der Mensch aufhält eine Herausforderung und Notwendigkeit, ob im Weltraum, in U-Booten oder in Flugzeugen. Toilettenpapier soll und kann hier wegen der Notwendigkeit an vielen Orten nicht verteufelt werden. Jedoch sollte natürlich die Wasserreinigung da, wo es geht, immer der hohe Gesunderhaltungsstandard bleiben bzw. werden.

Hämorrhoidenoperationen, Komplikationen,
Homosexuelle & Penisverletzungen

In der Veröffentlichung des Leitthemas „Komplikationsmanagement bei Hämorrhoidenoperationen" vom 19.05.2015, durch Frau Priv.-Doz. Dr. Sabine Kersting, Prof. Dr. Alexander Herold, Dr. med. Klaus-Peter Jung und Dr. med. Eugen Berg, wird u. a. in Sachen Wundinfektionen nach Hämorrhoidenoperationen auf Seite 727 die Wichtigkeit einer guten postoperativen Analhygiene mit mehrfach täglichen Ausduschen bzw. Sitzbäder bei Vorliegen offener Wunden festgestellt.

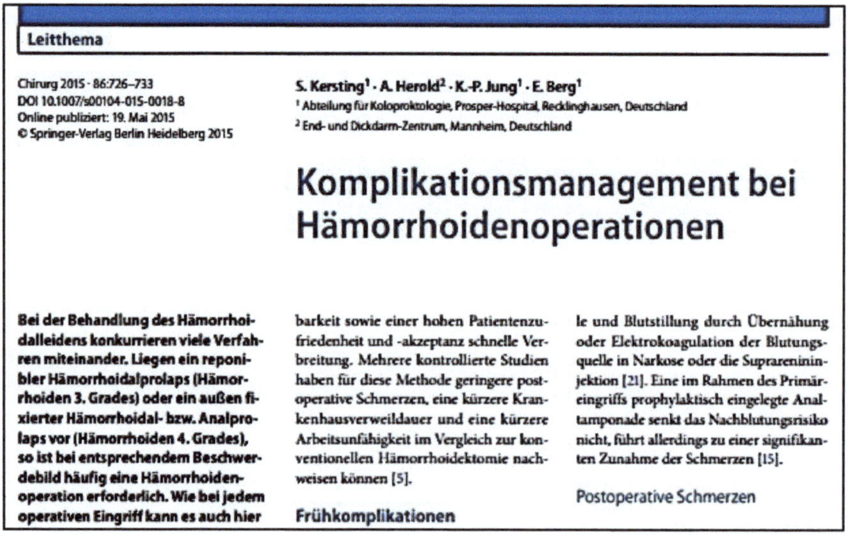

Leitthema

Chirurg 2015 · 86:726–733
DOI 10.1007/s00104-015-0018-8
Online publiziert: 19. Mai 2015
© Springer-Verlag Berlin Heidelberg 2015

S. Kersting[1] · A. Herold[2] · K.-P. Jung[1] · E. Berg[1]
[1] Abteilung für Koloproktologie, Prosper-Hospital, Recklinghausen, Deutschland
[2] End- und Dickdarm-Zentrum, Mannheim, Deutschland

Komplikationsmanagement bei Hämorrhoidenoperationen

Bei der Behandlung des Hämorrhoidalleidens konkurrieren viele Verfahren miteinander. Liegen ein reponibler Hämorrhoidalprolaps (Hämorrhoiden 3. Grades) oder ein außen fixierter Hämorrhoidal- bzw. Analprolaps vor (Hämorrhoiden 4. Grades), so ist bei entsprechendem Beschwerdebild häufig eine Hämorrhoidenoperation erforderlich. Wie bei jedem operativen Eingriff kann es auch hier

barkeit sowie einer hohen Patientenzufriedenheit und -akzeptanz schnelle Verbreitung. Mehrere kontrollierte Studien haben für diese Methode geringere postoperative Schmerzen, eine kürzere Krankenhausverweildauer und eine kürzere Arbeitsunfähigkeit im Vergleich zur konventionellen Hämorrhoidektomie nachweisen können [5].

Frühkomplikationen

le und Blutstillung durch Übernähung oder Elektrokoagulation der Blutungsquelle in Narkose oder die Suprarenininjektion [21]. Eine im Rahmen des Primäreingriffs prophylaktisch eingelegte Analtamponade senkt das Nachblutungsrisiko nicht, führt allerdings zu einer signifikanten Zunahme der Schmerzen [15].

Postoperative Schmerzen

**Abbildung 49: Hämorrhoiden und Komplikationen, Rezidive.
Bildzitat § 51 UrhG, Quelle: Chirurg 2015 siehe oben im Bild.**

Das von Chirurgen empfohlene tägliche Ausduschen der Analwunde stellt für viele Tausend Personen aufgrund von körperlichen Einschränkungen eine relativ schwierige Situation dar. Diese Ärzteempfehlung ist zwar medizinisch und theoretisch richtig, aber sie ist in der bisherigen praktischen Umsetzung für Patienten*innen nach fachlicher Meinung nicht optimal. Bisher mussten sich Patienten für das tägliche Ausduschen zeitaufwendig und umständlich in einer Dusch- oder Badewanne zum Reinigen hinhocken. Denn nur in der Hockstellung kann der Duschstrahl annähernd zur Wundstelle führen. Jedoch ist dabei zu bedenken, dass die bisher üblichen Handbrausen dafür eigentlich nicht gut brauchbar sind, weil sie einen viel zu breiten Duschstrahl aufweisen. Modernere Handbrausen mit einstellbaren Duschstrahlarten können dagegen wiederum zu stark sein, und Schmerzen verursachen. Die Wasserdurchlaufstärke kann natürlich am Haupthahn (Dusch- oder Badewannenbatterie) geringer eingestellt werden, aber das muss richtig austariert werden. Und die viel im Internet angebotenen sogenannten Mini- oder Schnellschlusshandbrausen haben den großen Nachteil, dass sie durch Druck auf einen Hebel plötzlich einen nicht regulierbaren großen bzw. zu breiten Duschstrahl aufweisen. Die Handhabung ist entsprechend schwierig. Also recht viel Mühe, bevor Sauberkeit eintritt. Oder sie hatten bzw. haben entweder eine elektronische Duschtoilette, einen entsprechenden WC-Duschaufsatz oder ein Bidet verfügbar.

Jedoch haben vorgenannte Geräte – im Gegensatz zu proktologischen Gesäßhandbrausen – den Baufehler, dass sie keine sitzanatomisch ergonomischen Merkmale für bewegungseingeschränkte Personen aufweisen.

Das Ausduschen z. B. auf dem Badewannenrand ist gegenüber dem Hinhocken eher als Gefahrensituation einzustufen, weil ein Abrutschen ganz plötzlich geschehen kann und zu zusätzliche Verletzungen führen kann, bis zum Tod. Außerdem ist die zur Ausduschung absolut notwendige Aufdehnung der Gesäßfalte (Rima ani) überhaupt nicht gewährleistet. Durch ein Abrutschen könnte darüber hinaus die Analwunde einen möglichen Schaden erleiden, der wiederum eine weitere Operation zwangsläufig notwendig macht. Also summa sumarum, keine großartige Idee mit dem Wannenrand.

Im Gegensatz zu vorgenannten Duschgeräten (siehe auch Bewertungen Toilettenhilfen unten, Seite 123 bis 129) sind die proktologischen sitzanatomisch geformten Gesäßhandbrausen in Sachen Sicherheit (HWIs, und Badewannenrand) die zurzeit besten manuellen Handbrausen weltweit. Denn mit ihnen läßt sich auf Toilette sitzend sehr komfortabel das Gesäß und damit auch eine Analwunde Ab- bzw. Ausduschen. Optional besteht die Möglichkeit, damit auch ohne Fremdhilfe einen Enddarmeinlauf schmerz- und verletzungsfrei durchzuführen.

Die Wasseranalhygiene und die hilfreichen neuartigen Gesäßhandbrausen sind aber natürlich nur zwei Seiten des Hämorrhoidenpro-
blems. Die medizinische Behandlung ist über mehrere Jahrtausende

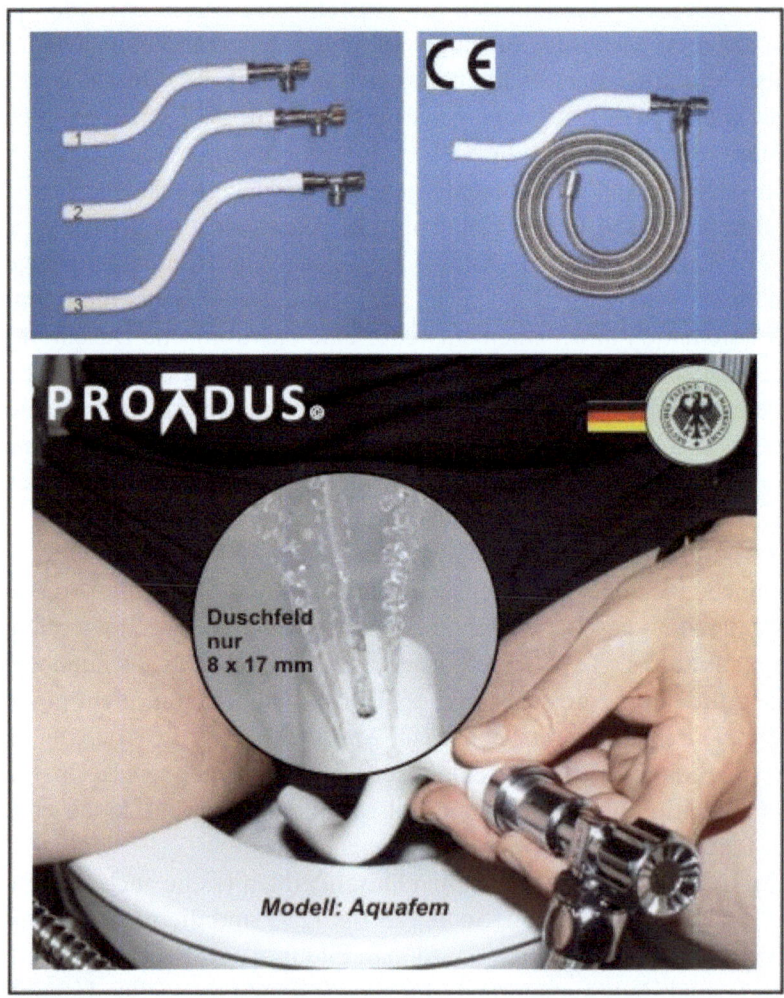

Abbildung 50: Frauen-Gesäßhandbrause Aquafem. Original in Rot. Prokdus-
Manufaktur. www.inventordesign.de

eine Herausforderung für Heiler und spätere Ärzte. Wobei der Fachbereich Proktologie in Deutschland erst richtig in den 1950ger und 1960
ger Jahren langsam in Gang gekommen ist.

Hämorrhoidenbehandlungen sind daher auch noch eine relativ junge Operationssparte, und somit immer noch mit einer gewissen Vorsicht zu betrachten.

Hämorrhoidenoperationen gehen nicht selten auch mit Früh- und Spätkomplikationen z. B. durch Wundheilungsstörungen, postoperative Schmerzen, postoperative Harn- und Stuhlinkontinenz oder mit anderen Rezidivgründen einher.
Dem o. g. Leitthema ist zu entnehmen, dass bei der „Stapler"-Operationsmethode nicht selten Arbeitsfehler in der operativen Ausführung vorkommen. So können z. B. die Titanklammern falsch gesetzt oder zu viel Umgebungsgewebe erfasst werden. Bei Frauen kann das z. B. zu Vaginalproblemen führen. Es können auch Rektumstenosen und andere Komplikationen wie Nachblutungen entstehen. Reparierende Nachoperationen sind daher nicht so selten. Hierbei könnte auch die Situation der Schmerzensgeldklage wegen Arztfehler in der Zukunft eine größere Rolle spielen.

Das gilt natürlich auch für andere Operationsarten, die aufgrund von falschen Diagnosen bzw. Indikationsfehler in Form von Körperschädigungen verursachen und ggf. Nachoperationen notwendig machen. Auch lebensbedrohliche Komplikationen können bei verschiedenen Operationstechniken bspw. durch Infektionen wie Sepsis [55], Rektumnekrose [56] oder Fournier-Gangrän [57] entstehen. Die Lektüre, der unter Nr. 15 stehenden Fußnote wird, sicher viele Einsichten bringen.

Homosexueller Analverkehr und stark blutende Penisverletzungen sind ein weiteres Thema in Bezug auf die Stapler-Operationsmethode

[55] *https://flexikon.doccheck.com/de/Nekrose?utm_source=www.doccheck.flexikon&utm_medium=web&utm_campaign=DC%2BSearch*
[56] *https://flexikon.doccheck.com/de/Nekrose?utm_source=www.doccheck.flexikon&utm_medium=web&utm_campaign=DC%2BSearch*
[57] *https://www.urologielehrbuch.de/fournier-gangraen.html*

mit Titanklammern [58], [59], [60]. Homosexuelle, die mit ihren operierten Sexualpartnern nach der Stapler-OP Analverkehr haben, können sich an den im After befindlichen Metallklammern am Penis verletzen, soweit sich Klammern aus der Hämorrhoidennarbe gelöst haben. Eine Kenntnis von dieser nicht ganz ungefährliche Situation haben sicher nicht sehr viele Personen.

Dem Bundesgesundheitsminister Jens Spahn als bekennender Homosexueller dürfte diese Gesundheitsgefährdung sicher wohl bekannt sein.

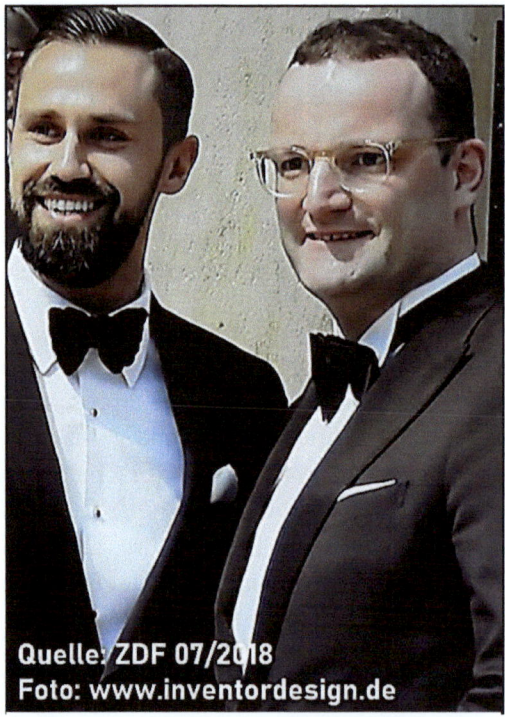

Quelle: ZDF 07/2018
Foto: www.inventordesign.de

Abbildung 51: Bundesgesundheitsminister Jens Spahn und Lebensgefährte/in; Bildzitat § 51 UrhG

Einige, aber nicht alle Ärzte bzw. Kliniken weisen z. B. auf ihren Webseiten und anderen im Internet veröffentlichten Schriften unter anderem auf diese Gefahr der Penisverletzung von Homosexuellen und OP-Narbenbeeinträchtigung bei den operierten Personen hin. Soweit keine Gefährdungsaufklärungen zu Penisverletzungen vorgenommen wurden, sind Ärzte und Kliniken Schadenersatz- bzw. Schmerzensgeldpflichtig.

Unverständlich bleibt aber, warum auf Arzt- und Klinik-Webseiten und in entsprechenden ärztlichen

---

[58] *https://de.wikipedia.org/wiki/Stapler-Hämorrhoidopexie*
[59] *https://www.venenklinik-ulm.de/pdf/patienteninformation_longo.pdf*
[60] *https://www.focus.de/gesundheit/ratgeber/verdauung/darm/operation-_nach-der-methode-von-professor-longo-so-werden-haemorrhoiden-mit-dem-stapler-entfernt_id_4053123.html*

Veröffentlichungen nur von Homosexuellenverletzungen geschrieben wird.

Titanklammer-Verletzungen am Penis können genauso auch bei heterosexuellen Partnern (Eheleute etc.) bei einem Analverkehr mit z. B. der Ehefrau entstehen. Insofern ist natürlich auch die Verletzungsmöglichkeit der operierten Person mitzubeachten.

Die Unverständlichkeit bezieht sich auch im Hinblick auf sexuelle Analpenetration bei Gebrauch von Kunstpenissen und ähnlichen Penetrationsgegenständen durch lesbische Frauen. Auch hier können Verletzungen primär der operierten Personen vorkommen.

In Anbetracht dieser höchst unangenehmen und Lebensqualität stark einschränkenden Hämorrhoidenerkrankungen bzw. möglicher Operationskomplikationen mit entsprechenden negativen Langzeit- bzw. lebenslangen Folgen, erscheint der Hygienekulturwechsel von Toilettenpapier auf Wasserreinigung mehr als leicht zu sein.

Insbesondere, wenn man bedenkt, dass mit diesen speziellen Gesäßhandbrausen ja auch mittels Wasserstrahleinlauf für den Schutz des Hämorrhoidalpolsters sehr viel Gutes tun kann.

Denn der Wasserstrahlenddarmeinlauf kann natürlicherweise als erster Bestandteil der eigenverantwortlichen konservativen Hämorrhoidenselbstbehandlung betrachtet werden. Weitere Bestandteile dieser Gesundheitsselbsthilfe bestehen primär aus einem formweichen Stuhlgang, kein zu langes und zu starkes Pressen, nicht mehr als maximal 5 Min. auf Toilette sitzen. Dazu kommen noch ausgiebige Spaziergänge, etwa 1,5 bis 2 Liter nichtalkoholischer Flüssigkeitsaufnahme, und Speisen mit ausreichend Ballaststoffe. Bei hartem Stuhl (Verstopfung) durch Medikamente oder anderes, sollte wenn nötig immer ein Einlauf alles geschmeidig halten zum Schutz für die Hämorrhoidengesundheit.

Analhygiene bei perianalen Hauterkrankungen

Ergebnisse einer Praxisstudie

WILHELM BRÜHL UND ROLF SCHMAUZ

Bei perianalen Erkrankungen und Beschwerden, die oft mit hartnäckigem Jucken und Brennen einhergehen, gehört eine sorgfältige Analhygiene zu den wichtigsten therapeutischen Massnahmen. Unsere Studie zeigt, dass hierunter in erster Linie die Reinigung des Afters nach dem Stuhlgang mit klarem

man ihr zuschreibt, haben wir untersucht. Im Hinblick auf diese Fragestellung analysierten wir in unserer proktologischen Praxis, welche Erkrankungen und Beschwerden am häufigsten vorkommen, und wie die Reinigung des Afters nach dem Stuhlgang bei den einzelnen Patienten durchgeführt wurde. Ausserdem haben wir bei Patienten mit Jucken und Brennen im Analbereich untersucht, ob eine Änderung des Reinigungsverhaltens auch zu einer Änderung der Beschwerden führt.

Material und Methoden

In unserer proktologischen Sprechstunde haben wir bei 485 Patienten (Alter 18–78 Jahre; 274 Frauen, 211 Männer) die jeweils vorliegenden Erkrankungen, die Beschwerden und die Art der Analhygiene erfasst. 302 Patienten berichteten über ein tägliches Jucken und Brennen. 120 dieser Patienten wurden veranlasst, ihr

Tabelle 1: Art und Häufigkeit (%) proktologischer Erkrankungen bei 485 Patienten

Entzündliche Hauterkrankungen/	
Ekzeme	46,1
Hämorrhoidalleiden	31,2
Fissuren	6,8
Thrombosen	6,5
Sonstige	9,1
Durchschnittliche Anzahl der Erkrankungen pro Patient	1,18

Tabelle 2: Art und Häufigkeit (%) der Beschwerden bei 485 Patienten mit proktologischen Erkrankungen

Abbildung 52: Proktologen Dr. W. Brühl, Dr. R. Schmauz

Bildzitat § 51Urh.G
Analhygiene bei perianalen Hauterkrankungen.
Ergebnisse einer Praxisstudie.

Zur Verfügung gestellte Kopie vom Proktologen Herrn Priv.-Doz. Dr. med. W. Brühl, und Herrn Priv.-Doz. Dr. med. Rolf Schmauz. Aus: ARS Medici 8099/S.538, 1997. Diese Studie behandelt die Anushaut - erkrankungen im Verhält zur Wasserreinigung versus Toilettenpapierreinigung. Hieraus geht hervor, dass die Wasserreinigung gegenüber anderen Reinigungsmitteln und Reinigungsarten große Vorteile zeigt.

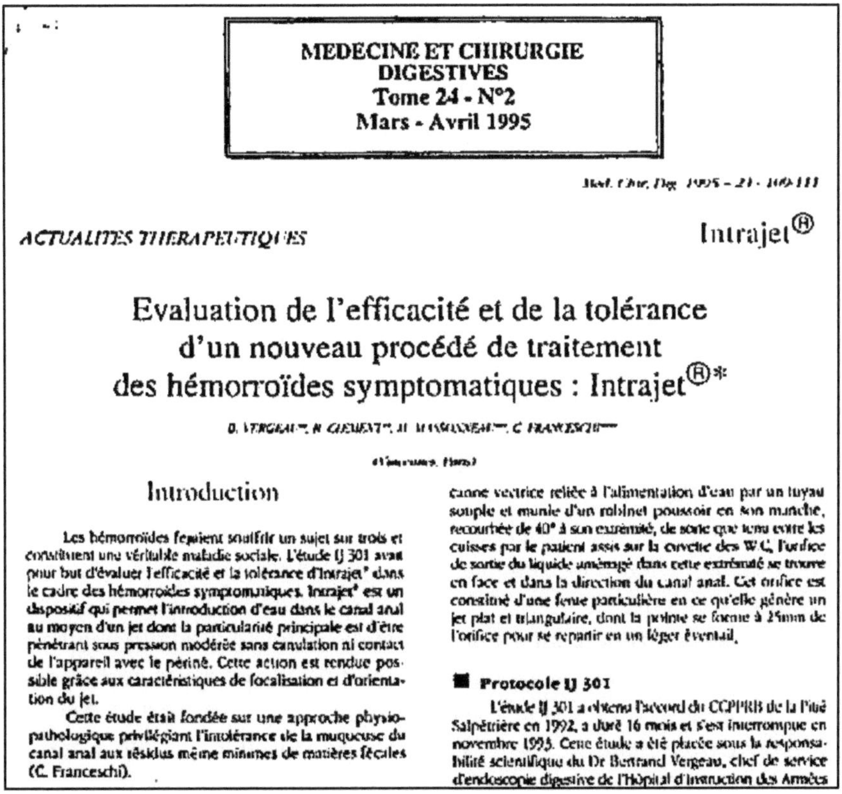

MEDECINE ET CHIRURGIE DIGESTIVES
Tome 24 - N°2
Mars - Avril 1995

Méd. Chir. Dig. 1995 - 21 - 109-111

ACTUALITES THERAPEUTIQUES Intrajet®

Evaluation de l'efficacité et de la tolérance d'un nouveau procédé de traitement des hémorroïdes symptomatiques : Intrajet®*

D. VERGEAU**, B. CLEMENT**, JL MASSONNAT**, C. FRANCESCHI***

(Villejuif, Paris)

Introduction

Les hémorroïdes feraient souffrir un sujet sur trois et constituent une véritable maladie sociale. L'étude IJ 301 avait pour but d'évaluer l'efficacité et la tolérance d'Intrajet* dans le cadre des hémorroïdes symptomatiques. Intrajet* est un dispositif qui permet l'introduction d'eau dans le canal anal au moyen d'un jet dont la particularité principale est d'être pénétrant sous pression modérée sans canulation ni contact de l'appareil avec le périné. Cette action est rendue possible grâce aux caractéristiques de focalisation et d'orientation du jet.

Cette étude était fondée sur une approche physio-pathologique privilégiant l'intolérance de la muqueuse du canal anal aux résidus même minimes de matières fécales (C. Franceschi).

canne vectrice reliée à l'alimentation d'eau par un tuyau souple et munie d'un robinet poussoir en son manche, recourbée de 40° à son extrémité, de sorte que tenu entre les cuisses par le patient assis sur la cuvette des WC, l'orifice de sortie du liquide aménagé dans cette extrémité se trouve en face et dans la direction du canal anal. Cet orifice est constitué d'une fente particulière en ce qu'elle génère un jet plat et triangulaire, dont la pointe se forme à 25mm de l'orifice pour se répartir en un léger éventail.

■ Protocole IJ 301

L'étude IJ 301 a obtenu l'accord du CCPPRB de la Pitié Salpêtrière en 1992, a duré 16 mois et s'est interrompue en novembre 1993. Cette étude a été placée sous la responsabilité scientifique du Dr Bertrand Vergeau, chef de service d'endoscopie digestive de l'Hôpital d'Instruction des Armées

Abbildung 53: Studie, Hämorrhoiden; Prof. Dr. Franceschi

Bildzitat § 51Urh.G
Evaluation de l´efficacité et de la tolérance du nouveau procédé de traitement des hémorroides symptomatiques: Intrajet

Zur Verfügung gestellte Kopie vom Phlebologen Herrn Prof. Dr. med. Claude Franceschi. Paris. Die Studie befasst sich mit dem Schutz der Hämorrhoiden mit einem Wasser-Darmeinlaufgerät „Intrajet" ähnlich einer Handbrause.
Aus: Medecine et Chirurgie Digestives, Tome 24-N02 Mars – April 1995. https://www.researcgate.net /prfile/Claude_ Franceschi/

Die Bedeutung der proktologischen Gesäßhandbrausen im Allgemeinen
& speziell in der Zeit von Corona/Covid-19.
Universalkonzeption für Senioren, Kranke und Behinderte
zur Verhinderung & Reduktion von Analerkrankungen.

Das Recht auf körperliche Unversehrtheit aus Artikel 2 Grundgesetz ist ein grundlegendes Recht. Dieses Recht schließt auch den Schutz vor Erkrankungen bzw. die Selbstmaßnahmen zur Erhaltung der Gesundheit mit ein. Zweifelsohne ist die körperliche Unversehrtheit ebenso ein rechtlich geschütztes Grundbedürfnis wie die Intimreinigung nach dem Stuhlgang [61]

Nach diesen verfassungsgemäßen Grundrechten müsste logischerweise auch die Wasserreinigung auf Toilette sitzend zumindest für Pflegebedürftige, bewegungseingeschränkten Seniorinnen und Senioren, diversen Kranken und Behinderten in bestehenden Rechtsnormen abgebildet werden.

Aus dieser Grundrechtssituation heraus leitet sich letztlich auch die staatliche Gesundheitsmitverantwortung für jeden einzelnen Bürger ab. Hilfsmittelgewährung ist z. B. ein Handlungsrahmen dafür. Denn die Wasserreinigung an sich – z. B. mit einer speziellen Gesäßhandbrause – ist ja Teil der selbstverantwortlichen Gesundheitsvorsorge und Prävention im Sinne der körperlichen Unversehrtheit. Die Gesäßhandbrausen verhindern oder reduzieren sogar Gesundheitsschäden an der Analhaut. Eine in der Bevölkerung verankerte Wasserhygienekultur kann Krankheitskosten relativ stark reduzieren.

Die Bedeutung der proktologischen Gesäßhandbrausen im Allgemeinen liegt in der breiten Bevölkerungsanwendung im Sinne der Volksgesundheit. Und damit auch im Sinne der Vermeidung stetiger Krankenkostensteigerungen im Milliardenbereich. Irgendwo, irgendwann und von irgendjemand muss das Ende der Fahnenstange einmal formuliert werden. Denn jede Schraube hat ein Gewindeende.

---

[61] *(vgl. z. B. LSG Rheinland-Pfalz 5. Senat: 10.03.2011, Az.: L 5 KR 59/11 B ER)*

Und ein endloses Gewinde gibt es noch nicht. Krankheitskosten hängen naturbedingt ganz wesentlich von den allgemeinen wirtschaftlichen Verhältnissen – sprich Wirtschaft – ab.

Siehe dazu das Buch „Wie wir unsere Wirtschaft retten: Der Weg aus der Corona-Krise, von Clemens Fuest – Ifo Präsident, Aufbau-Verlag, Juli 2020. Die Staatsverschuldung durch die Corona-Pandemie, die erwartete große Insolvenzwelle und andere Dinge mehr sprechen für teils sehr schwierige Jahre für uns alle. Es ist die Rede von einer sogenannten wirtschaftlichen Corona-Sklerose (Verhärtung von Organen und Gewebe, der Autor.)

Die nachstehende Tabelle mit nur einer kleinen Auswahl analhygie-
nebezogener Erkrankungen zeigt die hohe Zahl von über 4 Millionen
stationärer Fälle im Zeitraum von 18 Jahren.

Gesamtzahl Behandlungen /Operationen Stationäre Fälle ICD-10 Code	Gesamtfälle/ Anzahl 2000 bis 2017	Durchschnittliche Gesamtfälle pro Jahr	Gesamtsteigerung von 2000 bis 2017 in %	Männer/ Fälle 2000/2017 Mit Steigerung in %	Frauen/ Fälle 2000/2017 Mit Steigerung in %
Hämorrhoiden I84 + K64	867.828 Fälle	48.212,66	Rund 10,17%	491.502 Rd. 10,2%	376.326 Rd.10,12%
Analekzeme L20 – L30	588.010 Fälle	32.667,22	Rund 31,74%	268.104 Rd. 36,3%	319.906 Rd.27,58%
Analfisteln K60.3/4/5	307.614 Fälle	17.089,66	Rund 30,67%	221.308 Rd.32,79%	86.306 Rd. 24,9%
Steißbeinfistel = Pilonidalzyste L05	485.446 Fälle	26.969,22	Rund 34,65%	366.977 Rd. 37,11%	118.469 Rd.26,97%
Steißbeinfistel = Pilonidalzyste mit Abszess L05.0	327.173 Fälle	18.176,27	Rund 49,26%	243.701 Rund 51,7%	83.467 Rund 42,5%
Analabszesse K61	479.724 Fälle	27.651,33	Rund 27,48%	371.349 Rd. 27,8%	126.369 Rd. 28,3%
Akute Analfissuren K60.0	47.002 Fälle	2.611,22	Rund 23,75%	24.333 Rund 26,55%	22.669 Rund 20,45%
Chronische Fissuren K60.1	127.809 Fälle	7.100,50	Rund 14,33%	66.003 Rund 18,3%	61.806 Rund 9,98%
Obstipation K59.0	926.707 Fälle	51.483,72	Rund 67,18%	392.750 Rd.69,16%	533.957 Rd.65,76%

Abbildung 54: Tabelle mit 9 Krankheitsbildern + 4.157.313 Mio. stationäre Fä. von
2000 bis 2017. Copyright Manfred Binder-Berlin

Pro Jahr sind das im Durchschnitt rund 231.961 Behandlungsfälle nur
in den Krankenhäusern. Die mehreren Hunderttausend bzw. Millionen

ambulanten Prozeduren in den proktologischen und dermatologischen Praxen jedes Jahr sind hier noch nicht mit berechnet (vgl. Berechnungen: AWMF S3-Leitlinie Hämorrhoiden 2019 publiziert fast 3 Millionen falsche Hämorrhoiden-Operationszahlen, unten, Seite 153).

Die aktuelle Coronasituation wird hier angemessen textlich berücksichtigt. Die jetzige Coronakrise – bezogen auf den medizinischen mehr schlecht als Recht funktionierenden Versorgungsmarkt, den Arztpraxen- und Krankenhausbereich – zeigt eine finanziell heikle Situation auf. Hinter den Kulissen und den öffentlichen Medien teils gut verborgen, toben die Geldverteilungskämpfe über viele Milliardenbeträge. Neben den riesigen Geldbeträgen stehen insbesondere die Gesundheits- bzw. die Krankenbehandlung im negativen Fokus. In den Medien kursieren eine Reihe von Berichten und Ärzteinterviews, die feststellen, dass eine ungewöhnlich große Anzahl von insbesondere Risikopatienten nicht mehr zu Ärzten bzw. in die Krankenhäuser zwecks Behandlungen wegen Corona-Infektionsängsten gehen.

Ärzte sagen in aller Deutlichkeit, dass schon jetzt mitten in der Coronakrise eine Reihe von Patienten nicht am Coronavirus gestorben ist, sondern weil sie viel zu spät in Behandlungen kommen sind. Das sind ganz klar ungewöhnliche Um- und Zustände, die so nicht hätten sein müssen. Man kann wohl mit Recht und natürlich bedauerlicherweise von Corona-Kollateraltoten sprechen. Es gibt aber nicht nur quasi überflüssige Sterbefälle, sondern auch gestiegene Fallzahlen von Krankheitsverschlimmerungen durch Infektionsängste von Patienten wie von Ärzten, und vor allem aufgrund der ausgesetzten Operationen.

So konnten z. B. auch viele Tausend Hämorrhoidenoperationen etc. bisher nicht ausgeführt werden. Dasselbe gilt natürlich auch für die Dermatologen bzgl. Analerkrankungen. Den Infektionsängsten und besonders den ausgesetzten Operationen hätte man besser entgegenwirken können, hätte man Krankenhäuser separiert nur für Coronainfizierte ausgewiesen.

Es ist wohl damit zu rechnen, dass im Bereich der proktologischen Prozeduren und Operationen in ambulanten Praxen wie auch in den Krankenhäusern die Kosten der quasi zwangsläufig unterbliebenen Behandlungen nach dem Coronahöhepunkt gewaltig in die Höhe schlagen werden.

Hier geht es um ebenfalls zwangsläufig nachzuholende Behandlungen einerseits, und andererseits um Behandlungsmehraufwände der verschlimmerten Gesundheitszustände durch die vorherigen Nichtbehandlungen. Im gesamten Gesundheitssystem werden die Kosten mit Sicherheit wie in den letzten 20 Jahren auch, mehr ansteigen als bisher hochgerechnet wurde. Insofern wird es in naher Zukunft zwingend darum gehen müssen, Kostenreduzierungen in verschiedenen medizinischen Bereichen durchzusetzen.

Die Bundesregierung wird nicht um den Rotstift herumkommen. Die unglaublich großen 130 Milliardenausgaben und mehr für die Wirtschaft, für den Gesundheitssektor und für gesellschaftliche Aufgaben müssen aus staatspolitischen Gründen wieder erwirtschaftet werden. Kein Bereich darf dabei ausgeschlossen oder besonders begünstigt werden.

Ein von der Bundesregierung zu beauftragender Expertenrat muss dafür die Sondierung der Primär- und Sekundärbereiche benennen und Einsparpunkte wie auch Vergünstigungsstreichpunkte markieren.

Eine generelle Neuorientierung des Gesundheitssystems in Deutschland wird der Notwendigkeit geschuldet sein, dass nicht wesentlich mehr ausgegeben werden kann, als eingenommen wird. Die Bevölkerung muss mit einer neuen Orientierung und Zielerreichungsvorstellung versorgt werden, damit sie möglichst aus sich selbst heraus ein besseres Gesundheitsbewusstsein entwickeln kann. Versicherte, die Gesundheitsrisiken bewusst in Kauf nehmen, müssen zukünftig höhere Beiträge bzw. Risikoaufschläge leisten. Schon im Mai 2020 war Regierung und Krankenkassen klar, dass Beträge in ein bis zweistellige Milliardenhöhe fehlen werden. Die Finanzausstattung der Krankenkassen wird im Jahr 2021/22 sicher schwierig werden.

Dazu gehört natürlich eine politische Bodenvorbereitung – über eine einzelne Legislaturperiode weit hinausgedacht – dazu. Denn wer diese Saat ausbringt, muss logischerweise mindestens über 2050 bis 2100 vorausdenken.

Die jetzigen und zukünftigen verschiedenen Milliardenschweren Kostenpunkte können nur im Griff gehalten werden, in dem z. B. ein Gesundheitsumdenken in der Bevölkerung stattfindet. Wer sich als Pflichtversicherter Bürger nachweispflichtig an ärztlichen bspw. Reha ähnlichen Verhaltensregeln für eine bessere Gesundheitsstabilität hält, wird an seine Krankenkasse verringerte bzw. stabilisierte Beiträge ohne Risikoaufschläge abführen müssen. Labortests entscheiden dabei beweissicher mit positiven oder negativen Testergebnissen über die möglichen Beitragsminderungen bzw. stabil bleibende Beiträge, oder eben über Risikoaufschläge.

Ein solches Anreizsystem für mehr und bessere Gesunderhaltung umfasst alle Bürgerinnen und Bürger und schließt niemanden aus. Es schließt aber relativ schnell und nachdrücklich die große Lücke der Ungerechtigkeit zwischen denen die möglichst gesund leben, und den denen die nicht so gesund leben wollen. Letztere verursachen von Hause aus höhere Krankenbehandlungskosten zu Lasten der gesundheitsbewussteren Versicherten.

Es ist schlussendlich ein Anreiz zum Gewinnen, wie er im Sportbereich und in vielen anderen Betätigungsbereichen seit Jahrtausenden zu finden ist. Es ist aber auch eine Generation übergreifender systematischer Lernvorgang, der es ermöglicht, dass die Neugeborenen von heute die gesündere Gesellschaft von morgen bilden. Und damit kann eine Kostenexplosion zum Nachteil aller Bürger verhindert werden. Es gibt praktisch keine weitreichendere vernünftigere Alternative als das Neue zu lernen.

So sind z. B. Maßnahmen wie verstärkte bzw. erstmalige Analhygieneaufklärung zwecks Erkrankungsreduzierung notwendig. Sicher gibt es auch eine Reihe anderer Bereiche, in denen Erkrankungsreduzierungen durch verstärkte Aufklärung machbar sind. Behandlungskosten für Freizeitverletzungen, Erkrankungen und Verletzungen die aufgrund eines Verstoßes gegen Arbeitssicherheitsbestimmungen etc. selbstverschuldet entstanden sind, müssten auch selbst von dem Verunfallten getragen werden.

Laut www.haufe.de vernachlässigen eine Reihe von Krankenkassen ihre Pflichten zu Lasten anderer Versicherter durch Nichtverfolgung von Selbstverschuldungen. Erkrankungen und Unfallverletzungen durch Ausüben eines Risikosports müssen die Privatangelegenheiten eines jeden Versicherten bleiben, und entsprechend Zusatzversichert sein. Denn es gehört nicht zu den Bürgerrechten, sich schmarotzend auf

Kosten anderer gesundheitsvernünftiger Bürger rücksichtslos unvernünftig zu verhalten.

Gleichzeitig muss bei den gesetzlichen Krankenkassen ein zu mindestens teilweiser Systemwechsel hin zur aktiven Primärprävention im Sinne des Wirtschaftlichkeitsgebotes gemäß § 12 SGB V zur Durchführung kommen. Hierbei muss – gesetzlich geregelt – u. a. der GKV-Spitzenverband die Analyse, Forschung und Entwicklung in Sachen Hilfsmittel z. B. auch in Kooperationen betreiben, oder sie sogar aus Kostengründen abgeben. Ziel muss dabei sein, Kranke und Behinderte möglichst frühzeitig von sich aus mit speziellen Hilfsmitteln deren Selbstständigkeit zu unterstützen. Insoweit muss sich auch die bestehende nicht sehr gute Genehmigungspraxis für Hilfsmittel grundsätzlich zum besseren ändern.

Das betrifft insbesondere auch die optimierte Aufnahme in das Hilfsmittelverzeichnis z. B. durch REHA-Dat. Das kann im besten Fall den Einsatz von Pflegekräften stark entlasten oder sogar einsparen. Das betrifft auch die häusliche Pflege durch Angehörige. Hinsichtlich bestehenden Pflegenotstands sind alternative Ideen besonders gefragt. Verbesserte Hilfsmittelangebote können auch wie z. B. im proktologischen Bereich Erkrankungen oder Erkrankungsverschlimmerungen verhindern und so größere Kostenanteile reduzieren.

Darüber hinaus können anale Hauterkrankungen Kosten sparend durch Wasserhygiene geheilt werden.

Die spezielle Bedeutung der sitzanatomisch geformten Gesäßhandbrausen ist auch in dem Personenbereich der Pflegebedürftigen zu finden, die auf Tagespflegedienste, ambulante Pflege und/oder Angehörige angewiesen sind. In Presse, Rundfunk und Fernsehen wird vielfältig über den bestehen Pflegenotstand besonders in der jetzigen „Coronazeit" berichtet. Die gesetzlichen Anordnungen zu den Ausgangsbeschränkungen und insbesondere zu den persönlichen Abstandsreglungen (Social Distancing) machen die Tätigkeiten bei den Pflegebedürftigen nicht einfach. Pflegebedürftige Frauen und Männer kommen aufgrund verschiedener Erkrankungen oder Bewegungsbeeinträchtigungen nicht mehr eigenständig zum Reinigen an ihren Anus heran.

Soweit diese Personen aber noch ihre Hände und Arme gut bewegen können, könnten sie mit einer für sie passenden Gesäßhandbrause ihre Eigenständigkeit aufrechterhalten. Damit würden automatisch Stressmomente und unnötige Negativsituationen entschärft werden. Pflegerinnen/Pfleger etc. würden zeitlich und terminlich zu Gunsten anderer leidender Pflegebedürftiger entlastet werden.

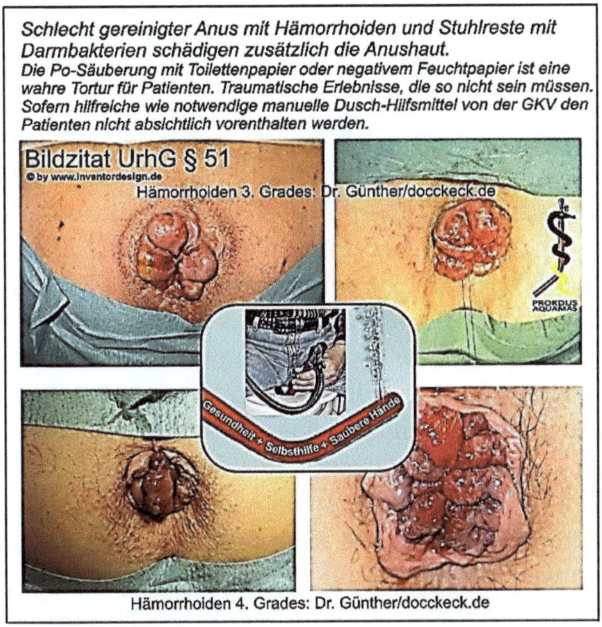

Abbildung 55: 4 Abbildungen mit Hämorrhoiden; Bildzitat § 51 UrhG

Die Bedeutung von proktologischen Gesäßhandbrausen liegt auch z. B. bei Hämorrhoidengeschädigten Senioren, Kranken und Behinderten mit Blick auf Gesundheit und Selbsthilfefähigkeit in der eigenen Häuslichkeit vor. Der Selbstständigkeit wird zwar von den Gesundheitspolitikern hohe Wertigkeit zugesprochen, aber in der Realität von den Krankenkassen bei den Versicherten oft missachtet bzw. rechtsmissbräuchlich unterlaufen.

Die Gesundheitsschädigung tritt regelmäßig durch schlechte Analhygiene in erster Linie durch Gebrauch von Toilettenpapier und chemisch behandelten Feuchtpapier ein. Hämorrhoiden des 3. oder 4. Grades können aufgrund der starken Hautunebenheiten in keinsterweise mit Toilettenpapier ausreichend gut und schon gar nicht gesundheitsfördernd gereinigt werden. Um möglichst sauber zu sein, wird in der Regel der Anusbereich zu stark mit Toilettenpapier berieben.

Das hat zur Folge, dass durch diese mechanische Belastung der Anushaut Wundstellen und Analekzeme entstehen.

Mit einer Wasserstrahlreinigung auf Toilette sitzend, können die bekannten analen Gesundheitsprobleme wie Ekzeme in relativ kurzer Zeit von etwa 2 bis 3 Wochen beseitigt sein. Die Reinigung mit Wasser ist nur ein Aspekt der Analhygiene. Um die Hygieneleistungen überhaupt erzielen zu können, werden die notwendigen Hilfsmittel in Form der proktologischen Gesäßhandbrausen benötigt. Alle Gesäßhandbrausemodelle weisen besondere Formungen auf, durch welche die Gesäßreinigungen in sitzender Position erst richtig ermöglicht werden.

Bei Anwendung des Binder Duschsystems „Prokdus" wird Toilettenpapier mittels des unten in Abbildung 54, Seite 123 sichtbaren Toilettenpapierhalters (TPH) ausschließlich zum ärztlich empfohlenen trocken tupfen des Anusbereiches genutzt. Ersatzweise kann auch Haushaltpapier oder ein weiches Frotteetuch eingesetzt werden. Das Trocknen mit einem Fön kann für die Anushaut mit einer Hauttrockenheit einhergehen. Ärzte sprechen hier von der recht empfindlichen Altershaut. Daraus kann dann wiederum ein Juckreiz entstehen, der seinerseits durch starkes Kratzen zu Hautentzündungen führt.

Ebenso wie bei herausgepressten Hämorrhoidenknoten oder Analvenenthrombosen etc. ist bei bestehenden Analabszessen von einer Gesäßreinigung mit Toilettenpapier dringenst abzuraten. Im Gegensatz zur Duschwasserreinigung wird der Hintern mit Papier garantiert nicht sauber werden. Der verbleibende Restkotschmierfilm an Haut und Haaren verschlechtert den Zustand der Perianalhaut und führt zu Analabszessesen wie in Abb. 55, Seite 124 nachstehend zu sehen ist. Dermatologisch sehr schlecht ist der Gebrauch von chemisch behandeltem Feuchtpapier.

Eine mangelhafte Analhygiene kann auch aufgrund von zu geringer Reinigung z. B. durch einen Schlaganfall vorliegen. Die oft halbseitige Lähmung kann mit einer Gesäßhandbrause gut ausgeglichen werden, soweit ein für eine Hand gut anwendbares Einhandventil verbaut wird. Im Rahmen einer Beratung werden diese Details erörtert. Diese selbstständigkeitserhaltende Reinigungsunterstützung ist natürlich auch als Wiederherstellung der Eigenständigkeit zu verstehen.

Auch bei anderen Beweglichkeitseinschränkungen bei Frauen und Männern aufgrund anderer Erkrankungen der Hände, Arme, Schultern, Hüfte und/oder Rückenleiden ist die proktologische Gesäßhandbrause sehr hilfreich. Einschränkungen der Selbstständigkeit können auch durch rheumatologische und andere Muskelerkrankungen, Hüft- oder Kniegelenkoperationen erfolgen.

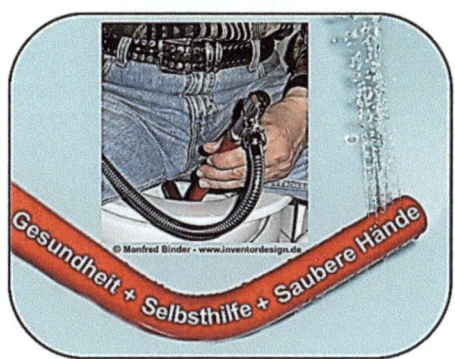
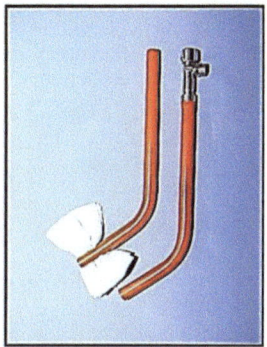
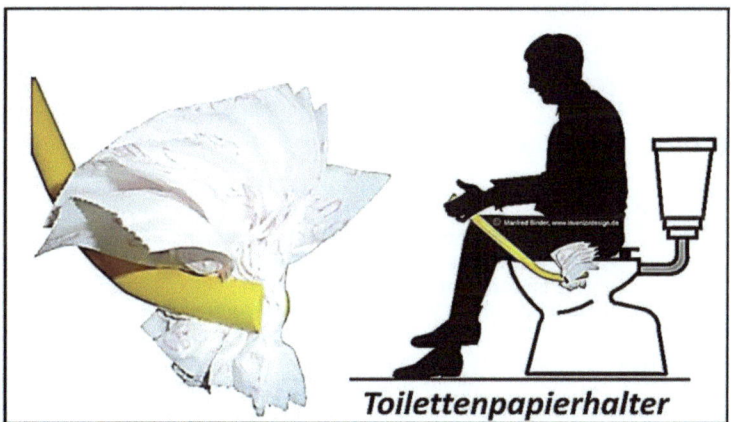

Abbildung 56: Männer Gesäßhandbrause Aquamas + TPH

Die in Folge von z. B. Gelenkproblemen oft verordneten und erstatteten Toilettensitzerhöhungen für Patienten nach der Hüft- und/oder Knie-operationen erleichtern zwar das Hinsetzen und Aufstehen, erschweren andererseits aber die Analreinigung ganz wesentlich oder machen sie unmöglich.

Weder verordnende Ärzte, erstattende Krankenkassen noch Sanitätshäuser bedenken dabei nicht den Ablauf der Reinigungshandlung. Diesbezügliche Beratungen werden eher zu Gunsten eines leichteren Verkaufes weniger nützlicher Hilfsmittel ausgeblendet.

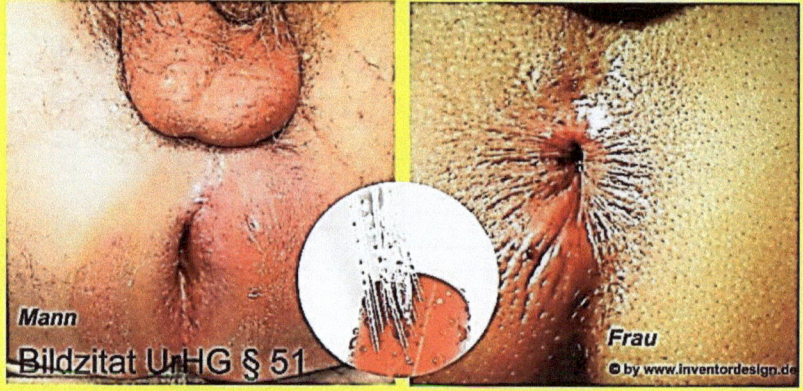

Gesunde Analhygiene mit Wasser

Die richtige Analhygiene ist für die Anusgesundheit von größter Bedeutung. Die tägliche Stuhlgangreinigung mit Wasser verhindert bspw. die unten zu sehenden Analabszesse. Operationen können Sie selbst mit besserer Vorsorge verhindern.

Mann

Bildzitat UrHG § 51

Frau

© by www.inventordesign.de

Analabszess - Dr. Günther/docckeck.de   Analabszess - Dr. Schmelzer/docckeck.de

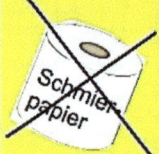

Toilettenpapier ist die Hölle für die Reinigung solcher und anderer Abszesse. Feuchttücher verschlimmern den Hautzustand noch. Die von Proktologen empfohlene Abduschung ist die bestmögliche Art der garantiert hochwertigen Reinigung. Nur Wasser kann noch gut vertragen werden. Schon zu Beginn eines Abszesses sollte Sie unbedingt nur mit Wasser reinigen. Augen und Verstand vor der optimalen Wasser-Gesäßreinigung zu verschließen hilft Ihnen nicht. Wenn Sie etwas nicht normales am Po spüren, gehen Sie unbedingt schnell zum Arzt. Selbstmedikationen mit den frei käuflichen Salben taugen in der Regel nichts.

Autor: www.inventordesign.de, Oktober 2019

Abbildung 57: 2 Bilder mit Analabszesse; Bildzitat §51 UrhG

Denn das in der Kindheit oft schon falsch anerzogene abwischen des Hintern entweder nach hinten zurückbeugend über die linke oder rechte Gesäßbacke, oder das seitliche Abwischen über eine der Hüftseiten ist für o. g. Patienten sehr schwer bis gar nicht möglich. Und nicht selten kommen zur Knie- oder Hüftsache ja auch noch weitere Erkrankungen hinzu, welche die Bewegungseinschränkung noch verstärken.

Insoweit sind die m/w Berater in den Sanitätshäusern natürlich auch von der schlechten Hygieneerziehung in ihrer Kindheit geprägt.

Für Personen mit Knie- oder Hüftoperation ist es z. B. relativ schwierig bis gar nicht möglich, sich in einer halb hockenden Position vornüberbeugend sicher halten zu können. Denn in dieser Position den Hintern abzuwischen und gleichzeitig das Gleichgewicht zu halten ist keine leichte Übung. Das gilt übrigens auch für die Situation in der z. B. ein/e Angehörige/r oder eine Tagespflegehilfe etc. die Reinigung vornimmt. Das Gleichgewicht zu verlieren, bedeutet auch, dass eventuelle Unfälle mit Personenschaden für beide Parteien entstehen können.

Zudem sind die Toilettensitzerhöhungen (TSE) im Verhältnis zu den Toilettenbrillen um einiges enger ausgeformt. Das bedeutet wiederum, dass bewegungseingeschränkte Personen auch den kürzesten Weg zwischen den Oberschenkeln hindurch zum Anus nicht so ohne weiteres nutzen können. Das liegt eben auch an der Sitzöffnungsverengung bzw. der zu kleinen Intimöffnungen.

Denn die Hand bzw. der Arm kommt nicht durch die nur sehr schmale Restöffnung zwischen den Oberschenkeln hindurch, und schon gar nicht bis zum Anus hinunter. Die Anwender müssten also ggf. weiter nach hinten zum Spülkasten hin rutschen. Vorausgesetzt, dass die Anwender dabei nicht den hinteren Sitzbereich und sich selbst mit dem Restkot verschmutzen. In Italien werden diesbezüglich Toilettenbecken für unterschiedlich behinderte „disabili" Menschen angeboten, die vorne einen extragroßen Hygieneeingriffbereich aufweisen. Diese Klobecken wurden auf Basis der altrömischen Latrinensitze angedacht und gefertigt, siehe nachfolgende Abb. 56.

Mögliche Schwierigkeiten werden wegen der scheinbaren Tabusituation Analhygiene nicht hinterfragt. Hauptsache die TSE kann verkauft werden. Beratungen sind eher ein Glückspiel. Die gesetzlichen Beratungen werden erst gar nicht angeboten bzw. nicht erbracht. Wobei technische und Angebotskenntnisse von am Markt befindlichen Hilfsmitteln und neuere Erfindungen auch eine wichtige Rolle einnehmen. Sanitätshäuser, die sich nicht auf dem neuesten Stand von am Markt vorhandener Hilfsmittel befinden, sollten Sie meiden, um Fehleinkäufe zu verhindern.

Durch das Nichteinsetzen der erfindungsgemäßen Gesäßhandbrausen entstehen durch mangelhafte Analhygiene gerade bei älteren Menschen und anderen gesundheitlich benachteiligten Personenkreisen ver-

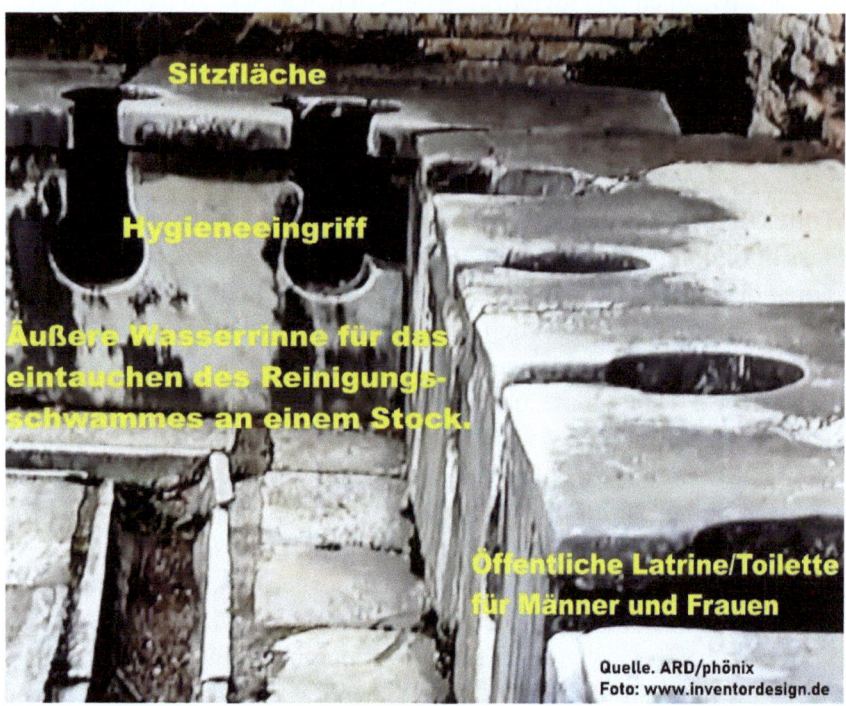

Abbildung 58: Latrine - Rom vor über 2000 Jahren

stärkt Gesundheitsprobleme im Perianalbereich. Dadurch entstehen sehr wahrscheinlich mehr Behandlungs- und Pflegedienstkosten, sowie Kosten für mögliche Hilfsmittel und andere Sachkosten.

Gerade bei Hämorrhoiden ist die Anusreinigung mit Toilettenpapier aufgrund der starken Hautunebenheiten nur sehr eingeschränkt möglich. Ganz besonders wichtig ist daher die Analreinigung mit fließendem Wasser insbesondere während der Wochenbettzeit, in der für etwa 1,5 Monate der bakterielle Wochenfluss anhält.

Das gilt ebenso bei den jährlich mehr als 250.000 Tausend Frauen mit vorhandenen Dammrissen. Die Geburtswunden müssen nach jedem Stuhlgang mit Wasser gereinigt werden, um Entzündungen zu verhindern. Das ist für jede Frau eine durchaus schwierige Zeit. Insofern sind die speziell gebogenen Gesäßhandbrausen eine starke Unterstützung auch in psychologischer Hinsicht. Insbesondere ist aber auch die permanente Frauen-Erkrankungssituation von Harnwegsinfektionen usw. zu berücksichtigen. Hierbei spielt die korrekte Analhygiene eine ganz zentrale Rolle.

Harnwegsinfektionen (HWI) bzw. Blasenentzündungen erleiden Frauen und Mädchen zum größten Teil (bis 80%) aufgrund von schlechter Analhygiene bzw. durch das Darmbakterium Escherichia coli (E-coli).

Der Gebrauch von Toilettenpapier ist bekanntermaßen die unsauberste Art der Gesäßreinigung. Feuchtpapiere führen oft zu Hautreizungen und verursachen infolgedessen Analekzeme mit Juckreiz und Brennen. Die HWI (unkomplizierte Harnwegsinfektion) gehört zu den häufigsten Erkrankungen bei Frauen und Mädchen, und kann recht schmerzhaft sein. Etwa jede zweite weibliche Person in Deutschland ist davon betroffen. Jedes Jahr haben viele Tausend Personen wiederkehrende Infektionen (Rezidive). Das geht zu Lasten der Gesundheit und des Immunsystems. Während der Schwangerschaft kann z. B. eine HWI zu einer Fehlgeburt führen. Insoweit ist die effektivste/sauberste und damit gesündeste Art der Gesäßreinigung das Abduschen des Anusbereiches mit klarem Wasser wohl die beste Lösung. Duschtoiletten oder WC-Aufsätze verursachen im Gegensatz zu den Prokdus Aquafem-Gesäßhandbrausen bei Frauen laut der Schweizer Frauenklinik Kantonsspital Aarau relativ oft Harnwegsinfektionen. Die festinstallierten automatischen und halb automatischen Unterduschen sprühen ihre Wasserstrahlen immer und unveränderlich am Anusbereich vorbei in Richtung Scheidenvorhof. Die mit Darmbakterien konterminierten Wassertropfen wandern dann in den Scheidenvorhof. Von dort wandern Bakterien und Viren in den Harnleiter.

Manuelle Technik kann eben auch sehr große Vorteile haben, wie man sehen kann. Der rückwärts richtbare Duschstrahl bzw. der Wasserstrahleinlauf bei Verstopfungen sind absolute Alleinstellungsmerkmale der Prokdus Gesäßhandbrausen für Frauen und Männer. Die technische Problemlösung für Zuhause und im Urlaub bietet für alle eine exklusive teilmobile Hygienemöglichkeit. Papier hinterlässt grundsätzlich einen Kotschmierfilm mit Darmbakterien wie Escherichia coli. Dadurch wird die Gefahr einer Harnwegsinfektion bzw. Blasenentzündung wahrscheinlicher.

Die Duschwasserreinigung erzielt gegenüber der Papierreinigung 100% Sauberkeit. Das Wasser schädigt im Gegensatz zu Papier auch nicht die zarte Anushaut durch Scheuerbewegungen. Der Wasserstrahl sollte im Normalfall im 90 Grad Winkel von unten nach oben führen, damit keine mit Darmbakterien verunreinigten Wasserspritzer in den Scheidenvorhof gelangen können.

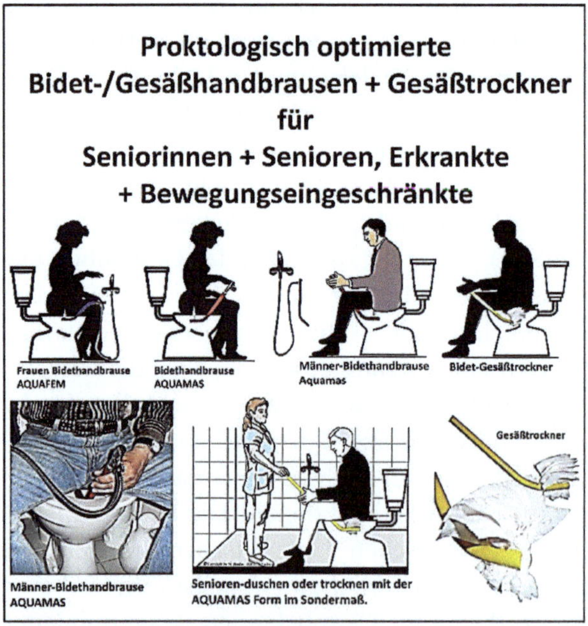

Das Wasserstrahlklistier hilft auf natürliche Weise die Abführung der Verdauungsmasse in wenigen Sekunden zu bewerkstelligen, und das innenliegende venöse Hämorrhoidenpolster so massiv von starkem Druck zu entlasten. Starkes pressen beim Stuhlgang ist dabei nicht mehr erforderlich, allenfalls

Abbildung 59: PROKDUS, Gesäßhandbrausen – Senioren; Quelle: www.inventordesign.de

fein dosiertes pressen aus dem Bauch heraus. Die „Hämorrhoiden" bleiben so druckfrei und ungequetscht gesund. Die Abb. 24, Seite 39 zeigt den Wassereinlauf in den Enddarm in den Stufen 50 bis 200 Milliliter (ml) an. Einer der wesentlichen Vorteile dieser Klistiermethode gegenüber dem Hohen Einlauf mit oft 1 bis 2 Liter Wasser besteht darin, dass Sie als Anwenderin bzw. Anwander den Einlauf im Sitzen statt im Liegen oder in einer vornübergebeugten Kniehockstellung durchführen können. Ein anderer Vorteil des Wasserstrahleinlaufes ist der, dass Sie keine Hilfe wie beim Hohen Einlauf dabei benötigen. Der Hohe Einlauf (siehe auch Google-Suche) ist ein Litergefäß mit angeschlossenem dünnem Schlauch und einem Aftereinführgerät. Das Litergefäß wird an einer erhöhten (1,50 bis 1,80 m Höhe) Stelle befestigt wird, und der atmosphärische Druck drückt das lauwarme (Körpertemperatur) Wasser in den Analkanal bzw. in den Enddarm hinein. Es gibt diesbezüglich verschiedene Gerätschaften, die alle in den After eingeschoben werden müssen. Hierbei können Verletzungen des Gewebes im Analkanal erfolgen.

Bei dem Wasserstrahleinlauf wird keine Penetration mit einem harten Gegenstand vorgenommen. Denn der Wasserstrahl drückt sich Schmerz- und Verletzungsfrei durch den Afterschließmuskel. Wenn der harte Stuhl im Enddarm umspült ist, entsteht damit praktisch eine Art Aquaplaning im Darm. Dadurch rutscht der Darminhalt sehr viel leichter aus dem After. Das kann innerhalb von wenigen Sekunden geschehen. So schnell wirkt kein für den Darm schlechtes Abführmittel. Außerdem bestimmen Sie mit dem Wasserstrahleinlauf selbst den Zeitpunkt der Defäkation, z. B. vor dem Gang zur Arbeit oder zum Einkaufen. So werden die innenliegenden stark venösen ringförmigen Hämorrhoidenpolster mit Wasser nicht beschädigt, welche ja einen sehr wichtigen Teil des Kontinenzorgans darstellen. Das Hämorrhoidenpolster ist nämlich der Garant für den Verschluss des Darmes, und läßt keine festen oder flüssigen Stoffe hinaus. Nach der Defäkation erfolgt direkt das Abduschen in Sitzhaltung. Im Gegensatz dazu muss man nach dem Hohen Einlauf erst noch zur Toilette gehen oder rennen, wenn nötig. Und erst dann erfolgt hier die Gesäßreinigung mit verschmierendem Toilettenpapier auf Toilette, oder in der Dusch- oder Badewanne. Dusch- oder Badewanne inklusive Beine und Füße müssen danach wegen der Darmbakterien extra gereinigt werden.

Die tatsächliche Gesundheitsbedeutung bzw. die Wichtigkeit von neuartigen Hilfsmitteln wie die hier im Buch vorgestellten sitzanatomisch geformten proktologischen Gesäßhandbrausen läßt sich erst richtig und vollends nachvollziehen, wenn man sich die Krankheitszahlen aus dem Kapitel >AWMF S3-Leitlinie Hämorrhoiden 2019 ...< Seite 153 und auf Seite 116 die Tabelle der Operationen noch einmal vor Augen führt. Noch tiefere Einblicke bieten die Zahlenwerke auf der Webseite www.gbe-bund.de , vom statistischen Bundesamt.

Insofern sollten die stetig steigenden Erkrankungszahlen bei Enddarm- und Aftererkrankungen sehr zu denken geben. Besonders den Gesundheitspolitikern in Bezug auf ihre politische Verantwortung, und den Beitragszahlern wegen ihrer steigenden Beitragszahlungen. Stichwort – Gesundheitsrisiko. Die Hochrechnungen für die Krankheits-/ Gesundheitskostenentwicklungen können natürlich heute schon anhand der Bevölkerungszahlen – angefangen bei Babys – relativ genau durchgeführt werden. Dabei ist die aufgeschachtelte Kostenentwicklung für einzelne Krankheitsfelder zwecks beweglicher bzw. dynamischer Festlegungen visioneller Handlungsmöglichkeiten von besonderer Wichtigkeit (siehe Hygienekulturwandel von Toilettenpapier auf Wasser).

Um den zwar schon vorhandenen aber noch recht langsam wachsenden Hygienekulturwandel aus der Tabuzone herauszuholen und noch akzeptabler zu gestalten, sind mindestens fünf wichtige Umstände näher zu beleuchten.
1. Handbrausengrößen im Verhältnis zu Körpergröße und Körpermasse
2. Handbrausen für Frauen und Männer
3. Handbrausen für unterschiedlich erkrankte Menschen
4. Handbrausen für häuslichen- und Urlaubsbereich/Hotel
5. Handbrausen leicht selbst installieren

Zu 1
Für eine mühelose Handhabung muss die optimale Größe zur jeweils vorhandenen Konfektionsgröße mittelst Unterkörperabmessung gefunden werden. Dies geschieht mit der von Binder entwickelten Maßeinheit – ABN-15 –. Das bedeutet, dass man die Entfernung von Anus bis

Nabel (Bauchnabel) z. B. mit einer Schnur abmisst. Mit der linken Hand z. B. wird das eine Schnurende zwischen den Oberschenkeln hindurch zum Anus geführt und gehalten. Mit der freien Hand wird das andere Schnurende lose über den Genitalbereich bis zum Bauchnabel gezogen. Das Schnurstück von Anus bis Nabel wird ausgemessen und stellt die Länge der anzufertigenden Handbrause dar.

Weitere Informationen dazu sind unter www.inventordesign.de / Unterseite: Maße + Abmessung zu finden. Der altgriechische Philosoph Prothagoras - ca. 490 bis 411 vor Christi - entwickelte die Maßlehre vom Menschen, mit dem bekannten Satz "Aller Dinge Maß ist der Mensch" (anthropos = der Mensch, metron = das Maß).

Zu 2
Die Frauen-Gesäßhandbrause Aquafem bietet die Möglichkeit durch Veränderung des Haltewinkels (siehe Seite 25, Abb. 13) auch eine Vaginalabduschung – ähnlich einem Bidet – vorzunehmen. Die Männer-Gesäßhandbrause benötigt diese Möglichkeit nicht.

Zu 3
Die sitzanatomisch geformten Gesäßhandbrausen können bei Anfertigung auch einige Sonderformen für spezielle Einzelfälle aufweisen. Das geschieht dann im Rahmen einer Anfrage und entsprechender Beratung.

Zu 4
Gesäßhandbrausen können nicht nur Zuhause, sondern auch im Krankenhaus oder im Hotel verwendet werden. Selbst in einer Gartenlaube oder einer Jagdhütte etc. müssen Personen mit Afterproblemen außerhalb ihrer vier Wände nicht auf eine bequeme und sichere Analabduschung verzichten.

Zu 5
Die Gesäßhandbrausen sind in unterschiedlicher Art leicht zu montieren. Weiterführende Informationen dafür finden sich unter www.inventordesign.de / Unterseite – Installationsmöglichkeiten –.

Binder KAWA – Liste
Kostenanwendungswertanalyse von Toilettenhilfsmitteln

Die hier verwendete 25er Kriteriengruppe bildet die sachspezifische Bewertungsgrundlage für die größten Fallbereiche wie: Hämorrhoidalerkrankte, Schwangere, Senioren, Behinderte und Pflegebedürftige. Das einzelne Bewertungskriterium behandelt den Verwendungswert eines Produktes hinsichtlich Handhabung, Kosten, Nutzen, Notwendigkeit. Bspw. erhält das Toilettenpapier mit der schlechtesten Quote 41 die höchste Punktbewertung mit 9, weil die Anschaffungskosten sehr gering ausfallen. Andererseits erhält der mit der zweithöchsten Quote bewertete Dusch-/WC-Aufsatz die niedrigste Bewertung mit 1, weil keine Urlaubstauglichkeit gegeben ist. Hier ist die medizinisch/pflegerische Anwendungsnotwendigkeit am Urlaubsort angesprochen. Die Bewertung mit Null bezeichnet den Umstand, dass z. B. das Toilettenpapier nicht wiederverwendbar ist, bzw. ein Bewertungskriterium vom Produkt her nicht vorhanden ist.

Die fachlich objektive Kriterienbewertung der Kostenanwendungswertanalyse (KAWA) für Duschtoiletten, WC-Duschhilfsmittel und Toilettenhilfen

Produktbewertungs-¶ punkte·von·0·bis·9¤		A¤ Dusch-¶ toiletten¤	B¤ Dusch/WC -Aufsatz¤	C¤ Bidet¤	D¤ Binder·Bidethand- brausen¤	E¤ Mini-¶ dusche¤
1¤	Anschaffungskosten¤	1¤	2¤	2¤	9¤	9¤
2¤	Installationskosten¤	1¤	6¤	2¤	8¤	7¤
3¤	Materialzusatzkosten¤	1¤	5¤	3¤	7¤	8¤
4¤	Betriebskosten¤	4¤	4¤	8¤	8¤	8¤
5¤	Evt.Reparaturkosten¤	5¤	5¤	7¤	7¤	8¤
6¤	Reinigungsaufwand¤	5¤	5¤	5¤	7¤	7¤
7¤	Reinigungskosten¤	7¤	7¤	7¤	7¤	7¤
8¤	Sitzergonomische· Form¤	9¤	9¤	9¤	9¤	1¤
9¤	Schutz·der·Intimsphäre¤	9¤	9¤	6¤	9¤	9¤
10¤	Selbstständigkeit/Grundg.¤	9¤	9¤	6¤	9¤	2¤
11¤	Hygieneunterstützend¤	9¤	9¤	5¤	9¤	4¤
12¤	Reinigungseffektivität¤	8¤	8¤	6¤	9¤	6¤
13¤	Hautreizung¤	9¤	9¤	9¤	9¤	9¤
14¤	Gesundheitsvorsorgend¤	9¤	9¤	9¤	9¤	7¤
15¤	Analerkrankung/· Lindernd¤	9¤	9¤	9¤	9¤	7¤
16¤	Analerkrankung/Heilend¤	9¤	9¤	9¤	9¤	7¤
17¤	Schwangerschaftsfreundl.¤	9¤	9¤	6¤	9¤	2¤
18¤	Behinderungsfreundlich¤	9¤	9¤	6¤	9¤	2¤
19¤	Anti-Verstopfung/Einlauf¤	0¤	0¤	0¤	9¤	0¤
20¤	Anti-Harnwegsinfektion¤	4¤	4¤	9¤	9¤	6¤
21¤	Barrierefrei/-befreiend¤	9¤	9¤	6¤	9¤	2¤
22¤	Reisegepäcktauglichkeit¤	0¤	1¤	0¤	9¤	9¤
23¤	Platz-/Raumsparend¤	2¤	8¤	3¤	9¤	9¤
24¤	Handhabungsfreundlich¤	6¤	6¤	4¤	9¤	3¤
25¤	Wiederverwendbarkeit¤	9¤	9¤	1¤	9¤	9¤
¤	Bewertungsquoten¤	153¤	169¤	137¤	215¤	145¤

Abbildung 60: Toilettenprodukteanalyse, Binder KAWA-Liste, Seite 1, A bis E

ergänzt nationale wie internationale Kosten-Nutzen-Analysen (KNA) = Cost-Benefit-Analysis (CBA), Kosten-Minimierungs-Studien = Cost-Minimization (CM),

Krankheitskostenstudien = Cost-of-Illness Studies (COI), Kosten-Wirksamkeits-Analysen = Cost-Effectiveness Studies (CEA), Kosten-Nutzwert-Analysen = Cost-Utility Analysis (CUA), sowie Analysen aus Volkswirtschaftslehre (VWL) und die Betriebswirtschaftslehre (BWL).

F¤	G¤	H¤	I¤	J¤	K¤
Toiletten-¶ Feuchtpapier¤	Toiletten-¶ papier¤	Toilettenstuhl·¶ mit·WC-Dusche¤	Toilettenpapier-¶ Greifhilfe/Zange¤	Preventomed¶ Toiletten-Sitz¤	Toiletten-¶ Bideteinsatz¤
9¤	9¤	2¤	9¤	6¤	9¤
0¤	0¤	8¤	0¤	0¤	0¤
0¤	0¤	0¤	0¤	0¤	0¤
0¤	0¤	8¤	0¤	0¤	0¤
0¤	0¤	5¤	4¤	7¤	4¤
0¤	0¤	5¤	6¤	6¤	6¤
0¤	0¤	7¤	7¤	7¤	7¤
0¤	0¤	7¤	4¤	7¤	2¤
1¤	1¤	5¤	2¤	1¤	1¤
1¤	1¤	5¤	6¤	7¤	5¤
5¤	2¤	7¤	4¤	1¤	1¤
7¤	2¤	7¤	1¤	1¤	1¤
1¤	1¤	9¤	1¤	3¤	1¤
1¤	1¤	9¤	1¤	7¤	1¤
2¤	1¤	9¤	1¤	1¤	1¤
1¤	1¤	9¤	1¤	1¤	1¤
1¤	1¤	9¤	5¤	1¤	1¤
1¤	1¤	9¤	4¤	1¤	1¤
0¤	0¤	0¤	0¤	0¤	0¤
0¤	0¤	7¤	0¤	0¤	0¤
1¤	1¤	9¤	6¤	1¤	1¤
9¤	9¤	1¤	9¤	3¤	9¤
9¤	9¤	5¤	9¤	9¤	9¤
1¤	1¤	7¤	4¤	3¤	3¤
0¤	0¤	8¤	9¤	9¤	9¤
50¤	41¤	157¤	93¤	82¤	73¤

Abbildung 61: Toilettenprodukteanalyse, Binder KAWA-Liste, Seite 2, F bis K

Toilettenhilfsmittel - Bewertungserläuterungen
Manfred Binder
Medizinprodukteberater/Produktentwickler/Binder-Duschsystem
PROKDUS Berlin 2021

Zu:

1) Anschaffungskosten

Mini-(Handbrausen) gibt es ab ca. 6,- €. Gute Duschtoiletten ab ca. 700,-€ bis zu 8000,-€ für Normalnutzer, für Behinderte von ca. 15.000 € bis zu 30.000, - €.

2) Installationskosten

Minihandbrause im Prinzip 0,- €. Dusch/WC-Aufsatz ca. 150,- €, je nach Bauart. Duschtoiletten ca. 1700,- €. (Je nach Anbieter!)

3) Materialzusatzkosten

Minihandbrause evt. preiswerter Duschschlauch. Duschtoilette mit Unterputzspülkasten oder Vorbauspülkasten (Vorwandelement), ca. 1900,- €. Dusch/WC-Aufsatz Zubehör für Wasseranschlussinstallation, € je nach Anbieter.

4) Betriebskosten

Duschtoiletten und Dusch-/WC-Aufsätze benötigen Strom, Kartuschen für Geruchsentsorgung und Wasserentkalkung.

5) Eventuelle Reparaturkosten

Die Elektronik etc. könnte ausfallen. Reparaturzeit dürfte dann bei mehreren Tagen oder evt. Wochen liegen. Evt. Ersatz für die Zeit ohne Dusch-WC? Was machen Kranke bzw. Pflegebedürftige in dieser Zeit?

6) Reinigungsaufwand

Bei Duschtoiletten ist der normale Reinigungsaufwand ca. gleichgroß wie bei Dusch/WC-Aufsätzen. Zur Reinigung gehört auch die separate Entkalkung der Duschkopfdüse. Inwieweit das gerade ältere Senioren oder bewegungseingeschränkte Personen überhaupt besorgen können, ist fraglich.

7) Reinigungskosten
Vermehrt Reinigungsmittel.

8) Sitzergonomische Form
Westliche Sitztoiletten sind sitzergonomisch gebaut. Orientalische Hocktoiletten sind i.d.R. für bewegungseingeschränkte Personen, Senioren und Behinderte völlig ungeeignet. Der hypermoderne Toilettensitz Preventomed (J) unterstützt bei einigen Personen evt. den Defäkationsreflex, erschwert aber andererseits selbst für gesunde Personen massiv die einfache Gesäßreinigung durch die Sattelform, da sie den Intim-Eingriff in das Klobecken eben schwierig macht. Für bewegungseingeschränkte Personen, Senioren und Behinderte bildet der Sitz eine große Barriere für die eigenständige Hygiene. Erstens ist die eigene wie auch die fremde Eingriffsmöglichkeit schlecht bzw. nicht gegeben, und zweitens ist selbst der an sich sehr simple Bidet-/Gesäßhandbrauseeinsatz (D) fast oder gar nicht möglich.

9) Schutz der Intimsphäre
Intimsphäre ist gegeben, wenn Personen ohne Fremdhilfe agieren können.

10) Selbstständigkeit/Grundgesetz/Behindertengleichstellungsgesetz - (BGG)
Selbstständigkeit und Selbstbestimmung gemäß Grundgesetz, BGG und UN-Behindertenrechtskonvention wird erzeugt bzw. unterstützt, wenn die Intimhygiene ohne Fremdhilfe erfolgen kann.

11) Hygieneunterstützend
Für z. B. Gelenkerkrankte etc., und/oder Hämorrhoidalerkrankte und rektal Operierte sind je nach Fall die wasserführenden Geräte hygiene- und gesundheitsunterstützend.

12) Reinigungseffektivität
Die tatsächliche Reinigungseffektivität der verschiedenen Duschsysteme kann nur aufgrund von Selbstanwendung bzw. durch Einsatz eines Dummys, oder durch einen vereidigten Prüfer sicher und objektiv

festgestellt werden. Der Anwender selbst kann die Effektivität dadurch prüfen, indem er einige Blatt Toilettenpapier mit seinen Fingern gegen den Anus drückt und nachschaut. Ist der Anus sauber, ist die Effektivität zum Preis-Leistungsverhältnis gegeben.

13) Hautreizung

Auch weiches Toilettenpapier kann bei penibler Reinigung mechanische Hautreizungen und infolgedessen auch Hauterkrankungen verursachen. Trotz kräftigen Reibens hinterlässt Toilettenpapier immer einen Kotschmierfilm auf der sehr faltenreichen empfindlichen dünnen Anushaut und insbesondere an der Gesäßfaltenbehaarung und seiner Hautpartien. Diese Kotrestanhaftungen verursachen sehr häufig Hauterkrankungen, die sich später oft zu größeren Erkrankungen ausweiten und zu Operationen führen. Hiervon besonders betroffen sind mobilitätseingeschränkte Personen und adipöse Menschen.

14) Gesundheitsvorsorgend

Die Stuhlgangreinigung mit Wasser ist eine ärztlich bewiesene Gesundheitsvorsorgemaßnahme. Grundsätzlich ist festzustellen, dass die Intimhygiene eine Handarbeit darstellt, so wie die Gesichtswaschung, das Rasieren oder Zähneputzen.

15) Analerkrankung/ lindernd/heilend

Die Wasserreinigung des Gesäßes lindert verschiedene Erkrankungen am Gesäß und kann auch heilen. Insbesondere ist die Wasserreinigung bei Vorliegen von Hämorrhoiden und ähnlichen Leiden hervorragend geeignet und ist ärztlich von Proktologen und Dermatologen empfohlen (www.praxis-heitele.de) der Hintern mag lieber klares Wasser).

16) Analerkrankung/Heilend

Wasser ist als Heilmittel im weitesten Sinne lange bekannt. Mit einer proktologischen Praxisstudie haben Dr. med. W. Brühl und Dr. med. R. Schmauz 1997 nachgewiesen, dass Wasser für die Gesäßreinigung die gesündeste Art der Analhygiene darstellt. Die medizinisch therapeutische Wirksamkeit ist daher unstrittig. Seither wird von der Mehrzahl der Proktologen und Dermatologen die rektale Wasserreinigung und insbesondere auch die Reinigung bzw. Ausduschung von Anal-Operationswunden empfohlen.

Die Wasserreinigungsempfehlung betrifft ebenso Schwangere und Entbundene, die mit Wochenfluss und teils mit Dammrisswunden laborieren.

17) Schwangerschaftsfreundlich

Für bewegungseingeengte Schwangere sind die Duschsysteme A, B und D im Prinzip sehr hilfreich. Eine genaue Kosten-Nutzen-Abwägung auch im Sinne des Geldbeutels ist dabei aber notwendig. Zum Beispiel dann, wenn eine Schwangere einen Urlaub gebucht hat, aber das Duschsystem A oder B nicht im Koffer mitnehmen kann. Aber auch an die Gefahr möglicher Harnwegsinfektionen durch Gebrauch von A und B ist dringend zu denken.

In einem Informationsblatt der Frauenklinik Aarau/Schweiz warnt die Klinik Frauen vor der Dusch/WC Anwendung, wegen der bekannt gewordenen Gefahr der Harnwegsinfektionen, die ganz besonders für Schwangere gefährlich sein können.

18) Behindertenfreundlich

Für bewegungseingeschränkte Personen (temporär Erkrankte), Behinderte, Senioren und Schwangere ist ein sitzergonomisch positives Duschsystem eine körperlich große Erleichterung. Allerdings sollten Personen mit trockener/empfindlicher Anushaut oder trockener Altershaut gesundheitsvorbeugend und ärztlich empfohlen darauf achten, dass die Systeme A und B mit ihren Föntrocknern die Haut schädigen kann. Das System D setzt gemäß Handbrausesystem auf einen hautschonenden Gesäßhandtrocknerstab zum trocken tupfen der Gesäßfalte gemäß Ärzteempfehlung.

19) Anti-Verstopfung/Einlauffunktion

Die Duschsysteme A, B und C besitzen keine Einlauffunktion, auch wenn dies in der Werbung von einigen Anbietern so dargestellt wird. Der Proktologe Dr. med. Lenhard hat die angebliche Enemafunktion in einem Interview mit den eindeutigen Worten >>Das ist totaler Quatsch, ... das geht medizinisch gar nicht ...<< bezeichnet.

20) Anti-Harnwegsinfektion
Die Duschsysteme C und D verursachen bei korrekter Handhabung aufgrund ihrer Funktionsweisen keine Harnwegsinfektionen bei Frauen.

21) Barrierefrei
Die Duschsysteme A, B und D sind barrierefrei. Die Barrierefreiheit der TSE (Buchstabe L) ist dagegen nur mit 5 Punkten bewertbar, weil die Nutzung der Intimöffnungen/Einbuchtungen für bewegungseingeschränkte Personen recht schwierig ist. Auch eine Fremdhilfe/ Pflegekraft kann da nicht gut mitarbeiten. Denn die Nutzerperson muss i.d.R. aufstehen – soweit es Ihr möglich ist –, um sich nach dem Stuhlgang selbst reinigen zu können. Aber bei diversen Krankheitsanzeigen ist das sicherlich auch nicht immer möglich oder nur mit großer Mühe verbunden. Hierbei ist zusätzlich an Kreislauferkrankungen, Schwindel-gefühle, Gleichgewichtsstörungen oder an Bluthochdruck zu denken, da hier Unfallrisiken entstehen können. Soweit eine Pflegekraft die Gesäßreinigung vornehmen oder zumindest dabei mithelfen muss, wird die zwangsläufig schlechteste Reinigung mit Toilettenpapier und/oder Allergien verursachendes Feuchtpapier nicht wesentlich einfacher. Und sauberer und gesünder ohnehin nicht. Dagegen kann die TSE-Nutzung für den Nutzer in Verbindung mit einer Gesäßhandbrause (D) sehr angenehm gestaltet werden. Der Nutzer erlangt auch die eigenständige Handlung wieder in eigene Hände zurück. Selbstständigkeit und Menschenwürde sind hierbei von besonderer Bedeutung. Gleichwertig ist ebenfalls die Gesundheitsvorsorge durch die Wasserreinigung. Aber auch der mögliche Pflegekrafteinsatz kann durch den Gesäßhandbrauseeinsatz hochwertig unterstützt werden.

22) Reisegepäcktauglichkeit
Die Duschsysteme A, B und C sind im Gegensatz zum Duschsystem D nicht Reisegepäcktauglich. Die TSE ist nur bedingt Reisegepäcktauglich, weil sie zu sperrig ist.

23) Platz-/raumsparend
Die Duschsysteme B und D sind sehr raumsparend und passen in die kleinste Toilette, das kleinste Bad.

24) Handhabungsfreundlich
Von den Duschsystemen A, B, C und D sind C und D am einfachsten zu handhaben. Wobei das System D als einziges über eine 10jährige Garantie verfügt.

25) Wiederverwendbarkeit
Die Wiederverwendbarkeit ist bei den Duschsystemen A, B, C und D z. B. bei einem Haus- oder Wohnungswechsel gegeben. Entweder übernimmt der Nachmieter die Installation, oder der Mieter/Nutzer deinstalliert sein Duschsystem und baut es neu ein. Die Kosten für Aus- und Einbau liegen bei den System A, B und C sicher bei über 2000,-€. Bei dem System D würden die Kosten bei ca. 50 € bis 150,-€ liegen, je nach Installationsart und Installationsfirma.

Zusatzbewertungen
Die Zusatzbewertungen betreffen die sanitärtechnische Trinkwassersicherheit und die sogenannte „Enema-Funktion" an Duschtoiletten bzw. an Dusch-WC Aufsätzen.
Gemäß § 2 Trinkwasserverordnung 2011/2013 und DIN EN 1717 ist in dem Duschsystem Buchstabe „D" (Bidethandbrause) eine Einzelsicherung (Rückflussverhinderer) zum Schutz gegen Rückfließen von schon entnommenem Wasser in die Trinkwasserleitung verbaut. Eine zusätzliche doppelte Einzelabsicherung für das Duschsystem „D" erfolgt über die anzuschließende Brausearmatur am Warm- und Kaltwasseranschluss. Die Duschtoiletten etc. hingegen müssen gemäß DIN EN 1717 mit einem Rohrunterbrecher installiert werden.
In Werbeanzeigen und anderen werblichen Aussagen wird von diversen Herstellern von Duschtoiletten und Dusch-WC Aufsätzen wie z. B. dem Gerät „VEBRA" eine Enema-Funktion zugeschrieben. Enema heißt „Einlauf", und bedeutet letztendlich, dass mit diesen Toilettengeräten angeblich ein Enddarmeinlauf (Klistier) durchgeführt werden kann. Dazu meint in einem Zeit-Online Interview der Proktologe Dr. med. Bernhard Lenhard:
>Das ist totaler Quatsch. < >Mit dem Wasserstrahl allein funktioniert das nie und nimmer, rein anatomisch betrachtet. < Herr Dr. Lenhard ist

Vorsitzender der Arbeitsgemeinschaft Proktologie in der Deutschen Dermatologischen Gesellschaft.

Dem gegenüber verfügen die Binder Bidet-/Gesäßhandbrausen (Duschsystem D) sehr wohl über eine nachweisbar 100% funktionierende Klistier-/Einlauffunktion. Ebenso nachweisbar funktioniert/e das patentierte Duschgerät „Intrajet" von Prof. Dr. med. Claude Franceschi. Weitere Informationen lassen sich unter der Webadresse www.inventordesign.de, Schwangerschaftshygiene finden

Pflegebedürftige proktologisch schützen,
und pflegende Angehörige und Pfleger*innen unterstützen

Mitten in der Coronazeit wird der quasi Flaschenhals des vorhandenen Pflegenotstandes noch enger. Persönliche Abstandregeln können so gut wie gar nicht korrekt eingehalten werden. Und schon gar nicht bei den Pflegebedürftigen in Heimen oder eigenen Wohnungen. Die Körperpflege und insbesondere die Reinigung nach dem Stuhlgang ist nun einmal ein ganz intensiver Kontakt. Mehr Nähe geht fast nicht.

Den Hintern nach dem Stuhlgang selbstständig zu reinigen ist ein grundgesetzlich geschütztes Grundbedürfnis. Ebenso ist auch die Selbstständigkeit bzw. das eigenständige Handeln ohne Fremdhilfe nach Gesetz und Rechtsprechung geschützt. Krankenlassen dürfen gemäß Gerichtsurteilen nach Hilfsmittel etc. mit Verweis auf Hilfe durch Dritte nicht ablehnen. Zudem müssen Hilfsmittel etc. dem neuesten Stand der medizinischen Technik und Wissenschaft entsprechen.

Diese Pflegergesäßhandbrausen wie auch alle anderen Prokdus-Handbrausen sind weltweit die einzigen ihrer Art. Die Pflegdus-Gesäßhandbrausen schützen insbesondere auch vor Ansteckungsgefahren wie z. B. vor Clostridium difficile-Infektionen [62,63], die bei der Gesäßreinigung mit der Hand bzw. durch Schmierinfektionen vorkommen können. In der Häuslichen Pflege ist wegen der hoch ansteckenden Darmbakterien ganz besonders auf Hygiene zu achten.

Interessant ist die Tatsache, dass auf der Webseite der BZgA = Bundeszentrale für gesundheitliche Aufklärung (Nr. 10) in Sachen Hygiene, nur von Handhygiene die Rede ist. Über die wesentlich wichtigere Stuhlhygiene mit Wasser zwecks Infektionsverhinderung wird kein Wort verloren.

---

[62] *https://flexikon.doccheck.com/de/Clostridium_difficile*
[63] *https://www.infektionsschutz.de/erregersteckbriefe/clostridium-difficile.html*

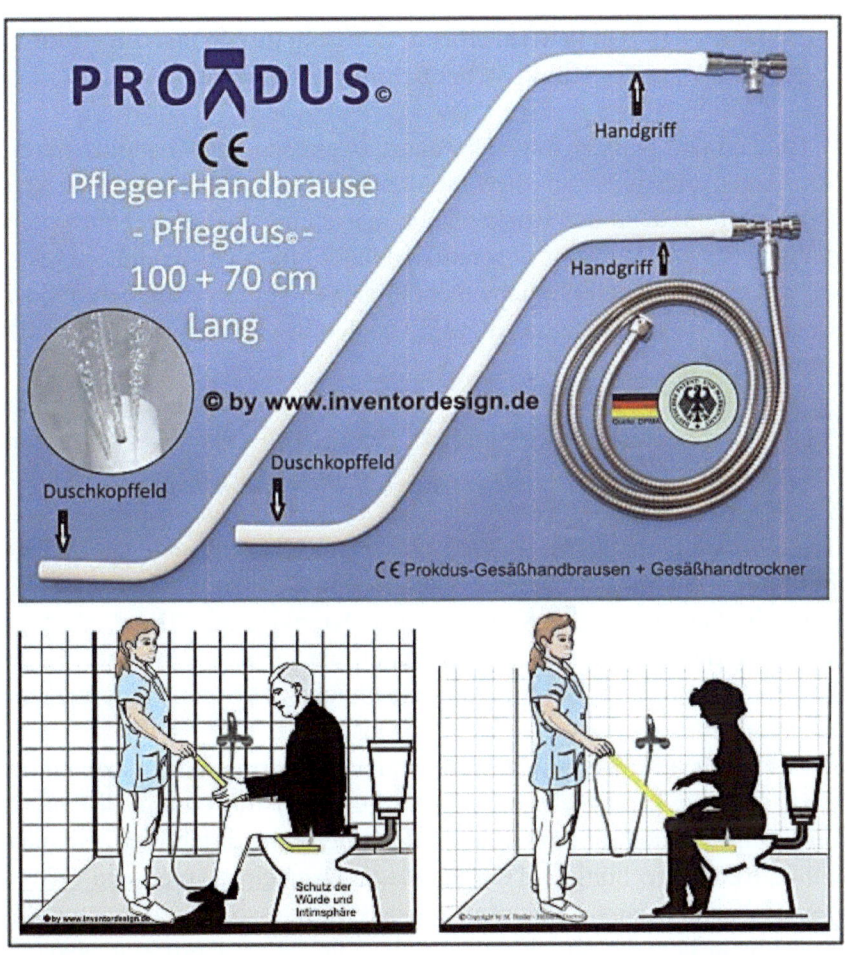

Abbildung 62: Pfleger-Gesäßhandbrause, verschiedene Größen. Originale in rot.

Zu das Clostridium difficile-Infektionen können in der aktuellen Coronakrise auch noch Coronaansteckungen dazu kommen. Denn der Darm scheidet auch entsprechende Corona-Vieren aus. Je nach Körperlänge der Pflegeperson werden die Standardgrößen Pflegdus P60, P80, P 90 und P100 ausschließlich in Rot angeboten.

Die neuartige Rückeneinreibevorrichtung zur Selbsteinreibung des Rückens bei Schmerzzuständen

Rücken und Hintern bzw. Darmausgang haben eine Gemeinsamkeit. Am Anus scheint bekanntlich nie die Sonne und es kommt auch kein Blick dort hin. Und den Rücken kann man sich ohne Spiegel auch nicht selbst ansehen. Aber mit unseren Händen können wir bei guter Gelenkigkeit einige Rückenbereiche mehr oder weniger gut erreichen. Jedoch ist ein großflächiges Reiben nur mit Händen bis auf wenige Stellen eher nicht möglich.

Diese Tatsache hat der GKV-Justiziar Kai Garbers LL. M. in einer Stellungnahme an das Sozialgericht Berlin *(vgl. Das GKV Lügen und Rechtsbruch Kartell in der deutschen Staatsverwaltung, ISBN-Nr. 9783752612240, BoD-Verlag, GKV-Klageerwiderungsschreiben vom 17. Oktober 2018, Blatt 7, Abb. 12, Seite 93)* so mit eigenen Worten bestätigt. Obwohl Garbers die anatomische Schwierigkeit des Einreibens für Gleichermaßen Gesunde, wie Kranke und Pflegebedürftige voll bestätigt, sieht er keine Leistungspflicht für Kranken- und Pflegekassen wegen eines Behinderungsausgleiches zur Genehmigung und Erstattung des Hilfsmittels. Garbers – also die GKV – ist der Meinung, dass ein für alle Menschen bestehendes Hindernis nicht dazu führen darf, dass bewegungseingeschränkte Personen mit einem Hilfsmittel bevorzugt werden. Diese GKV-Auffassung widerspricht der geltenden Ethik, Rechtsprechung und Gesetzeslage. Denn ein als medizinisch notwendig verordnetes Hilfsmittel ist laut Bundessozialgericht von der Leistungspflicht der Kranken- und/oder Pflegekassen umfasst, also Genehmigungs- und Erstattungspflichtig.

Rückenleiden liegen bevölkerungsweit mehrheitlich als sogenannte Nichtspezifische Kreuzschmerzen vor. Es handelt sich hauptsächlich um muskuläre Verspannungen mit unterschiedlichen Schmerzzuständen. Rückenschmerzen bleiben nicht auf den Rückenbereich beschränkt. Die Schmerzentwicklung geht auch um den ganzen Brustkorb. Insbesondere verursachen diese Schmerzen nicht selten scheinbare Herzstiche und Beklemmungsgefühle. Andersherum werden echte Herzbeschwerden in Form von Zwicken/Stechen als Rückenschmerz wahrgenommen. Nicht wenige Hausärzte erkennen nicht auf Anhieb die Unterschiede zwischen Herz- und Rückenschmerz und umgekehrt. Verschiedene Fachärzte weisen des Öfteren auf diesen Allgemeinärzten kritisierenden Umstand mit Recht hin. Die Leidtragenden sind natürlich immer die Patienten. Rückenschmerzen ziehen sich ebenso auch bis zum Magen-Darm-Bereich hin, und verursachen Magenschmerzen beispielsweise in Form von Übelsein. Es kann sich, aber auch quasi verwirrenderweise so ähnlich anfühlen, als wenn man Hunger verspürt. Der Autor und Erfinder der hier in Rede stehenden Rückeneinreibevorrichtung – Rückenbutler Primus IP – weiß ein Lied über viele Jahre davon zu singen. Das Ausprobieren von sogenannten Rückenlöffeln mit oder ohne Schaumstoffbelag brachte keinen Erfolg. So entstand um das Jahr 2000 herum die Konzeption für eine wandbefestigte Einreibevorrichtung für Jedermann. Und im Januar 2001 erfolgte die patentamtliche Eintragung des Gebrauchsmusters.

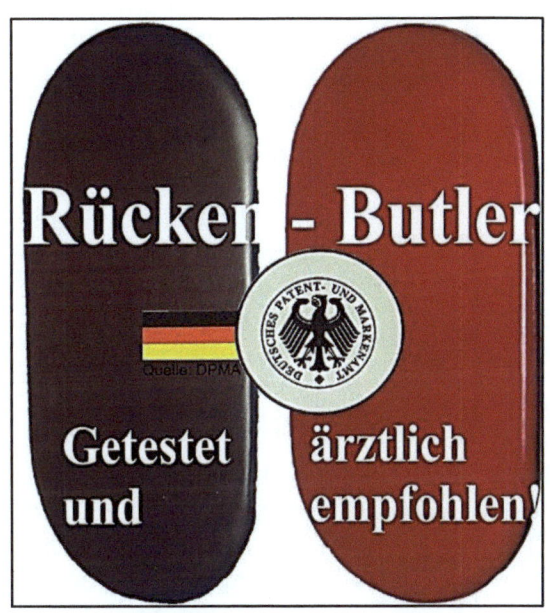

Abbildung 63: Rückeneinreibevorrichtung; Quelle: www.inventordesign.de

Da sich schon im Vorfeld der Einreibekonzipierung abklärte, dass insbesondere Einarmige Personen und andere bewegungseingeschränkte Menschen mit den Einreibelöffeln eigentlich nicht viel oder besser gesagt gar nichts anfangen können, entstand der Grundgedanke an ein wandbefestigtes Gerät. Denn nur damit kann ein gesicherter Behinderungsausgleich stattfinden. Für den Autor und Erfinder war der erste fertiggestellte Rückenbutler fast ein wahrer Segen.

Unter dreimaliger Verwendung einer Latschenkieferlotion und massageähnlichen Reibungen gelang es den misslichen Kreuzschmerzen für einige Tage zu entrinnen.

Vortan war der an eine Wand befestigte Rückenbutler das Mittel der Wahl. Der Wandabstand beträgt nur ca. 5 cm. Die Maße des Rückenbutlers betragen Breit x Hoch 30 x 60 cm, das Einreibeschild wird mit 4 Rohrclips auf 2 senkrechten Röhren befestigt und kann je nach

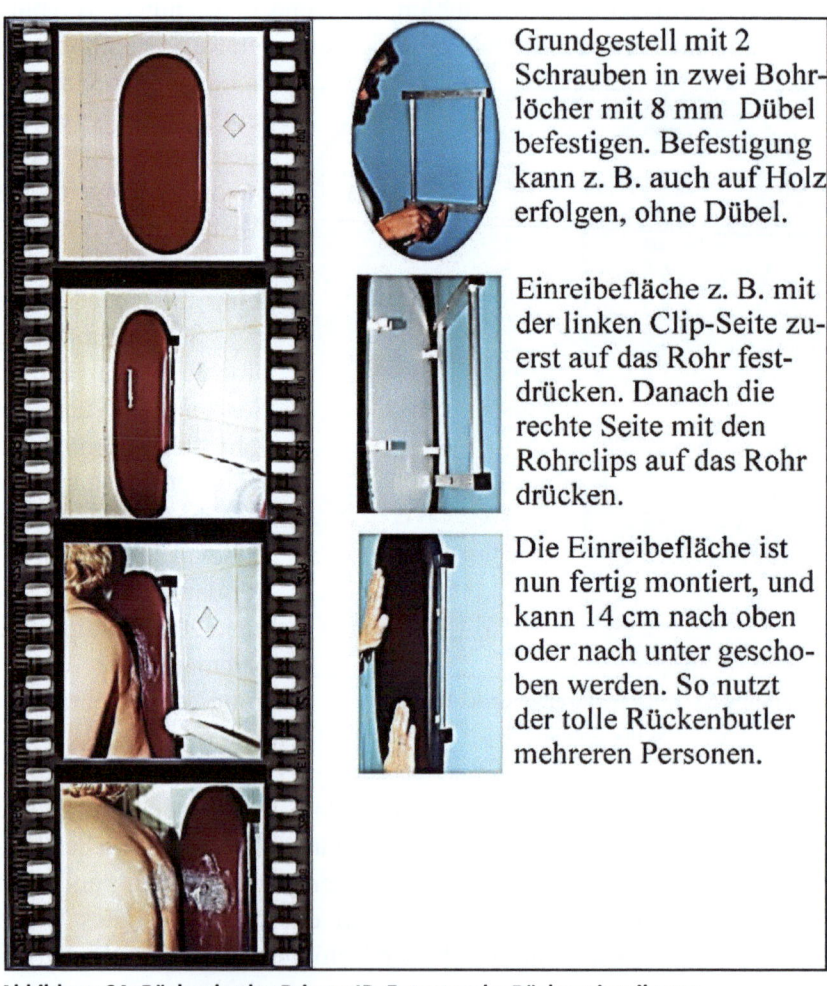

Grundgestell mit 2 Schrauben in zwei Bohrlöcher mit 8 mm Dübel befestigen. Befestigung kann z. B. auch auf Holz erfolgen, ohne Dübel.

Einreibefläche z. B. mit der linken Clip-Seite zuerst auf das Rohr festdrücken. Danach die rechte Seite mit den Rohrclips auf das Rohr drücken.

Die Einreibefläche ist nun fertig montiert, und kann 14 cm nach oben oder nach unter geschoben werden. So nutzt der tolle Rückenbutler mehreren Personen.

Abbildung 64: Rückenbutler Primus IP, Fotostrecke Rückeneinreibung; Quelle: www.inventordesign.de

gebrauchter Höhe hoch und herunter bewegt werden, siehe Abb. 62, oben, Bildmitte rechts.

Mit dieser Größe ist absolut gewährleistet, dass der komplette Rückenbereich eingerieben werden kann. Die Wandanbringung erfolgt individuell je nach Körperlänge in unterschiedlicher Höhe, bzw. immer von der eigenen Rückenmitte gleich Mitte des Rückenbutlers. Da sich der Rückenbutler auch nach der Wandbefestigung mit 2 Schrauben um ca. 10 cm nach oben oder nach unten schieben läßt, passt er für den/die Partner/in.

Die Benutzung des Rückenbutlers ist denkbar einfach. Einen Streifen Salbe etc. auf die mit Schaumstoff und Kunstleder bespannte Einreibefläche geben und sich mit dem Rücken dagegen pressen. Dann mit leicht vorgezogenen Schultern einen leichten Katzenbuckel machen, beide Hände auf die Oberschenkel legen und den Rücken in einem quasi Halbkreis von links nach rechts und/ oder umgekehrt hin und her bewegen. Dabei sollte immer eine vorgezogene Schulterseite nach vorne kommen, und die andere Schulterseite nach hinten auf die Einreibefläche gedrückt sein.

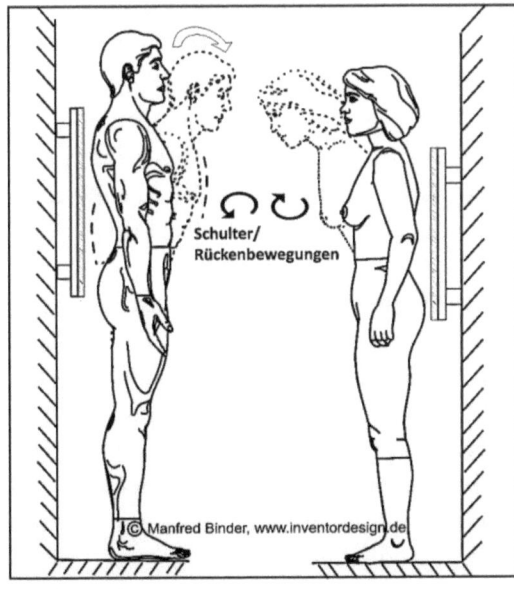

Schulter/ Rückenbewegungen

© Manfred Binder, www.inventordesign.de

Abbildung 65: Skizze - Schulter-Rückenbewegung; Quelle: www.inventordesign.de

Das ganze massageähnliche Bewegen kann man etwas verstärken, indem man die Füße etwas weiter vorstellt, so dass man sich leicht schräg nach hinten gegen den Rückenbutler anlehnt. Dadurch bewirkt man einen größeren Anpressdruck auf den Rücken.

Hierbei verstärkt sich der massageähnliche mechanische Druck auf die Rückenmuskulatur.

Zeitgleich wird dabei die Creme etc. sehr gut

eingerieben. Im Verhältnis zu den Einreibelöffeln ist der Rückenbutler zwar ein großes aber auch ein sehr stabiles und langlebiges Hilfsmittel. Für Menschen, die Bewegungsprobleme mit Armen und Schulter etc. haben, ist es das optimale Hilfsmittel. Denn sie können ja einen Einreibelöffel etc. nicht über die Schulter hinwegbewegen.

Der Rückenbutler ist in diversen Situationen von unterschiedlichen Personen anwendbar. Alleinstehende, die sich noch relativ gut allein in ihrer Wohnung hin und her bewegen können, brauchen für die Einreibung keine Fremdhilfe. Insbesondere können Anwender zur Selbsthilfe den Rückenbutler zu jeder beliebigen Tages- oder Nachtzeit nutzen. Auch Pflegebedürftige können je nach Einzelfall auf die Hilfe von Pflegerpersonal zumindest teilweise verzichten. Insbesondere Frauen, die oft mit Rückenschmerzen zu tun haben, müssen sich hinsichtlich Intimität und Schamgefühl nicht vor männlichen Pflegern entblößen. Auch für nicht allein wohnende Personen ist die Nutzung des Rückenbutlers zu jeder Zeit eine gute Sache, wenn sie nicht die Hilfe des Ehepartners etc. aus verschiedenen Gründen nicht beanspruchen möchten. Der Rückenbutler stärkt in jedem Fall die Eigenständigkeit. Das gilt erst recht dann, wenn sich z. B. jemand einen Arm gebrochen hat.

Rückenschmerzen sind laut aerzteblatt.de weltweit Hauptursache für Behinderungen von rund 540 Millionen leidenden Menschen. Auch in Deutschland stehen wie oben schon erwähnt, Rückenschmerzen z. B. bei Krankschreibungen von 8,8% laut TK mit an vorderster Stelle. Diese Krankschreibungen verursachen relativ hohe Krankenbehandlungskosten und hohe Schadenszahlen durch volkswirtschaftliche Produktionszeitverluste.

Nach Angaben der Techniker Krankenkasse (TK) vom 14. März 2018 gab es hochgerechnet auf 45 Mio. Erwerbstätige in Deutschland im Jahr 2017 fast 60 Millionen Fehltage oder bei durchschnittlich berechneten 350 EUR pro Tag 21 Milliarden EUR als Produktionsausfälle wegen Rückenbeschwerden. Das waren täglich 164.000 Tausend Beschäftigte. Es sind auf jeden Fall Unsummen zu viel. Rückenschmerzen sind nicht nur ein Problem von Erwachsenen/ Senioren, sondern auch von abertausenden Kindern und Jugendlichen.

Laut der Studie – Global Burden of Disease – aus dem Jahr 2017 verliert das Vereinigte Königreich pro Jahr eine Million Jahre

Lebensproduktion, die USA drei Millionen und Australien 300.000 Tausend. Und die weltweite Belastung durch Rückenschmerzen ist seit 1990 um rund 50% gestiegen. Die Belastung wird mit zunehmender Bevölkerungsalterung noch weiter ansteigen [64].

Die Fachzeitschrift – Lancet – (2018; doi: 10.1016/SO140-6736(18)30725-6) berichtet von einer dreier Serie zum Thema Rückenschmerzen. Die drei Artikel wurden von einer internationalen Autorengruppe um die Rheumatologin Professor Rachelle Buchbinder an der Monash University Melbourne, Australien verfasst.

Der erste Artikel von Jan Hartvigsen, Mark Hancock und Kollegen befasst sich u. a. mit der Beseitigung schädlicher Behandlungspraktiken.

Im zweiten Artikel thematisieren Nadine Foster, Christopher Maher und Kollegen Behandlungsempfehlungen und den Mangel an Forschung zur Prävention von Rückenschmerzen.

In der dritten Schrift wird von Professor Rachelle Buchbinder und Kollegen ein Aufruf zum Handeln verfasst. Der Aufruf behandelt das Anerkennen der komplexen Materie Rückenschmerz (Low back pain) als Behinderung [65].

In der vorgenannten Artikelreihe wurden Belege untersucht, die darauf hinweisen, dass die Betreuungs-/Behandlungsfehler aus reicheren Ländern auch in ärmere Länder übertragen werden.

Laut Lancet-Serie werden in den USA jährlich 2,6 Millionen Notfallbesucher mit Opioitverschreibungen gegen Rückenschmerzen abgespeist. Nur bei etwa der Hälfte der Menschen mit chronischen Rückenschmerzen wurden dagegen Physiotherapien verschrieben.

Zitat: [„Millionen von Menschen auf der ganzen Welt bekommen die falsche Pflege für Rückenschmerzen. Der Schutz der Öffentlichkeit vor unbewiesenen oder schädlichen Ansätzen bei der Behandlung von Rückenschmerzen erfordert, dass Regierungen und Führungskräfte im Gesundheitswesen festgefahrene und kontraproduktive Erstattungs-

---

[64] (vgl. https://www.aerzteblatt.de/nachrichten/93384/Rueckenschmerzen-sind-weltweit-Hauptursache-fuer-Behinderungen).

[65] (vgl. https://www.thelancet.com/series/low-back-pain).

strategien, Eigeninteressen und finanzielle und berufliche Anreize in Angriff nehmen, die den Status quo aufrechterhalten", sagte Jan Hartvigsen, University of Southern Denmark.

Die Gesundheitssysteme sollten nur für hochwertige Pflege bezahlen, die Finanzierung unwirksamer oder schädlicher Tests und Behandlungen einstellen und die Forschung im Bereich der Prävention, besserer Tests und besserer Behandlungen intensivieren, so seine Forderung.] Zitat Ende [66].

Rückenmuskelverkrampfungen die aufgrund von psychosozialen etc. Spannungszuständen entstehen oder chronisch werden, können mit dem Hilfsmittel Rückenbutler und den richtigen Naturpräparaten wie z. B. Franzbranntwein oder kiefernölhaltige Cremes und sogar Zwiebelsaft wieder entkrampft werden. Patienten sollten sich zu den Naturprodukten selbst hinreichend sachkundig machen. Denn auch die selbstbehandlungsmäßige Beschäftigung mit der Beseitigung von Rückenschmerzen bildet für sich genommen schon eine Form von Eigeninitiative mit Selbstheilungsbeitrag. Es bedarf keiner chemischen Salben mit anästhetischen Stoffen, die im Prinzip nur gefühllos machen. Jeder sollte es ausreichend fühlen, wie sein Haut- und Fleischgewebe wieder gut durchblutet wird. Die langsame Befreiung vom Schmerzgefühl ist ein unglaublich großartiges Wohligkeitsempfinden wie eingebettet in ein fast unglaubliches Freiheitsgefühl. Das Denken und Handeln rennen mit neuem Elan und Kreativität praktisch um die Wette. Auch die Angst vor dem Schlafen gehen ändert sich zum Positiven. Krankenstände können mit mehr Verständnis zum Patienten und guten praktikablen Hilfsmitteln langfristig positiviert werden. Auch mögliche Behandlungsfehler können korrigiert werden und dem Patienten zugleich eine längerfristige positivierende Selbstbeschäftigung an die Hand geben. Betrachte man die komplexe Materie des Rückenschmerzes in Deutschland und weltweit, erscheint die Aufnahmeablehnung in das Hilfsmittelregister durch den GKV-Spitzenverband mehr als unverständlich und rückständig. Denn hinsichtlich der oben genannten fast 60 Millionen Fehltage und den riesigen Verlustsummen für die Wirtschaft und für

---

[66] *(vgl. https://www.aerzteblatt.de/nachrichten/93384/Rueckenschmerzen-sind-weltweit-Hauptursache-fuer-Behinderungen).*

die Krankenkassen kann es absolut kein Verständnis für die einfältige GKV-Eintragungsverweigerung geben. Insbesondere dann schon nicht vor dem Hintergrund der rechts- und gesetzwidrigen Aufnahmeablehnung in das Hilfsmittelverzeichnis. Denn nach § 139 SGB V hätte der Rückenbutler Primus IP eingetragen werden müssen. Was aber im Moment noch bleibt, ist die Tatsache, dass der GKV-Spitzenverband nicht wirtschaftlich genug denkt und handelt, und damit der deutschen Wirtschaft sowie den vielen Tausend Patienten und sich selbst einen mehr als schlechten teuren Dienst erweist. Der GKV-Vorstand ist demnach nicht in der Lage zu erkennen, dass die möglichen kleineren Hilfsmittelausgaben weitaus größere und vor allem langjährige Krankenkostenausgaben reduzieren können. Das lügenhafte wie betrügerisches und unwirtschaftliche Verhalten des GKV-Vorstandes in dieser Angelegenheit schadet der rund 73 Millionen starken Versichertengemeinschaft und ist insbesondere aber auch ein permanentes verstoßen gegen die Rechtsstaatsprinzipien aus Artikel 20 Absatz 3 Grundgesetz. Und damit besteht Patienten-, Verfassungs- und Demokratiefeindlichkeit.

Die Gesetzliche Krankenversicherung (GKV) vertritt gegenüber dem Berliner Sozialgericht die Meinung, dass die Rückeneinreibung auch für gesunde gut bewegliche Menschen ein Problem bzw. eine natürliche Behinderung darstellt. Und deshalb kann keine Rückeneinreibehilfe erstattet werden.

Die GKV unterliegt mit ihrer Argumentation zudem einem großen Denkfehler. Denn bewegungseingeschränkte Versicherte haben nicht nur die quasi natürliche Behinderung wie sie für alle Menschen besteht, sondern auch noch zusätzlich die alters- oder krankheitsbedingte Behinderung zu tragen. Und das Versicherte damit eine logischerweise doppelte Behinderung haben, kann niemand ernsthaft geistig gesund anzweifeln. So gesehen ist die GKV-Meinung nachweislich eine tausendfach geübte Lügerei und absichtliche Fehlinterpretation. Von daher ist die ärztliche Verordnung dieses Hilfsmittels rechtlich 100% korrekt. Im Zweifelsfall lohnt sich also immer einen Widerspruch einzulegen und ggf. bei Gericht Klage einzureichen.

Arztgutachten zur Rückeneinreibehilfe.

Dr.med W.Kreischer
Facharzt für Allgemeinmedizin
Clayallee 336
14169 Berlin

Tel.(030) 811 08 28

Berlin, 2.3.01

Ärztliche Begutachtung für eine Rückeneinreibevorrichtung

Herr Manfred Binder stellte mir hier in meiner hausärztlichen Praxis eine
Einreibevorrichtung vor, für die eine Gebrauchsmusterschutzanmeldung
beantragt wurde.
Die Einreibevorrichtung besteht im wesentlichen aus eine ca. 60cmx30cm großen
Brett,welches an der Wand befestigt wird.
Die Einreibevorrichtung soll vor allem älteren und in ihrer Bewegung
eingeschränkten Patienten dienen.

Wir haben die Vorrichtung hier einem Praxistest unterzogen und fanden heraus,
daß sie für o.g.Patienten tatsächlich eine Hilfe bietet.
Man kann auf der mit Plastik bespannten Oberfläche Salben jeder Art bequem
auf den Rücken einwirken lassen.
Durch bespannen der Vorrichtung mit einem Spezialtuch (Frottee/Schaumstoff),
läßt sich sogar mühelos flüssiges/ölhaltiges Material auf den Rücken auftragen.
Bisher mußten sich bestimmte Personengruppen (siehe oben) durch dritte
Personen den Rücken einreiben lassen.
Insgesamt beurteile ich das Gebrauchsmuster als sehr hilfreich.

Dr. med. Wolfgang Kreischer
Facharzt für Allgemeinmedizin
Clayallee 336, 14169 Berlin

72 83031

Telefon
811 08 28

Abbildung 66: Arztgutachten - Rückenbutler Primus IP;
Quelle: www.inventordesign.de. Bildzitat § 51 UrhG

AWMF S3-Leitlinie Hämorrhoiden 2019 publiziert fast 3 Millionen falsche Hämorrhoiden-Operationszahlen

Auf Deutschland bezogen spricht die vorgenannte S3-Leitlinie – auf eine 4% USA-Studie beruhend – von jährlich ca. 3.300 000 Millionen hämorrhoidalen Behandlungsfällen in Deutschland. Hierbei wurden die „mutmaßlichen" 4% auf die gesamte Bevölkerung angewendet. Nach dem Zensus 2011 betrug die Bevölkerungsmenge in Deutschland 80,2 Millionen Menschen. Die 4% würden somit 3.208.000 Millionen Hämorrhoidenfälle ergeben. Das wären schon einmal 92.000 Tausend Fälle weniger. Nach Destatis (Statistisches Bundesamt) liegt die aktuelle Bevölkerungsanzahl jetzt bei 83,1 Millionen. Rechnet man hier also mit 4%, so ergeben sich 3.324.000 Hämorrhoidenfälle. Das aber wären wieder 24.000 Tausend zu viel.

> Berechnungen mit zeitnahen aktuellen Daten. <

Aus der DRG-Statistik 2018 – Operationen und Prozeduren ergeben sich für Männer 1 387 660 Mio. und für Frauen 1 206 110 Million Operationen am Verdauungstrakt. Das sind zusammen 2.593.878 OP-Fälle [67].

Davon wiederum sind aus der Statistik von destatis.de – die 20 häufigsten Operationen insgesamt, OPS-5-469 – andere Operationen am Darm –, iHv. 422.040 Tausend OP-Fälle abzuziehen [68].

Aus der DRG-Statistik 2018 >Vollstationäre Patientinnen und Patienten Operationen und Prozeduren< vom Darm bis Anus und den OPS-Schlüsselzahlen 5-450 bis 5-499 (ausgenommen 5-470, 471, 479) ergeben sich insgesamt für Männer und Frauen 738.016 Behandlungs- und OP-Fälle. Aus dem OPS-5-493 – Operative Behandlung von Hämorrhoiden – sind 48.014 Behandlungs- und OP-Fälle nach aktuellem ICD-Code K64 bekannt.

---

[67] (vgl. https://www.destatis.de/DE/Themen/Gesellschaft-Umwelt/Gesundheit/ Krankenhaeuser/Publikationen/Downloads-Krankenhaeuser/operationen-proze-duren-5231401187014.pdf?__blob=publicationFile)

[68] (vgl. https://www.icd-code.de/ops/code/5-469.html)

(vgl. https://www.destatis.de/ DE/ Themen/Gesellschaft-Umwelt/Gesundheit/ Krankenhaeuser/Tabellen/drg-operationen-insgesamt.html)

Daneben wurden laut Pressemitteilung destatis.de vom 28.03.2017 im Jahr 2015 rund 2 Millionen ambulante Krankenhaus/Belegarzt-Operationen durchgeführt. In der gbe-bund.de Tabellierung werden diesbezüglich keine Angaben nach ICD-10 MG oder OPS Codierung etc. dargestellt. Somit ist eine auf Hämorrhoiden bezogene Einzelberechnung nicht möglich. Auch vertragsärztliche ambulante Leistungserbringungen aus den Praxen stehen immer noch nicht zur Verfügung. Proktologische Falldaten lassen sich wegen den öffentlich nicht verfügbaren GKV-Routinedaten, der DIMDI-Versorgungsdaten und anderer Datenbestände in Zusammenarbeit mit Robert Koch Institut (RKI) nicht analysieren. Die gbe-bund.de selbst verfügt auch noch nicht über die aussagekräftigen Daten aus den Arztpraxen. Die noch in Planung befindliche Diagnosestatistik mit Fallwerten bzw. Routinedaten aus dem ambulant ärztlichen Versorgungsbereich (Abrechnungsdatenbestände der GKV) könnte für die nahe Zukunft die Möglichkeit eröffnen, die proktologische Primärprävention von staatlicher Seite her (Bundeszentrale für gesundheitliche Aufklärung – BzgA) wesentlich zu stärken. In Bezug auf GKV-Routinedaten (Vgl. Diagnosen aus dem ambulant ärztlichen Versorgungsbereich als Bestandteil der Gesundheitsberichterstattung des Bundes, Nicola Pfau, Statistisches Bundesamt-Wista-6-2016). Damit könnten dann ganz gezielt proktologische Erkrankungsfälle reduziert werden.

Die wichtigste zentrale Einzelmaßnahme besteht darin, die Bevölkerung davon zu überzeugen aber auch massiv zu drängen von der bestehenden Toilettenpapierkultur auf die gesundheitsfördernde Wasseranalhygiene umzusteigen. So kann auf Toilettenpapier z. B. ein höherer Steuersatz angesetzt oder eine neue Steuer als Erkrankungsreduzierungssteuer festgelegt werden. Irgendwie müssen die Menschen verstandesgemäß erreicht werden, damit sie verstehen, dass das Ende der Fahnenstange für die Krankheitskostenausgaben und die Beitragserhöhungen der Krankenkassen sichtbar ist. Egal wie, es muss irgendwann jemand die Notbremse ziehen. Damit für alle eine gute Gesundheitsversorgung weiter uneingeschränkt erhalten werden kann. Ein politisch wissenschaftlich strategisch und taktisches Vordenken und Grundsatzhandeln sind dringend notwendig. Es ist keine Arbeit für Denkfaule und

Gemächlichkeitsdenker die Angst vor ihrem eigenen Schatten haben. Visionen sind für Denker, die die mögliche Zukunft denken.

Die in der AWMF S3-Leitlinie Hämorrhoiden 2019 genannten 3,3 Millionen Hämorrhoidenfälle, mit denen man angeblich in Deutschland jährlich zu rechnen hat, harmonieren nicht mit dem vorgenannten Zahlenwerk des statistischen Bundesamtes. Basierend auf den aktuell verfügbaren deutschen Krankenhausdaten hat der AWMF- Leitlinienkoordinator Dr. Andreas K. Joos, Leitlinie: Hämorrhoidalleiden, AWMF-Register-Nr.: 081/007, abzüglich der vorgenannten 48.014 Hämorrhoidenfälle 3.251.986 Millionen Hämorrhoidenbehandlungen zu viel berechnet.

Außerdem stammt die auf Seite 41/AWMF-Register-Nr: 081/007 genannte Zahl von 48.093 Hämorrhoidenfälle nicht aus dem Jahr 2011, sondern aus dem Jahr 2010 – laut Tabelle Diagnosedaten der Krankenhäuser, ICD-Code I84, gbe-bund.de (nicht GdB).

Seit vielen Jahren schon geistert die in Deutschland angeblich vorhandene Hämorrhoidenanzahl von iHv. rund 3,5 Millionen Erkrankten in der deutschen Medienlandschaft und im Internet umher. Diese Zahl ist ebenso wie die 3,3 Mio. von der AWMF publizierten Zahl grundsätzlich falsch.

> Berechnungen mit aktueller Datenzeitschiene von 2000 bis 2017.<

Die vorstehende Sachstandsanalyse zeigt wohl mehr als deutlich das Problem auf, dass es in Deutschland extrem an realen deutschlandweiten Fallzahlen aus den Arztpraxen mangelt. Hingegen kann auf Basis der gbe-bund.de Daten festgestellt werden, dass es in Deutschland vom Jahr 2000 bis 2017 7.673.753 Millionen vollstationäre Fälle von „Sonstige Krankheiten des Darmes nach ICD10, K55-K64" gab.

Der Durchschnitt pro Jahr lag auf 18 Jahre bezogen demzufolge bei rund 426.319 Fällen. Rechnet man die 7.673.753 Mio. mit 3 entsprechenden Durchschnittswerten bis 2020 hoch, so kommt man auf rund 8.952.710 Fälle. Der Durchschnittswert von 2000 bis 2020 (= 21 Jahre) liegt dann ebenfalls bei rund 426.319 Fällen.

Aus der Fallmenge „Sonstige Krankheiten des Darmes" 7.673.753 Mio. sind nach ICD10-Code I84 und K64 zusammen für 2000 bis 2017 exakt 867.828 Fälle von Hämorrhoiden/Perianalvenenthrombosen herauszurechnen [69].

Die herausgerechneten operativen Hämorrhoidenfälle (Männer und Frauen zusammen.) ergeben im Durchschnitt pro Jahr 48.212,66 stationäre/ vollstationäre Hämorrhoiden-Operationen.

Hochgerechnet auf 2020 mit 867.828 und 3x Durchschnittswert 48.212,66 liegt man dann insgesamt bei 1.012.466 Million Hämorrhoiden-Fälle für die Zeit von 2000 bis 2020 = 21 Jahre.

Nur in Bezug auf die rund 73.000.000 Millionen Pflichtversicherten ergeben sich für die Zeit von 2000 bis 2017 (=18 Jahre) pro Jahr äußerst magere 0,0660447 % oder rund 48.212,63 Tausend stationäre OP-Hämorrhoidenfälle pro Jahr.

Bezogen auf den aktuellen Bevölkerungsstand von rund 83,1 Millionen kommt man auf rund 0,0580176 % oder rund 48.212,63 Tausend stationäre Hämorrhoidenfälle.

Die von AWMF genannten 3,3 Millionen Fälle pro Jahr würden sich von 2000 bis 2020 = 21 Jahre = 69,3.000.000 Millionen Hämorrhoidenfälle ergeben. Das wären dann gegenüber den vorgenannten hochgerechneten realen 1.012.466 Million Fälle 68.287.534 AWMF-Fälle zu viel.

Die 3,3 AWMF Mio. Hämorrhoidenfälle beziehen sich auf Deutschland insgesamt und nehmen zugleich Bezug auf die Krankenhausstatistik. Es stellt sich also die Frage, warum hat der Leitlinienkoordinator und Proktologe Dr. Joos sich nicht von seinen Kollegen bundesweit Fallzahlen eingeholt? Das wäre ihm auf jeden Fall möglich gewesen, kollegiale Hilfe zu bekommen. Unter Betrachtung dieser Fragestellung ist die Veröffentlichung der 3,3 Mio. Hämorrhoidenfälle noch weniger nachvollziehbar.

---

[69] *(vgl. http://www.gbe-bund.de/oowa921-install/servlet/oowa/aw92/ WS0100/ _XWD_FORMPROC?TARGET=&PAGE=_XWD_2&OPINDEX= 3&HANDLER=_XWD _CUBE.SETPGS&DATACUBE=_XWD_30&D.001= 1000001&D.946=44367&D.011=44302)*

Auf Grund der vorgenannten Berechnungen läßt sich definitiv sicher feststellen, dass es keine Volkskrankheit Namens Hämorrhoiden je gegeben hat. Um sicher zu gehen, um wie viel Hämorrhoidenerkrankungen bzw. insgesamt proktologische Erkrankungen es überhaupt geht, muss erst einmal die Anzahl tätiger Proktologen einerseits und andererseits die mögliche Behandlungsfallzahl pro Proktologen und Quartal etc. festgestellt werden. Inklusive Hämorrhoiden dürfte das proktologische Gesamtspektrum durchaus den Charakter einer Volkskrankheit aufweisen. Die nachfolgenden Eruierungen werden sicher etwas Handfestes dazu aussagen.

Berechnungen mit div. Daten zu ambulanten Hämorrhoiden-OPs.

Den vorgenannten Zahlenwerten und Zahlenquellen können aber sieben zusätzliche Datenquellen Namens: Bundesärztekammer (BÄK), Kassenärztliche Bundesvereinigung (KBV), gbe-bund.de, destatis.de, jameda.de, sanego.de, medfuehrer.de gegenübergestellt werden. Diese Datenquellen geben unterschiedliche Mengenangaben zu Proktologen bzw. Viszeralchirurgen bzw. Gastroenterologen an. Die drei Berufsbezeichnungen finden sich fast immer zusammen unter der Schwerpunktbezeichnung Proktologie. Aber nicht jeder Viszeralchirurg oder Gastroenterologe beschäftigt sich mit Koloproktologie bzw. mit Proktologie. Der Unterschied zwischen beiden proktologischen Bezeichnungen liegt in den Begriffen Kolon (Darm) und Proktos (After). Der Kolo (colo -) proktologe ist primär für das Dickdarmgeschehen zuständig und der Proktologe ist primär für den Enddarm, den Analkanal und den After zuständig.

Die vorgenannten sieben Datenquellen haben zu ambulant tätigen vertragsärztlichen Praxen unterschiedliche Mengenangaben zu Proktologen etc. veröffentlicht. Im Prinzip sieht diese Datenlage in ihrer Aussagekraft und Uneinheitlichkeit ziemlich zerrupft und zerzaust aus. Mit dieser verquasten Datenlage lassen sich insgesamt kaum bis gar keine primärpräventiven Maßnahmen zusammenstellen. Datenlage – Prüfzeitpunkt = März 2020.

BÄK/Ärztestatistik vom 31.12.2018	Proktologen	1.961
KBV/Honorarbericht Quartal 4/2017	„	1.416
GBE-Bund/Proktologie Männer	„	1.716
„ „ „ Frauen	„	381
Destatis/Praxen=937/Praxisinhaber/2015	„	1.560
Jameda – März 2020	„	1.930
Sanego – März 2020	„	1.848
Medführer – März 2020/Viszeralchirurgen & Proktologen		1.485

Die Durchschnittsanzahl beträgt gerundet 1.537 Proktologen in Deutschland. Diese Anzahl bezieht sich auf vertragsärztliche Praxen und Krankenhäuser/ Kliniken. Für die hier zu berechnende Fallgröße von ambulanten proktologischen Prozeduren in Deutschland werden aber nur die ambulant tätigen Vertragsärzte herangezogen. Die von der KBV veröffentlichte Anzahl von Schwerpunkt-Gastroenterologen (Proktologen) beträgt 1.416 Köpfe [70]. Die angegebene Fallzahl pro Vertragsarzt (Proktologen) und Quartal beträgt 712 Fälle.

Die 712 Fälle ergeben für 4 Quartale 2.848 Behandlungsfälle im Jahr. Bei 1.416 Proktologen ergibt das 4.032.768 Millionen Fälle pro Jahr. Laut KBV beträgt der Honorarumsatz je Behandlungsfall 114,56 EUR. Das sind dann für die Vertragsärzte (ohne Krankenhaus-Viszeralchirurgen/Proktologen) in Summe ganze 461.993.902,08 Millionen EUR pro Jahr. Pro ambulanten Proktologen und Jahr sind das 326.266,88 Tausend EUR Umsatz.

Jedoch muss die Höhe, der von der KBV veröffentlichten, durchschnittlichen Fallzahl von 712 Fällen pro Arzt (Proktologen) und Quartal angezweifelt werden. Denn die 712 Fälle verteilen sich auf nur 11,86 Fälle pro Tag (Fünftagewoche). Bei einer aktuellen durchschnittlichen Behandlungszeit von rund 8 Minuten x 11,86 Fälle bedeutet dies 94,88 Minuten oder 1,58 Stunden.

Das wären pro Woche 7,90 Std. und pro Monat 31,60 Sprechstunden. Die – einer Studie der Barmer Ersatzkasse zu folge – aktuelle Behandlungszeit beträgt im Durchschnitt nur rund 8 Minuten. Laut Online-

---

[70] *(vgl. https://www.kbv.de/media/sp/Honorarbericht_Quartal_4_2017.pdf)*

Ärzteblatt vom 13.Nov. 2017 liegt die Behandlungszeit laut einer Metastudie pro Patienten bei 7,6 Minuten (Kontakte n =889).

Diese vorgenannte Sprechstundenanzahl von 31,60 entspricht in etwa den Werten aus einer Forsa-Umfrage aus 2018 im Auftrag der GKV. Wobei speziell Proktologen und Viszeralchirurgen mit Schwerpunkt-Weiterbildung nicht explizit in der GKV Veröffentlichung (Fokus: Sprechzeiten niedergelassener Ärzte) genannt werden.

Schaut man sich andererseits eine Reihe von Jameda - Terminkalendern bei Proktologen an, stellt man fast erschreckt fest, dass Wartezeiten von 1 Monat bis zu 5 Monaten möglich sind. Und durch Gespräche mit Arztangestellten ist zu erfahren, dass je nach Praxisgröße und Ärzteanzahl bis zu 30 und mehr Patienten pro Tag und bis zu ca. 200 Patienten in der Woche aufschlagen. In der Regel sind die proktologischen Praxen also mehr als gut besucht.

Demzufolge dürfte die tatsächliche Fallzahl wesentlich höher ausfallen. Das dem so ist, erschließt sich aus nachfolgend eruierten Fakten.

Vom aerzteblatt.de vom 26.Juni 2017 werden auf Basis von KBV-Daten 553 Mio. Behandlungsfälle auf 165.000 Tausend niedergelassene Hausärzte, Fachärzte und Psychotherapeuten genannt. Das sind pro Arzt und Jahr 3.351,51 Fälle und 837,87 Fälle pro Quartal und Arzt. Pro Tag und Arzt sind das 13,96 Behandlungen.

Aus diesem Ärzteblatt bzw. KBV-Volumen ergeben sich demgemäß pro Tag 2,10 Fälle oder 17,79 % mehr und pro Quartal 126,00 Fälle oder 17,698 % mehr als die von der KBV im Diagramm 43, Seite 33 (Schwerpunkt-Gastroenterologie) genannten 712 Fälle. Damit ergeben sich tatsächlich 838 Behandlungsfälle pro Arzt (Proktologe/Viszeralchirurg//Gastroenterologe etc.) und Quartal. Pro Jahr und Arzt (Proktologe) ergibt das 3.352,00 Fälle. Für alle 1.416 Proktologen ergeben sich dem zu folge 4.746.432 Millionen Behandlungsfälle pro Jahr.

Honorartechnisch bedeutet das wieder, dass auch diese KBV-Angaben nicht stimmen können. Der Honorarumsatz pro Arzt und Quartal beträgt auf Basis der 838 Behandlungsfälle x 114,56 EUR (Diagramm 43, Seite 33 je Behandlungsfall) 96.001,28 EUR, und pro Jahr und Arzt 384.005,12 EUR.

Der Jahresumsatz für alle von der KBV aufgeführten 1.416 Proktologen beträgt somit EUR 543.751.249,92 Millionen.

Zieht man hiervon den im Diagramm 43 genannten Jahres-Honorarumsatz iHv. EUR 115.581.013 Millionen ab, verbleiben EUR 428.170.236,92 Millionen oder rund 370,45 % zu wenig angerechneter Honorarumsätze.

Dagegen würden die weiter oben errechneten durchschnittlichen 1.537 Proktologen in Deutschland auf Basis der Jahresfallanzahl pro Proktologen iHv. 3.352 auf 5.152.025 Millionen Behandlungsfälle kommen. Das sind dann 405.592 Tausend oder rund 8,55 % mehr Fälle als bei den vorgenannten KBV-1.416 Proktologen. Der Honorarumsatz pro Jahr aller 1.537 Proktologen erhöht sich somit auf EUR 590.215.869,44 Millionen. Das sind dann EUR 46.464.619,52 Millionen oder rund 8,54 % mehr als bei den 1.416 KBV-Proktologen.

Die obenstehenden 5.152.025 Millionen Behandlungsfälle geben mangels nachprüfbarer Fakten keinerlei Auskunft darüber, welche proktologischen ICD-10 (neu = ICD-11) bzw. OPS-Code bezogenen Behandlungen in welcher Größenordnung bzw. an wie viel Patienten getätigt wurden. Insofern ergeben sich auch keine belastbaren Zahlenwerte in Sachen Hämorrhoidenoperationen. Die von der AWMF weiter oben benannten angeblichen 3,3 Million oder 4% Hämorrhoidenoperationen in Deutschland sind von der Menge her mit Sicherheit kein Bestandteil der vorstehenden rund 5 Millionen Behandlungsfälle, die sich aus einer Vielzahl von unterschiedlichen Erkrankungen zusammensetzen.

Man kann aber realistisch davon ausgehen, dass pro Proktologen und Woche durchschnittlich 5 ambulante Hämorrhoidenoperationen durchgeführt werden. Das wären dann pro Quartal und Arzt 60 OPs und pro Jahr 240 Operationen. Das ergibt bei 1.416 Proktologen durchschnittlich 339.840 Tausend ambulante Hämorrhoiden-OPs im Jahr. Zusammen mit der oben errechneten Durchschnittsmenge iHv. 50.825,75 stationären Hämorrhoiden-OPs ergeben sich für Deutschland mit aktuell 83,1 Mio. Bewohnern (laut destatis.de) zusammen 390.665,75 Tausend oder rund 0,470115 % Hämorrhoiden-OPs. Bezogen auf rund 73.000.000 Millionen gesetzlich (GKV) Versicherte ergeben sich 343.183,95 Tausend oder 0,470115 % ambulante Hämorrhoidenoperationen pro Jahr. Auf Deutschland (83,1 Mio. BW) berechnet, hat die

AWMF von ihren 3,3 Mio. vermuteten Hämorrhoidenoperationen tatsächlich 2.909.334,25 Mio. Operationen zu viel vermutet.

Auf die rund 73 Mio. GKV-Versicherten hat die AWMF 2.956.816,05 Millionen Operationen zu viel gemutmaßt. Das ist sehr reichlich viel Vermutung für eine wissenschaftliche Veröffentlichung.

Zur Information für Fachspezialisten gilt nachfolgender Hinweis. Unberücksichtigt für die vorstehenden Berechnungen bleiben hier die arztgruppenspezifischen Mindestfallwerte und arztgruppendurchschnittliche RLV-Behandlungsfallzahlen bzw. Fallzahlzuwachsbegrenzung und andere Positionen aus der amtlichen Mitteilung der KVN zum HMV für das 4. Quartal 2019 [71].

Eine weiterführende Berechnung auf Basis der RLV etc. würde die ohnehin schon komplexe Datenhandhabung noch verschärfen bzw. verkomplizieren und zu viel Raum einnehmen. Und das, ohne einen wesentlich größeren Aufklärungszuwachs abzubilden.

---

[71] *(vgl. https://www.kvn.de/internet_media/Mitglieder/Abrechnung+und+Honorar/Honorarverteilung/Mindestfallwerte+und+Fallzahlgrenzen+4+Quartal+2019-p-20966.pdf)*

Haus-/Fach- und Krankenhausärzte
dürfen Hilfsmittel verordnen, die nicht im GKV-Hilfsmittel- oder
Pflegehilfsmittelverzeichnis stehen.

Allgemeinmediziner und Fachärzte dürfen gemäß ständiger Rechtsprechung Hilfsmittel verordnen, die nicht im HMV gelistet sind [72]. Zitat: [Für den Versorgungsanspruch ist nicht entscheidend, ob das begehrte Hilfsmittel im Hilfsmittelverzeichnis (§ 139 SGB V, für Pflegehilfsmittel § 78 Abs 2 SGB XI) gelistet ist, denn es handelt sich bei diesem Verzeichnis nicht um eine abschließende Regelung im Sinne einer Positivliste [73]]. Zitat Ende.

Vertragsärztinnen und Vertragsärzte können daher seit dem 1.4.2007 auch (noch) nicht im Hilfsmittelverzeichnis gelistete, aber im Einzelfall medizinisch notwendige Hilfsmittel förmlich verordnen.

Ähnlich wie vorstehend - nachfolgend 1:

Der Vertragsarzt hat bei der Verordnung, v. a. auch von Hilfsmitteln außerhalb der Richtlinie, den allgemein anerkannten Stand der medizinischen Versorgung sowie die Notwendigkeit, Zweckmäßigkeit und Wirtschaftlichkeit der Hilfsmittelversorgung zu berücksichtigen und den Patienten gemäß §§ 6, 10 HilfsM-RL darüber zu informieren. Siehe dazu auch IGES-Studie -2015/17- Leistungsbewilligungen und –ablehnungen durch Krankenkassen. Studie für den Beauftragten der Bundesregierung für die Belange der Patientinnen und Patienten sowie Bevollmächtigten für Pflege, Seite 33, Nr. 14. Vorgenannte aktuell geltende Hilfsmittel-Richtlinie (HilfsM-RL) auszugsweise wie nachfolgend.

---

[72] *(vgl. BSG Urteil vom 07.10.2010, Az.: B 3 KR 5/10 R, Rn. 11 Satz 3*, so auch *BSG Urteil vom 25.02.2015, Az.: B 3 KR 13/13 R; Rn.15, Nr. 2, Satz 5;).*

[73] *(BSG SozR 3-2500 § 33 Nr. 16, 20, 27; BSGE 99, 197 = SozR 4-2500 § 33 Nr. 16, RdNr 20; BSG SozR 4-2500 § 33 Nr. 11, 12, 32)*

Auszug aus der aktuellen Hilfsmittel-Richtlinie (HilfsM-RL2019).
Spezifizierung für Haus- und Fachärzte in den §§ 3 bis 11 der HilfsM-RL.

Zitat:

[Richtlinie des Gemeinsamen Bundesausschusses über die Verordnung von Hilfsmitteln in der vertragsärztlichen Versorgung (Hilfsmittel-Richtlinie/HilfsM-RL) in der Fassung vom 21. Dezember 2011/15. März 2012 veröffentlicht im Bundesanzeiger BAnz AT 10.04.2012 B2 in Kraft getreten am 1. April 2012 zuletzt geändert am 20. Juli 2017 veröffentlicht im Bundesanzeiger (BAnz AT 12.09.2019 B4) in Kraft getreten am 13. September 2019

§ 3 Versorgungsansprüche

Hilfsmittel können zu Lasten der Krankenkassen verordnet werden, wenn sie im Einzelfall erforderlich sind, um

- den Erfolg der Krankenbehandlung zu sichern,
- einer drohenden Behinderung vorzubeugen oder
- eine Behinderung bei der Befriedigung von Grundbedürfnissen des täglichen Lebens auszugleichen,
- eine Schwächung der Gesundheit, die in absehbarer Zeit voraussichtlich zu einer Krankheit führen würde, zu beseitigen,
- einer Gefährdung der gesundheitlichen Entwicklung eines Kindes entgegenzuwirken,
- Krankheiten zu verhüten oder deren Verschlimmerung zu vermeiden,
- Pflegebedürftigkeit zu vermeiden,

soweit die Hilfsmittel nicht als allgemeine Gebrauchsgegenstände des täglichen Lebens anzusehen oder durch Rechtsverordnung nach § 34 Absatz 4 SGB V ausgeschlossen sind.

Bei der Verordnung von Hilfsmitteln sind die in § 26 Absatz 1 SGB IX genannten Rehabilitationsziele zu beachten, soweit eine Zuständigkeit der gesetzlichen Krankenversicherung besteht.

Hilfsmittel können zu Lasten der Krankenkassen nur verordnet werden, sofern sie von der Leistungspflicht der gesetzlichen Krankenversicherung umfasst sind. *(Vorweg: das ist eine falsche Information der GKV.)*

(3) Hilfsmittel können nicht zu Lasten der Krankenkassen verordnet werden, wenn es sich um
- Leistungen der gesetzlichen Unfallversicherung oder
- Leistungen nach dem Bundesversorgungsgesetz handelt.

§ 6 Allgemeine Verordnungsgrundsätze
Die Vertragsärztinnen und Vertragsärzte treffen die Verordnung von Hilfsmitteln nach pflichtgemäßem Ermessen innerhalb des durch das Gesetz und diese Richtlinie bestimmten Rahmens, um den Versicherten eine nach den Regeln der ärztlichen Kunst und dem allgemein anerkannten Stand der medizinischen Erkenntnisse ausreichende, zweckmäßige und wirtschaftliche Versorgung mit Hilfsmitteln zukommen zu lassen. Die Vertragsärztinnen und Vertragsärzte stellen sicher, dass für sie tätig werdende Ärztinnen und Ärzte diese Richtlinie kennen und beachten.

Die Verordnung von Hilfsmitteln kann nur erfolgen, wenn sich die behandelnde Vertragsärztin oder der behandelnde Vertragsarzt von dem Zustand der oder des Versicherten überzeugt und sich erforderlichenfalls über die persönlichen Lebensumstände informiert hat oder wenn ihr oder ihm diese aus der laufenden Behandlung bekannt sind.

Die Notwendigkeit für die Verordnung von Hilfsmitteln (konkrete Indikation) ergibt sich nicht allein aus der Diagnose. Unter Gesamtbetrachtung (ICF) der funktionellen/strukturellen Schädigungen, der Beeinträchtigungen der Aktivitäten (Fähigkeitsstörungen), der noch verbliebenen Aktivitäten und einer störungsbildabhängigen Diagnostik sind
- der Bedarf,
- die Fähigkeit zur Nutzung,
- die Prognose und
- das Ziel

einer Hilfsmittelversorgung auf der Grundlage realistischer, für die Versicherte oder den Versicherten alltagsrelevanter Anforderungen zu ermitteln. Dabei sind die individuellen Kontextfaktoren in Bezug auf Person und Umwelt als Voraussetzung für das angestrebte Behandlungsziel (§ 3 Absatz 1) zu berücksichtigen.

(4)   Bei der Verordnung von Hilfsmitteln sind die Grundsätze von Notwendigkeit und Wirtschaftlichkeit zu beachten. Vor der Verordnung von Hilfsmitteln sollen die Vertragsärztinnen und Vertragsärzte unter anderem prüfen, ob entsprechend dem Gebot der Wirtschaftlichkeit das angestrebte Behandlungsziel durch andere Maßnahmen erreicht werden kann.

(5)   (Satz 1) Von gleichartig wirkenden Hilfsmitteln ist im Rahmen der Indikationsstellung das nach Art und Umfang dem Gebot der Wirtschaftlichkeit entsprechende zu verordnen.

- Spezifizierung für Krankenhausärzte
§ 6a Verordnung von Hilfsmitteln im Rahmen des Entlassmanagements

Soweit es für die Versorgung der oder des Versicherten unmittelbar nach der Entlassung aus dem Krankenhaus erforderlich ist, kann das Krankenhaus (die Krankenhausärztin oder der Krankenhausarzt) im Rahmen des Entlassmanagements wie eine Vertragsärztin oder ein Vertragsarzt Hilfsmittel für einen Zeitraum von bis zu sieben Kalendertagen nach der Entlassung entsprechend dieser Richtlinie verordnen. Die Verordnung von zum Verbrauch bestimmten Hilfsmitteln ist so zu bemessen, dass ein Versorgungszeitraum von bis zu sieben Kalendertagen nach Entlassung nicht überschritten wird. Ist keine dieser Bemessungsvorgabe entsprechende Versorgungseinheit im Markt verfügbar, kann von den im Markt verfügbaren die der Bemessungsvorgabe an der nächsten kommenden größeren Versorgungseinheit vom Hilfsmittelleistungserbringer in Abstimmung mit der Krankenkasse abgegeben werden. Besteht die Erforderlichkeit einer Verordnung durch die Krankenhausärztin oder den Krankenhausarzt im Rahmen des Entlassmanagements nach Satz 1 bei nicht zum Verbrauch bestimmten Hilfsmitteln für länger als sieben Kalendertage, so gilt insoweit die Begrenzung der Versorgungsdauer nach Satz 1 nicht. Von einer unmittelbaren Erforderlichkeit nach Satz 1 ist in der Regel nicht auszugehen bei Hilfsmitteln, die einer individuellen Anfertigung und einer ärztlichen Nachkontrolle nach der Entlassung bedürfen und zur dauerhaften Versorgung vorgesehen sind; Ausnahmen sind zu begründen. Ergänzend zu den Angaben nach § 7 muss auf der Verordnung das (voraussichtliche) Entlassungsdatum sowie eine Kennzeichnung für „Entlassmanagement" angegeben werden.

Die Verordnung verliert abweichend von § 8 Absatz 2 sieben Kalendertage nach der Entlassung aus dem Krankenhaus ihre Gültigkeit, wenn die Hilfsmittelversorgung nicht innerhalb dieses Zeitraumes aufgenommen wurde.

Die Krankenhausärztin oder der Krankenhausarzt hat in geeigneter Weise im Rahmen des Entlassmanagements rechtzeitig die weiterbehandelnde Vertragsärztin oder den weiterbehandelnden Vertragsarzt über die getätigten Verordnungen zu informieren. § 11 Absatz 4 SGB V bleibt unberührt. Die Maßnahmen nach § 8 Absatz 1 und § 9 erfolgen in der Regel an oder durch die Vertragsärztin oder den Vertragsarzt.

Die Regelungen der Absätze 1 bis 3 gelten entsprechend für Ärztinnen und Ärzte in Einrichtungen der medizinischen Rehabilitation bei Leistungen nach § 40 Absatz 2 und § 41 SGB V.

§ 7 Inhalt der Verordnung (HilfsM-RL 2019)

Abs. 3 Satz 4 und 5

₄Eine entsprechende Begründung ist erforderlich. **₅Satz 4 gilt für die Verordnung von Hilfsmitteln, die nicht im Hilfsmittelverzeichnis aufgeführt sind, entsprechend.] Zitat Ende.**

Vier Anmerkungen zur G-BA Hilfsmittel-Richtlinie 2019.

1) Nach § 3 Abs. 1 – Versorgungsansprüche, ist eine Hilfsmittelverordnung zur Befriedigung von Grundbedürfnissen erforderlich. Und das laut MDK die Intimreinigung von schon vorhandenen Pflegekräften getätigt werden könne, verstößt laut LSG Rheinland-Pfalz, Rn 9, [74] gegen die Grundprinzipien des SGB IX (vgl. auch BSG 29.4.2010 - B 3 KR 5/09 R Rn 12).

2) Nach § 3 Abs. 2 Versorgungsansprüche, können Hilfsmittel zu Lasten der Krankenkassen nur verordnet werden, sofern sie von der Leistungspflicht der gesetzlichen Krankenversicherung umfasst sind.

3) Nach § 6 Abs. 5 Satz 1 wird bestimmt, dass Hilfsmittel von gleicher Wirkung im Rahmen der Indikationsstellung das nach Art und Umfang dem Gebot der Wirtschaftlichkeit entsprechend verordnet werden können.

4) Nach § 7 Abs. 3 Sätze 4/5 – Inhalt der Verordnung, ist eine Begründung erforderlich für die Verordnung von Hilfsmitteln, die nicht im Hilfsmittelverzeichnis aufgeführt sind.

Zu Nr. 1: Zu den Grundbedürfnissen gehören nach Gesetz und Rechtsprechung die eigenständige Analhygiene. Wer Schwierigkeiten hat seine Analhygiene durchzuführen, hat einen Anspruch nach § 33 Abs. 1 Satz 1 SGB V [75] auf ein Hilfsmittel, das dem neuestens Stand

---

[74] *LSG Rheinland-Pfalz 5. Senat: 10.03.2011, Az.: L 5 KR 59/11 B ER*

[75] *(vgl. LSG Rheinland-Pfalz 5. Senat: 10.03.2011, Az.: L 5 KR 59/11 B ER)*

der Technik und Medizinwissenschaft entspricht. Das trifft gesetzes- und rechtsprechungskonform auf alle Modelle der erfindungsgemäßen proktologischen Gesäßhandbrausen der Berliner Prokdus-Manufaktur zu, auch wenn sie nicht im Hilfsmittelverzeichnis aufgeführt sind. Toilettenpapierzangen etc. gehören definitiv nicht dazu, weil diese Geräte a) völlig veraltet sind (keine sitzanatomische Formung), und b) anale Hauterkrankungen mit verursachen.

Zu Nr. 2: In der GKV-Schriftart bedeutet > von der Leistungspflicht umfasst <, dass Hilfsmittel im Hilfsmittelverzeichnis (HMV) aufgelistet sein müssen. (§ 3 Abs. 2 ist im Prinzip dem Verordnungsbereich für Haus- und Fachärzte zugeordnet.) Diese Behauptung in der HilfsM-RL 2019 ist völlig falsch. Denn von der Leistungspflicht erfasst sind verordnete Hilfsmittel, die – auch gemäß Rechtsprechung – medizinisch notwendig sind und nicht im Hilfsmittelverzeichnis aufgeführt sind.

Zu Nr. 3: Die Hilfsmittelverordnung gemäß Indikationsstellung und Wirtschaftlichkeit ist eine vom Bundessozialgericht quasi erzwungene Öffnung zu Hilfsmitteln, die nicht im Hilfsmittelverzeichnis (HMV) bisher aufgeführt sind. Denn die diesbezüglichen vorherigen Bestimmungen zum HMV waren mehrfach gerichtlich als rechtswidrig gerügt worden [76].
Die Zwangsöffnung bewirkte in § 6 Abs. 5 Satz 2 das das HMV nunmehr als Orientierungs- und Auslegungshilfe für Vergleichszwecke und besseren Überblick bezeichnet wird. Der Text aus § 3 Abs. 2 der HilfsM-RL 2019 fehlt hier vollständig.

Zu Nr. 4: § 7 Abs. 3 Sätze 4/5 gehört in den Krankenhausbereich des Entlassmanagements. Warum in der HilfsM-RL 2019 diese Unterschiede im Hilfsmittelverzeichnis gegenüber den ambulanten vertragsärztlichen Einrichtungen gehandhabt bzw. bevorzugt angewendet werden, ist nicht ersichtlich.

---

[76] *(vgl. Bundessozialgericht Urteil vom 25.2.2015, B 3 KR 13/13 R Rn. 16a).*

Gemeinsamer Bundesausschuss (G-BA) im Konflikt
mit Rechtsprechung, Verfassung und instabiler Politik

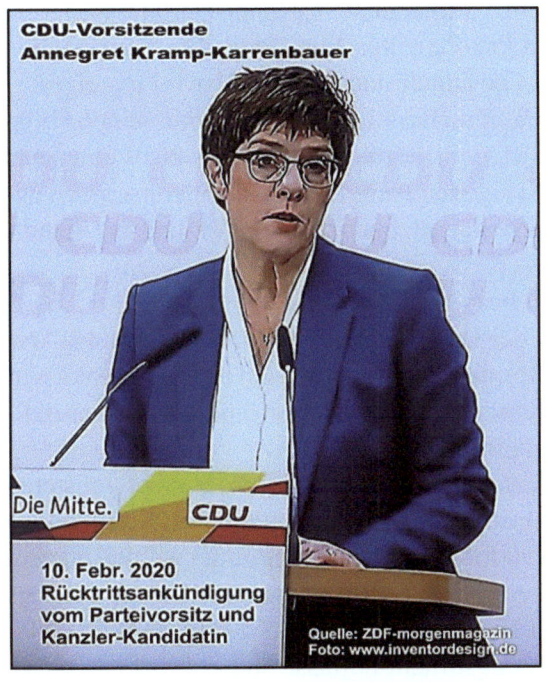

CDU-Vorsitzende
Annegret Kramp-Karrenbauer

Die Mitte.   CDU

10. Febr. 2020
Rücktrittsankündigung
vom Parteivorsitz und
Kanzler-Kandidatin

Quelle: ZDF-morgenmagazin
Foto: www.inventordesign.de

Abbildung 67: CDU-Kramp-Karrenbauer; Bildzitat § 51 UrhG

Links im Bild Ministerin der Verteidigung Annegret Kramp-Karrenbauer (AKK) verkündet am 10. Febr. 2020 ihren Rücktritt vom CDU-Parteivorsitz und als Kanzlerkandidatin. Die CDU und AfD unterstützte Skandal-Wahl vom jetzt aktuellen FDP-Ministerpräsidenten Kemmerich im Thüringer Landtag verursachte bis nach Berlin in die Bundes-CDU hinein starke Wehen. Foto von www.inventordesign.de Ebenso ist der gesundheitspolitische Bereich im schweren Fahrwasser. Politik, Gesundheitswirtschaft und die Selbstverwaltung G-BA und GKV-SV befinden sich praktisch im Dauerclinch. Und der zurzeit scheinbar einzige Gesundheitspolitiker im Bundestag, der relativ erfolgreich gegen den regierungspolitisch widerspenstigen scheinbar Gesundheitsallmächtigen GKV-SV und dem Gemeinsamen Bundesausschuss (G-BA) agieren kann, bringt sich in Stellung für die Position des CDU Kanzler-Kandidaten oder CDU-Vorsitzenden. Die Rede ist natürlich vom amtierenden nicht besonders glückvoll handelnden CDU-Gesundheitsminister Jens Spahn, der sich jedoch gegen den GKV-Spitzenverband und gegen den G-BA gut durchsetzt.

Es wäre für alle 73 Millionen gesetzlich Versicherte ein großer Vorteil, wenn Gesundheitsminister Spahn seinen Posten behalten und seine

Umbauvorstellungen weiterführen würde. Mit einer im Großen und Ganzen relativ guten Ministerarbeit hat er der GKV-Selbstverwaltung etwas in die Schranken gewiesen. Es bleibt zu hoffen, dass das Bundesgesundheitsministerium trotz allgemeiner Coroner-Unruhe weiterhin von einem selbstbewussten Pro-Patienten Minister in die „Nach Merkel Ära" stabil geführt würde. Die Bundestagswahl 2021 wird es zeigen.

Der Gemeinsame Bundesausschuss (G-BA) steht mit seiner Hilfsmittel-Richtlinie (HilfsM-RL) mit letzter Änderung in 2019 einerseits im inneren Widerspruch zu eigenen Paragrafen und andererseits im äußeren Widerspruch zum Sozialgesetzbuch 5 (SGB V), und zur ständigen Rechtsprechung und Verfassung.

Der innere Widerspruch bezieht sich auf die §§§ 3 Abs. 2, 6 Abs. 5 Satz 1 und 7 Abs. 3 Satz 4 der HilfsM-RL insoweit, als das im § 3 Abs. 2 festgelegt ist, dass: Hilfsmittel können zu Lasten der Krankenkassen nur verordnet werden, sofern sie von der Leistungspflicht der gesetzlichen Krankenversicherung umfasst sind.

Im Umkehrschluss bedeutet dies, dass alle im HMV nicht gelisteten Hilfsmittel nicht von der Leistungspflicht der gesetzlichen Krankenkassen umfasst sind und dem zu folge auch nicht verordnet werden dürfen. Der GKV-SV wie auch der G-BA geht argumentativ davon aus, das Hilfsmittel nur Hilfsmittel sind, wenn sie gemäß § 139 SGB V HMV gelistet damit von der Leistungspflicht umfasst sind.

Tatsächlich aber ist diese dem GKV auch bewusste Falschargumentation ein gesetzwidriges Täuschungsmanöver mit Verstoß gegen das für alle öffentlichen/ amtlichen Stellen verfassungsmäßig geltende Wahrheitsgebot [77].

---

[77] (vgl. BVerwG 8 C 14.02, Seite 13 – Wahrheitsgebot; Seite 13 – Aus dem verfassungsmäßigen >… Grundsatz der Freiheit der Wahl< fließt das _Verbot_ der _Manipulation_ und _Beeinflussung_ durch _Täuschung_ und _Desinformation_ …; Seite 14 - … Jede Form des _Vorenthalts von Wahrheit_ beeinträchtigt die _Autonomie des Menschen_…, verkündet VGH 8 UE 3800/00, 8. April 2003, so auch (BVerfG - 2 BVF 1/04 – Urteil vom 14. Febr. 2007, Rn 104, Verfassungsgebot der Haushalts_wahrheit_ …).

Der neue Wortlaut aus § 3 Abs. 2 G-BA HilfsM-RL 2019 wurde in den hier zugrunde liegenden GKV Hilfsmittel-Aufnahmeablehnungen der proktologischen Gesäßhandbrausen und der Rückeneinreibehilfe als ein Hauptargument für die HMV-Aufnahmeablehnungen benutzt. Siehe dazu auch die Ausführungen nachfolgend in [78]: Die neu verwendeten trickreichen Begriffe „Leistungspflicht" und „umfasst" ersetzen und entsprechen zugleich von der Sache her den Sinn der alten Hilfsmittel-Richtlinie vom 17.06.1992.

Dagegen wird aber in § 6 Abs. 5 Satz 1 bestimmt, das Hilfsmittel von gleicher Wirkung im Rahmen der Indikationsstellung das nach Art und Umfang dem Gebot der Wirtschaftlichkeit entsprechend verordnet werden können. Im § 7 Abs. 3 Satz 4 und 5 - für den Krankenhausbereich - wird ganz direkt dargestellt, dass es einer Begründung für die Verordnung von Hilfsmitteln bedarf, die nicht im Hilfsmittelverzeichnis aufgeführt sind.

Der äußere Widerspruch bezieht sich auf § 3 Abs. 2 HilfsM-RL 2019, denn der kollidiert mit der ärztlichen Verordnungsermächtigung aus § 73 Abs. 2 Satz 1 Nr. 7 SGB V, die es Ärzten erlaubt, auch (noch) nicht im Hilfsmittelverzeichnis (HMV) aufgeführte, aber in Einzelfall medizinisch notwendige Hilfsmittel zu verordnen.

Da laut § 1 Abs. 2 die HilfsM-RL für alle Beteiligten als verbindlich bestimmt, werden zugleich alle Vertragsärztinnen und Vertragsärzte außer Krankenhausärzte im ersten Anschein nach quasi in einen Handlungs- bzw. Verordnungsnotstand hineingetrieben.

Aus den vorgenannten Widersprüchen ergibt sich die zwingende Frage, ob sich Vertragsärzte an § 6 Abs. 5 Satz 1 der HilfsM-RL und an die Verordnungsermächtigung aus § 7 Abs. 2 Satz 1 Nr. 7 SGB V oder an die ständige Rechtsprechung orientieren, oder sich an den § 3 Abs. 2 HilfsM-RL 2019 mit dem rechtswidrigen bzw. missständlichen Ausführungen zu halten haben?

Aus vorgenannter Fragestellung ergibt sich andererseits wiederum die juristische Tatsache, dass keine Bürgerin und kein Bürger sich an einer erkannten rechtswidrigen bzw. unrechtmäßigen Handlung beteiligen darf.

---

[78] (*Bundessozialgericht Urteil vom 25.2.2015, B 3 KR 13/13 R Rn. 16a*).

Die HilfsM-RL 2019 mit ihrem § 3 Abs. 2 verstößt neben § 6 Abs. 5 Satz 1 und § 7 Abs. 3 Sätze 4/5 der HilfsM-RL 2019 auch gegen § 73 Abs 2 Satz 1 Nr. 7 SGB V, sowie gegen die höchstrichterliche ständige Rechtsprechung [79], iVm IGES-2015/17- Leistungsbewilligungen und – ablehnungen durch Krankenkassen. Studie für den Beauftragten der Bundesregierung für die Belange der Patientinnen und Patienten sowie Bevollmächtigten für Pflege, Seite 74, Nr. 6.5, Hilfsmittel).

Die HilfsM-RL 2019 mit § 3 Abs. 2 verstößt inhaltlich gegen den politischen und gerichtlichen Sinn und die entsprechenden Bestimmungen bzw. Urteile, die bestimmen, dass gesetzliche Krankenkassen verpflichtet sind auch nicht im Hilfsmittelverzeichnis (HMV) aufgeführte Hilfsmittel bei medizinischer Notwendigkeit zu bezahlen.

Denn das in Abs. 2 im ersten Halbsatz verwendete Wort „nur" ersetzt praktisch das gerichtlich untersagte einschränkende Wort „die" [80]. Das Wort „nur" suggeriert klar und eindeutig eine zwar anders formulierte aber doch erneute ebenso rechtswidrige Einschränkung mit Bezug auf die Worte „Leistungspflicht und „umfasst". Das Wort „nur" schließt ebenso wie das Wort „die" die nicht im HMV gelisteten aber medizinisch notwendigen Hilfsmittel aus.

<u>Tatsache ist, dass von der Leistungspflicht umfasste Hilfsmittel nach ständiger Rechtsprechung alle Gegenstände als Hilfsmittel zu verstehen sind, die medizinisch notwendig sind und keine allgemeinen Gebrauchsgegenstände des täglichen Lebens darstellen und nicht nach § 34 Abs. 4 SGB V auszuschließen sind</u> [81]. In Verbindung mit § 139 Abs. 1 Satz 2 wurde daher zwangsweise die Neuregelung wie folgt bestimmt: – dass in dem (HMV) Verzeichnis – „von der Leistungspflicht umfasste Hilfsmittel aufzuführen" sind, „.. Hierbei fehlt das gerichtlich untersagte Wort „die".

Daraus ergibt sich die zwingende Logik, das medizinisch notwendige Hilfsmittel auch ohne HMV-Listung grundsätzlich von der

---

[79] *(vgl. BSG Urteil vom 07.10.2010, Az.: B 3 KR 5/10 R) und BSG Urt. v. 25.02.2015, Az.: B 3 KR 13/13 R; Rn.15, Nr. 2, Satz 5),*

[80] *(BSG SozR 3-2500 § 33 Nr. 16, 20, 27; BSGE 99, 197 = SozR 4-2500 § 33 Nr. 16, RdNr 20; BSG SozR 4-2500 § 33 Nr. 11, 12, 32)*

[81] *(vgl. § 33 Abs. 1 Satz 1 SGB V, iVm BSG Urteil vom 25.2.2015, B 3 KR 13/13 R, Rn. 16, a) Satz 9 „offene Regelung", in § 6 Abs 5 HilfsM-RL)*

Leistungspflicht der gesetzlichen Krankenkassen mit umfasst sind. Insoweit verstößt die G-BA HilfsM-RL 2019 mit § 3 Abs. 2 sowie mit der G-BA Themenschrift „Hilfsmittel" Abs. 3 Satz 6 – Zitat: *[Die Kostenübernahme für Hilfsmittel durch die gesetzliche Krankenversicherung ist im Regelfall nur möglich, wenn die Produkte im Hilfsmittelverzeichnis aufgeführt sind.]* Zitat Ende.

Diese Aussage steht im krassen Widerspruch zu der gleichzeitigen Aussage in Abs. 5 der G-BA Themenschrift unter „Hilfsmittelverzeichnis". Dort findet sich folgender Hinweis: Zitat: *[„Daher können auch Hilfsmittel, die nicht im Hilfsmittelverzeichnis gelistet sind, durch die GKV erstattungsfähig sein."]* Zitat Ende. Auch hier stehen die Worte „Regelfall" und „nur" sogar im doppelten Sinne im Widerspruch zum Sinn der Rechtsprechung. Es hat den Anschein, als das der G-BA wie auch die GKV-SV sich nur äußerst widerstrebend den höchstrichterlichen Anordnungen des erkennenden BSG-Senats beugen wollen.

Hiermit ist sicher dargelegt, dass der G-BA und der GKV-SV sich an Gesetz und Rechtsprechungen nur teilweise oder gar nicht halten (wollen). Was dazu geführt hat, dass der G-BA mit seiner HilfsM-RL 2019 das Verfassungsprinzip aus Art. 20 Abs. 3 Grundgesetz durchbrochen hat. Eine Verletzung der Verfassung bzw. des Grundgesetzes ist damit gegeben.

Zusammenfassung der rechtmäßigen Verordnungssituation:

Der textlich gesetz- bzw. rechtswidrige Charakter in § 3 Abs. 2 HilfsM-RL 2019 (Bundesgerichtlich untersagte einschränkende Formulierung „die" welche nunmehr als einschränkendes Wort „nur" wieder auftaucht) setzt sich in der G-BA Themabeschreibung „Hilfsmittel" unter „Kostenübernahme für ein Hilfsmittel", letzter Satz, fort. Dort heißt es: Zitat: [Die Liste der konkret von der Leistungspflicht umfassten Hilfsmittel, dass sogenannte Hilfsmittelverzeichnis, wird nicht von der G-BA erstellt, sondern vom GKV-Spitzenverband.] Zitat Ende.

Hierbei kommt dem Sinn des Wortes „konkret" eine bestimmende und zugleich ausschließende (beschränkende) Bedeutung zu. Der Ausschluss bzw. die Beschränkung im ersten Halbsatz weist darauf hin, dass nur die im Hilfsmittelverzeichnis aufgeführt Hilfsmittel von der Leistungspflicht umfasst sind. Das aber ist unrichtig.

Denn alle als medizinisch notwendig verordneten Hilfsmittel – auch wenn sie noch nicht im Hilfsmittelverzeichnis aufgeführt wurden – sind bzw. werden durch Leistungsbeantragungen der Versicherten von der Leistungspflicht – wie oben schon erwähnt – umfasst, soweit keine gesetzlichen Leistungsausschlüsse vorliegen. Denn von unkonkretem Hilfsmittel kann man wohl nicht sprechen.

2)   Ebenfalls unter „Kostenübernahme für Hilfsmittel" im zweiten Absatz steht die absolut **unwahrheitsgemäße Aussage**: Zitat: *[Liegt eine solche Genehmigung vor, dürfen Versicherte nur die Anbieter von Hilfsmitteln (Leistungserbringer) nutzen, die mit der jeweiligen Krankenkasse einen Vertrag geschlossen haben.]* Zitat Ende.

Der **Rechtswahrheit** entspricht vielmehr, dass auch nicht vertragsgebundene Hilfsmittelhersteller gemäß § 127 Abs. 3 SGB V durch ein von Krankenkassen oder Versicherte nachgefragtes Angebot und Krankenkassen-Angebotsannahme zum Leistungserbringer im Einzelfall wird (vgl. SGB V, Einzelvereinbarungen, Stand: Zuletzt geändert durch Art. 2 G v. 15.11.2019 I 1604,). Zitat: *[(3) Soweit für ein erforderliches Hilfsmittel keine Verträge der Krankenkasse nach Absatz 1 mit Leistungserbringern bestehen oder durch Vertragspartner eine Versorgung der Versicherten in einer für sie zumutbaren Weise nicht möglich ist, trifft die Krankenkasse eine Vereinbarung im Einzelfall mit einem Leistungserbringer; Absatz 1 Satz 3 und 4 gilt entsprechend. Sie kann vorher auch bei anderen Leistungserbringern in pseudonymisierter Form Preisangebote einholen. In den Fällen des § 33 Abs. 1 Satz 5 und Abs. 6 Satz 3 gilt Satz 1 entsprechend.]*. Zitat Ende.

Zusätzlich ist zwei Sätze weiter unverständlicherweise auch noch die **rechtswidrige Aussage** zu lesen: Zitat: *[Die Kostenübernahme für Hilfsmittel durch die gesetzliche Krankenversicherung ist im Regelfall nur möglich, wenn die Produkte im Hilfsmittelverzeichnis aufgeführt sind.]* Zitat Ende. Diese Aussage widerspricht vollständig und wahrheitswidrig der Rechtsrealität und verstößt gegen das Wahrheitsgebot öffentlicher Stellen und gegen Art. 20 Abs. 3 Grundgesetz.

Das ist eine absolut unglaubliche Unverschämtheit – ja ein Affront – gegenüber den erkennenden Richtern des Bundessozialgerichtes, die doch derlei beschränkende Aussagen gerichtlich als rechtswidrig bezeichnet und untersagt haben. Es hat den Anschein, als wollten die G-BA und GKV-Leute ihre Rechtsvorstellungen über die Rechtsvorstellungen des Bundesgerichtes stellen und durchpressen. Das geht weit über die demokratische Legitimation des G-BA und des GKV-Spitzenverbandes hinaus und verletzt das Rechtsstaatsprinzip aus Art. 20 Abs. 3 Grundgesetz.

Noch unverständlicher wird die ganze Sache dadurch, dass unter „Hilfsmittelverzeichnis" im ersten Absatz versteckt der folgende Satz zu lesen ist:

Zitat: *[Daher können auch Hilfsmittel, die nicht im Hilfsmittelverzeichnis gelistet sind, durch die GKV erstattungsfähig sein.]* Zitat Ende. Also erst vernebelt der G-BA und die GKV-SV, dann stoßen sie alarmgebend ins Horn.

Das Bundesgesundheitsministerium bzw. der Bundesgesundheitsminister sollte hier als vorgesetzte Aufsichtsbehörde gemäß rechtlicher und politischer Verantwortung Rechtsklarheit schaffen und schnelle Konsequenzen ziehen. Rechts- und Verfassungsuntreue muss nach Recht und Gesetz nachhaltig sanktioniert werden.

Vorausgesetzt, dass der CDU-Bundesgesundheitsminister Jens Spahn selbst als Minister und Privatperson zumindest im Wesentlichen rechts- und verfassungstreu bisher gehandelt hat bzw. handelt (fragwürdiges Kreditgeschäft in amtlich/politischer Position, Immobilienankäufe in Millionenhöhe, fragwürdige Ministeriumspostenvergabe und fragwürdigen Maskenankauf über Parteikollegen Nüßlein).

Das alles – soweit heute bekannt - jedoch steht zurzeit öffentlich doch sehr im Zweifel. Insoweit darf vermutet werden, dass Jens Spahn – selbst mit Dreck am Stecken – keine Sanktionen aus politischen Motiven heraus durchführt. Es geht wie so oft in der schmutzigen Sphäre der Politik und (politischen) Beamtenschaft nach dem Krähenprinzip, nicht um die Interessen des Staates und seiner Bevölkerung an sich.

Gültige Verordnungsmöglichkeiten gemäß:
Bundessozialgericht Urteil vom 25.2.2015, B 3 KR 13/13 R Rn. 16, a)
§ 6 Abs. 5 Satz 1 HilfsM-RL 2019
§ 7 Abs. 3 Sätze 4 und 5 HilfsM-RL 2019
§ 73 Abs. 2 Satz 1 Nr. 7 SGB V.

Die Rechtssituation der vertragsärztlichen
Hilfsmittel-Verordnungsermächtigung gemäß BSG-Urteil

Zitiert aus: [Bundessozialgericht Urteil vom 25.2.2015, B 3 KR 13/13 R Rn. 16, a). Zum besseren Verständnis neu gegliedert und teilweise gekennzeichnet.

16 a) Der Versorgungsanspruch nach § 33 Abs 1 Satz 1 SGB V bestand nicht allein deshalb, weil der Autoschwenksitz als Hilfsmittel der GKV vertragsärztlich verordnet (§ 73 Abs 2 Satz 1 Nr. 7 SGB V) worden ist. Es liegt zwar keine förmliche vertragsärztliche Verordnung vor, wohl aber eine Bescheinigung des Hausarztes über die aus seiner fachlichen Sicht gegebene Notwendigkeit des Hilfsmittels. Eine solche formlose Bescheinigung haben Vertragsärzte in der Vergangenheit immer dann verwendet, wenn es um ein Hilfsmittel ging, das nicht im Hilfsmittelverzeichnis (§ 139 SGB V) aufgeführt war. Hintergrund war die bis zum 31.3.2007 geltende Regelung zum Hilfsmittelverzeichnis in § 128 SGB V (idF des Gesundheits-Reformgesetzes - GRG - vom 20.12.1988, BGBl I 2477), wonach in dem Verzeichnis "die" von der Leistungspflicht umfassten Hilfsmittel aufzuführen waren.

Dies wurde in der Praxis vielfach so verstanden, dass ein Vertragsarzt nur dann eine förmliche "Verordnung" iS des § 73 Abs 2 Satz 1 Nr. 7 SGB V ausstellen durfte, wenn das Hilfsmittel in dem Hilfsmittelverzeichnis gelistet war, und er ansonsten auf eine formlose "Bescheinigung" über die medizinische Erforderlichkeit eines (nicht gelisteten) Hilfsmittels zurückgreifen musste.

Die Neuregelung der Bestimmungen zum Hilfsmittelverzeichnis durch den zum 1.4.2007 in Kraft getretenen § 139 SGB V (idF des GKV-WSG) hat das Ausweichen der Ärzte auf solche formlosen Bescheinigungen überflüssig gemacht. Denn in § 139 Abs 1 Satz 2 SGB V ist nunmehr geregelt ist, dass in dem Verzeichnis "von der Leistungspflicht umfasste Hilfsmittel aufzuführen" sind, die - von der Rechtsprechung des BSG immer wieder beanstandete - Einschränkung auf "die" von der Leistungspflicht umfassten Hilfsmittel also entfallen ist (vgl. Begründung zum Gesetzentwurf eines GKV-WSG, BT-Drucks 16/3100 S 150 zu Nr. 116, § 139).

Vertragsärzte können seit dem 1.4.2007 somit auch (noch) nicht im Hilfsmittelverzeichnis gelistete, aber im Einzelfall medizinisch notwendige Hilfsmittel förmlich verordnen (§ 73 Abs. 2 Satz 1 Nr. 7 SGB V).

Dabei können sie nun auch nicht mehr in Konflikt mit den - auch für sie verbindlichen (§ 91 Abs 6 SGB V idF des GKV-VStG, in Kraft ab 1.1.2012; bis 31.12.2011 § 91 Abs 9 idF des GKV-WSG) - Richtlinien nach § 92 Abs 1 Satz 2 Nr. 6 SGB V über die Verordnung von Hilfsmitteln in der vertragsärztlichen Versorgung (Hilfsmittel-Richtlinien) geraten. Die in ihrer ursprünglichen Fassung vom 17.6.1992 (Beilage zum BAnz 1992, Nr. 183b, 5 bis 18) in Übereinstimmung mit § 128 SGB V (idF des GRG) noch angeordnet hatten, dass nur solche Hilfsmittel verordnet werden dürfen, die im Hilfsmittelverzeichnis aufgeführt sind (vgl Teil A II b) Nr. 8).

Diese vom erkennenden Senat ebenfalls mehrfach als rechtswidrig beanstandete Einschränkung [82] ist durch die Hilfsmittel-Richtlinie des Gemeinsamen Bundesausschusses (GBA; HilfsM-RL) vom 29.12.2011/ 15.3.2012 (BAnz AT vom 10.4.2012) gestrichen worden. Und durch eine den §§ 33 und 139 SGB V (idF des GKV-WSG) entsprechende offene Regelung ersetzt worden (vgl § 6 Abs 5 HilfsM-RL). Mit Blick auf die zunächst an die neue Fassung des § 139 SGB V nicht angepassten Richtlinien haben aber Vertragsärzte mitunter - und so auch hier - auch nach dem 1.4.2007 noch auf formlose "Bescheinigungen" zurückgegriffen, wenn sie nicht im Hilfsmittelverzeichnis gelistete Hilfsmittel verordnen wollten. Dies ist leistungsrechtlich unschädlich; denn eine solche Bescheinigung steht insoweit einer förmlichen "Verordnung" gleich. Zitierung Ende.

---

[82] *(BSG SozR 4-2500 § 127 Nr. 2 RdNr 10; BSG SozR 4-2500 § 33 Nr. 26 RdNr 9)*

Ministerverordnung – Hilfsmittelhersteller – HMV Beschwerde- und Widerspruchsbearbeitung von GKV-Hilfsmittelabteilung hierarchisch wegen GKV-Interessenkonflikt trennen.

Eine Ministerverordnung oder Gesetzesänderung zur Unterstützung für Hilfsmittelhersteller, Hilfsmittelvertreiber und Erfinder in Sachen Hilfsmittelverzeichnisaufnahmen (HMV-Beschwerden) muss zur Primäranwendung der Bestimmungen aus dem Medizinproduktegesetz, den Rechtsprechungen und den EU-Bestimmungen führen. GKV-eigene Aufnahmekriterien müssen abgeschafft werden.

Denn viele Jahre erbitterte Argumentationskämpfe, Hunderttausende und mehr Arbeitsstunden auf beiden Seiten mit noch mehr Kostenverschwendungen in Millionenhöhe sind nicht mehr tragbar. So stehen sich unzählige Versicherte und Hilfsmittelhersteller und GKV u. a. Krankenkassen feindlich gegenüber. Dabei sind nicht einmal die Hohen Gerichts- und Anwaltskosten mitgedacht. Eine exakte Darstellung der Probleme und Kostenaufwände ist hier aus Platzgründen nicht zu bearbeiten. Die Grundproblematik ist die gesetzliche Stellung des GKV-SV und ihr Interessenkonflikt mit Genehmigungen und Ablehnungen einerseits und ihre überaus negative Konfliktbearbeitungskompetenz andererseits.

Die Konflikte beziehen sich insbesondere auf die GKV-Antragsablehnungen und Widerspruchsbearbeitungen all der Fälle, die GKV-seitig mit rechtseinschränkenden Mitteln und Methoden bearbeitet wurden. Der GKV befindet sich daher in einem absoluten Dilemma der widerstreitenden Interessen. Einerseits soll die GKV etc. die Gesundheit fördern, Krankheiten behandeln und Behinderungen durch Hilfs-, Heil – und Pflegehilfsmittel ausgleichen lassen. Andererseits will die GKV auf eigenmächtige Art und Weise Einsparungen vornehmen.

Die daraus entstehenden Rechtsstreitigkeiten führt die GKV quasi nach Gewohnheitsrecht unter exzessiver Ausnutzung der Rechtsmöglichkeiten oft bis zum bitteren Ende durch. Versicherte, Unternehmen, Selbstständige, freiberufliche Erfinder und Produktentwickler müssen das Zeit- und Kostenrisiko der Gerichtsprozesse eingehen oder aufgeben. Und die GKV bezahlt in allen Fällen ihre Angestellten-/ Beamtengehälter und Gerichtskosten missbräuchlich ohne Risiko natürlich aus dem Topf der Versichertenbeiträge.

Das kranke GKV-System mit seinen vielen Pseudologen die ihr tägliches Arbeitsthema „Pseudologia phantastica" sehr gut beherrschen, machen das Einführen von hochwertigen Hilfsmitteln zum Vorteil der Versicherten Kranken und Hilfsbe-dürftigen zu einem Spießrutenlauf für Unternehmer und Erfinder. Und wenn diese GKV Vertreterinnen und Vertreter auf den Bühnen und Podesten der Diskussionsveranstaltung etc. stehen oder sitzen und mitdiskutieren, sieht man ihnen natürlich nicht ihren Lügen-Makel an. Da steht die Glitzerveranstaltung, dass Scheinlächeln und die Scheinfreundlichkeit im Vordergrund und nicht die Wahrheit. Abgesehen von einigen kritischen Worten.

Die vielen jahrelangen leidvollen Unternehmererfahrungen mit der GKV haben ja nicht umsonst zu Selbsthilfemaßnahmen wie die Bildung von Interessenvertretungen wie BVMed - Bundesverband Medizintechnologie e.V., SPECTARIS - Deutscher Industrieverband für Optik, Photonik, Analysen- und Medizintechnik e.V. geführt. Diese monetär und fachkompetenzlich gut ausgestatteten quasi Unternehmen können auf Augenhöhe mit z. B. der GKV und dem Bundesgesundheitsministerium so handeln und Dinge durchsetzen, wie es ein Einzelunternehmer natürlich nicht könnte. Masse spielt immer eine Rolle.

Der GKV-Interessenkonflikt hat die gleiche Qualität wie ein juristischer Interessenkonflikt wie z. B. in Sachen „Befangenheit" eines Richters. Der GKV-SV kann qualitativ nicht aus sich selbst heraus seine eigenen Fehlbeurteilungen, seine Lügen, Manipulationen, Täuschungen, Desinformationen und sein gesetzwidriges Verhalten so gut verhindern, dass es durchgängig zu absolut fehlerfreien Entscheidungen und insbesondere zu ordnungsgemäßen Verwaltungsverfahren führen kann. Diese Kompetenz und die notwendige Willigkeit zur Rechts- und Verfassungstreuen liegen aufgrund der vorliegenden Verwaltungswillkür bei dem GKV-Spitzenverband nicht vor.

Hieraus folgert auch die Tatsache, dass die ordnungsgemäße Ausübung des verfassungsmäßigen Wahrheitsgebotes, der Rechts- und Verfassungstreue sowie die gegensätzlichen Handlungen zwangsläufig unter Beobachtung der GKV-Geschädigten stehen. Auch Politiker, Politikerinnen, jede Verwaltung, Behörde, jeder Beamte und Angestellte steht auf dem kritischen demokratischen Prüfstand der breiten Bevölkerungsbeobachtung.

Aus vorgenannten Gründen ist es juristisch wie demokratisch geboten die Beschwerde- und Widerspruchsbearbeitung in die unabhängigen Hände z. B. der Bundeszentrale für gesundheitliche Aufklärung (BZgA) zu übergeben. Eine mögliche unabhängige technisch fachliche Unterstützung für die BZgA könnte in einer Teilzusammenarbeit mit einer großen TÜV-Gesellschaft oder einer Universität wie z. B. der Berliner Humboldt-Universität liegen, in der entsprechende Kompetenzen für Hilfsmittel und Gesundheitswesen bekanntermaßen schon vorliegen. Damit würden auch Synergieeffekte der Kompetenzen aus Forschung, Entwicklung und Gesundheit für neuartige Produkte mit einfließen bzw. verbunden werden.

Die staatlichen monetären Interessen zugrunde legend ist eine effizientere Bearbeitung aller Versichertenanträge durch Wegfall der medizinwirtschaftlichen Fälle sicher zu erwarten. Eine entsprechende Umgruppierung der freigesetzten Mitarbeiter würde sich hier positiv auf vorhandenen Personalmangel in anderen GKV-Bereichen auswirken.

Wesentliche Einsparpotenziale in der GKV würden sich aus dem Wegfall vieler Tausend Arbeitsstunden pro Jahr ergeben. Auch verminderte Materialausgaben und Arbeitsvorbereitungen für Gerichtsprozesse durch juristisches Personal für zum Teil jahrelange Fallbearbeitungen würden zu den Ersparnissen erheblich beitragen. Sozialgerichte, Landessozialgerichte und das Bundessozialgericht würden in einem sicher erheblichen Maß arbeitstechnisch entlastet. Fragen der Personalverstärkungen und der damit verbundenen Mehrkosten wären damit auch nicht mehr so relevant. Es gäbe mehr zufriedene Versicherte Antragsteller, mehr Gerechtigkeit, weniger Beschwerden, Widersprüche und teils jahrelange Gerichtsprozesse.

In Sachen Widerspruchsverfahren für Versicherte wurde der GKV-SV und anderen Kassen vom Bundesversicherungsamt schriftlich vom 27. Juli 2018 öffentlich wegen verschiedener und wiederholt vorgekommener rechtswidriger Verwaltungshandlungen ausführlich auf 6 Seiten öffentlich gerügt. Gerügt wurden div. Verstöße gegen Vorschriften des SGB X und des Sozialgerichtsgesetzes (SGG). Insbesondere wurde auch das teils gesetzwidrige Sachbearbeiterverhalten in Bezug auf Widerspruchsverfahren und Versicherten-Ansprachen für eine mögliche Rücknahme eines Widerspruches gerügt. Scheinbar wissen die GKV- und andere Kassenmitarbeiten nicht, oder wollen es nicht wissen, dass sie gemäß dem sie unterliegendem Wahrheitsgebot weder täuschen, desinformieren, manipulieren oder beeinflussen dürfen. Mit den Verletzungen des SGB X und des SGG und anderen Bestimmungen geht der verfassungsrechtliche Verstoß gegen den Art. 20 Abs. 3 Grundgesetz einher. Da ist von Rechts- und Verfassungstreuen nicht zu reden. Siehe dazu nachfolgende Einzelblatt-Abbildung vom Bundesversicherungsamt, Bildzitat § 51 UrhG; Screenshot: www.inventordesign.de.

Bundesversicherungsamt

Bundesversicherungsamt, Friedrich-Ebert-Allee 38, 53113 Bonn

An alle
bundesunmittelbaren Krankenkassen

nachrichtlich
Bundesministerium für Gesundheit
Aufsichtsbehörden der Länder
GKV-Spitzenverband

HAUSANSCHRIFT
Friedrich-Ebert-Allee 38
53113 Bonn

TEL +49 228 619 1561
FAX +49 228 619 1866

krankenversicherung@bvamt.bund.de
www.bundesversicherungsamt.de

BEARBEITER(IN) Frau Harde

27. Juni 2018

AZ 211-4140-4292/2013
(bei Antwort bitte angeben)

Hinweise zur Durchführung des Widerspruchsverfahrens bei gesetzlichen Krankenkassen

Sehr geehrte Damen und Herren,

im Rahmen unserer aufsichtsrechtlichen Tätigkeit haben wir festgestellt, dass gesetzliche Krankenkassen bei der Widerspruchsbearbeitung nur unzureichend die Vorschriften des Sozialgesetzbuchs Zehntes Buch (SGB X) und des Sozialgerichtsgesetzes (SGG) beachten.

Auch der Bundesrechnungshof hat das Verfahren der Widerspruchsbearbeitung bei gesetzlichen Krankenkassen, die überwiegend der Aufsicht durch das Bundesversicherungsamt unterliegen, geprüft. Ferner wurde dieses Thema im Rahmen der 91. Arbeitstagung der Aufsichtsbehörden der Sozialversicherungsträger vom 15. bis 16. November 2017 in Potsdam erörtert.

Das Bundesversicherungsamt weist die Krankenkassen bereits aktuell einzelfallbezogen regelmäßig auf Fehler in der Widerspruchsbearbeitung hin. Immer wieder treten dabei auch grundsätzliche verfahrensrechtliche Mängel in der Bearbeitung zu Tage.

Hierzu verweisen wir zunächst auf unser Rundschreiben zur Erforderlichkeit der Rechtsbehelfsbelehrung vom 8. März 2000 (II2 – 4140 – 1626/98). Die dort getroffenen Aussagen sind weiterhin zu beachten und Inhalt unserer ständigen Aufsichtspraxis.

Abbildung 68: Bundesversicherungsamt - Widerspruchsverfahren gegen Krankenkassen, Blatt 1. Bildzitat § 51 UrhG

GKV Antragsablehnungen & Widersprüche bei Millionen von versicherten Männern und Frauen

Nachfolgende Darstellung soll nur einen kurzen Einblick darüber geben, wie kompliziert diese Materie ist. Die nachfolgend dargestellte I-GES-Studie hatte auch – wie dort beschrieben – größere Probleme von ausreichend vielen Krankenkassen genügendes Auswertungsmaterial zu erhalten. So haben von den 39 größten Krankenkassen mit zusammen ca. 90% (65.700.000 Mio.) der gesetzlich Versicherten (73 Millionen) nur 26 Krankenkassen und nur völlig unzureichend mit Datenbeständen kooperiert. Das führte in praktisch allen Bereichen zu sehr ungenauen Zahlenwerten. Eine klare gesetzliche Zwangsverpflichtung zur Datenabgabe und erstklassige Kooperation sollte dringenst von Regierungspolitikern ins Auge gefasst werden. Es kann und darf nicht sein, dass Krankenkassenvorstände sich willkürlich den Staatswohlinteressen widersetzen und mögliche Schäden durch nicht erkannte Schadenstendenzen verursachen. Dagegen müssen im Staatsinteresse ggf. disziplinarrechtlich bewehrte Tatbestände erarbeitet werden, um dem Selbstverwaltungsunwesen rigoros Einhalt zu gebieten.

Ablehnungen erstinstanzlich und Widersprüche von ca. 26 Krankenkassen: Bereich Vorsorge/REHA, (vgl. IGES Studie „Leistungsbewilligungen und ablehnungen durch Krankenkassen, Berlin 2017, Seite 82, Tabelle 4)

Leistungsanträge		Ablehnungen	Widersprüche gesamt
2008	1.314.279	302.284	
2009	1.377.182	322.260	
2010	1.335.179	299.080	
2011	1.227.956	251.730	
2012	1.218.803	208.415	
2013	1.223.634	219.030	
2014	1.271.244	226.281	
2015	1.237.434	227.471	= 419.093
Ges.	10.205.711	2.056.551 = rd. 20,15	= 20,38 %

Im Durchschnitt sind das pro Jahr rund 1.275.713 Mio. Leistungsanträge, rund 257.068 Tausend Ablehnungen, und rund 52.386 Widersprüche.

Rechnet man die Durchschnittswerte hoch für die Jahre 2016/17/18/19/20, so ergeben sich folgende Darstellungen:

5 Jahre – Leistungsanträge	6.378.565	Millionen
5 Jahre – Ablehnungen	1.285.340	Million
5 Jahre – Widersprüche	261.930	Tausend.

Von 2008 bis 2020 ergeben sich somit:

16.584.276 Mio. Leistungsanträge	*ds pro Jahr	1.382.023,00
3.341.891 Mio. Ablehnungen	*ds pro Jahr	278.490,92
681.023 Tsd. Widersprüche	*ds pro Jahr	56.751,92
	*durchschnittlich	

Die teilgenommenen 26 Krankenkassen haben (siehe oben) von 73.000.000 Millionen Versicherten zusammengenommen 43.799.999,88 Millionen Mitglieder. Jedes Mitglied beantragte von den 16.584.276 Mio. Leistungsanträgen im Schnitt 0,38 Anträge. Jede der 26 Krankenkassen hat durchschnittlich 1.684.615,38 Mitglieder.

Die restlichen unbeteiligten 13 KK haben zus. 29.200.000,12 Mio. Mitglieder. Auf jede Krankenkasse entfallen somit 2.246.153,86 Mio. versicherte Mitglieder. Bezogen auf den Schnitt 0,38 haben alle Mitglieder der 13 Krankenkassen zusammen 11.096.000,05 Mio. Leistungsanträge gestellt.

Die von IGES für die Studie ausgewählten 39 Krankenkassen haben in 12 Jahren zusammen:

27.680.276,05 Mio.	Leistungsanträge bearbeitet,	
4.229.571,00 Mio.	Ablehnungen bearbeitet, (* erstinstanzlich)	
902.943,00 Tsd.	Widersprüche bearbeitet.	

Berechnet man pro *erstinstanzliche Ablehnung mit wenigstens 3 Arbeitsstunden, so kommen hier gewaltige 12.688.713 Mio. Arbeitsstunden oder pro Std. mit fiktiven netto 20 € berechnet, 253.774.260 Mio. EUR zusammen. Das sind pro Jahr 1.057.392,75 Mio. Arbeitsstunden, oder geteilt durch 12 Jahre pro Jahr 21.147.855 Millionen €.

In Sachen Krankenkassen-Widerspruchsverfahren wurden von 2010 bis 2015 von den Widerspruchsausschüssen der teilnehmenden 26 KK 1.301.046 Million Verfahren bearbeitet (vgl. IGES-Studie 2017-, Seite 46, Abb. 9, Leistungsbewilligungen und –ablehnungen durch Krankenkassen). Das sind durchschnittlich pro Jahr 216.841 Tausend Fälle. Rechnet man die Durchschnittssumme auf weitere 5 Jahre bis 2020 hoch, ergeben sich weitere 1.084.205 Million Widerspruchsfälle und im Schnitt wiederum 216.841 Tausend Fälle pro Jahr.

Von 2010 bis 2020 sind das dann zusammen 2.385.251 Million Widerspruchsverfahren und somit 433.682 Tausend Fälle pro Jahr. Der oben genannte Schnitt 216.841 Tausend Fälle für die fünf Jahre (2015 bis 2020) teilt sich auf in 18.070,08 Fälle pro Monat, und 695 Fälle pro KK (26 KK). Mehr Informationen speziell zu den Widerspruchsausschüssen ergeben sich aus der >> Study 411 – Februar 2019, Hans Böckler Stiftung, Recht und Praxis der Widerspruchsausschüsse in der Sozialversicherung – Bestandsaufnahme und Wirkungsanalyse, Armin Höland und Felix Welti (Hrsg.) <<.

Von den vorgenannten 2.385.251 Millionen Widerspruchsfällen ist ein Mittelwert von 35,6% = 849.149,36 Tausend Fälle positiv verlaufener Widersprüche für Antragsteller abzuziehen (vgl. IGES-Studie, Seite 49). Diese rund 849.149 Tausend Fälle werden mit 30 Krankenkassen (KK)-Stunden pro Fall berechnet. Das ergibt rund 25.474.470 Millionen hauptamtliche Widerspruchsbearbeitungsstunden. Diese Stunden werden berechnet mit fiktiven netto 20 EUR, und ergeben 509.489.400 Millionen EUR. Das sind pro KK-Widerspruchsbearbeitung (rund 849.149 Fälle) separate 600,- EUR, ohne Mitberechnung der 64,4% der Abgelehnten Widersprüche.

Zusammen mit den oben genannten eingereichten Anträgen und Ablehnungen mit 12.688.713 Millionen KK-Arbeitsstunden und den vorgenannten Widerspruchsbearbeitungsstunden iHv. 25.474.470 Millionen, ergeben sich 38.163.183 Millionen Krankenkassenbearbeitungsstunden.

Die vorgenannten 38.163.183 Millionen Krankenkassenarbeitsstunden werden mit fiktiven netto 20,- EUR berechnet. Das sind unglaubliche 763.263.660 Mio. EUR.

Bezogen auf sozialgerichtliche Bearbeitungsstunden

Die vorgenannten 849.149 Tausend Fälle positiv entschiedener Widersprüche für Antragsteller werden mit einem fiktiven Durchschnitt von 100 Arbeitsstunden pro Fall (= rund 7 Stunden pro Monat) – bezogen auf die Durchschnittsverfahrensdauer von 14,3 Monaten (vgl. I-GES-Studie 2017, Seite 50) – (100x7x14,3) berechnet. Hieraus ergeben sich rund 84.999.814 Millionen gerichtliche Arbeitsstunden.

Berechnet man die vorgenannten 849.149 Tausend Fälle mit den vorgenannten 7 Arbeitsstunden pro Fall und Monat, so ergeben sich daraus 5.944.043 Mio. Bearbeitungsstunden. Multipliziert mit durchschnittlichen 41,1 Monate Verfahrensdauer seit Klageerhebung (vgl. IGES-Studie 2017, Seite 50) ergeben sich rund 244.300.167 Mio. gerichtliche Arbeitsstunden. Beide gerichtlichen Verfahrenszeiten (84.999.814 + 244.300.167) ergeben zusammen 329.299.981 Millionen gerichtliche Bearbeitungsstunden. Der Durchschnitt für beide Werte beträgt 164.649.990,50 Millionen Arbeitsstunden.

Die vorgenannten durchschnittlichen gerichtlichen 164.649.990,50 Millionen Arbeitsstunden werden – wie bei den Krankenkassenstunden oben – mit fiktiven netto 20,- EUR berechnet. Hieraus ergeben sich enorme gerichtliche Arbeitskosten iHv. 3.292.999.810 Milliarden EUR. Zusammengezogen ergeben die Krankenkassenbearbeitsstunden mit 763.263.660 Millionen EUR und die gerichtlichen Arbeitsstunden iHv. 3.292.999.810 Milliarden EUR ganze 4.056.263.470 Milliarden EUR Gesamtkosten. Würde man die weggelassensenen 64,4 % Antrags-/Widerspruchsbearbeitungsstunden mit hinzurechnen, kämen sogar ganze 6.668.497.144,68 Mrd. heraus. Heruntergebrochen auf eine Ablehnung plus Widerspruch (849.149 Tsd.) liegen die Unkosten pro

Bearbeitungsfall bei 4.776,86 EUR oder (+64,4%) bei 7.853,16 EUR verschwendeter Versichertengelder. Bei den 64,4% nicht mit Widersprüchen begegneten Antragsablehnungen besteht ein Dunkelfeld von ca. 25 bis 30% an möglichen Widerspruchserfolgen für Versicherte, die aber aus Angst und Unkenntnis etc. nicht beansprucht/eingefordert wurden.

Hierbei sind noch nicht die Millionen Gerichts-, Anwalts-, Gutachter- und Sachmittelkosten für die Gesamtbearbeitung der vor Gericht gelandeten Widersprüche mitgerechnet. Würde sich mit dem vorliegenden Bereich z. B. eine umfassende Regierungsstudie oder der Bundesrechnungshof beschäftigen, so kämen hier wohl weitaus höhere Summen zusammen. Sicher würden dem zu folge auch größere Einsparungspotenziale zu Tage kommen, die niemand für möglich gehalten hat oder für möglich halten will.

Dazu müssten alle Krankenkassen datenschutzrechtlich konform gesetzlich gezwungen werden, alle vorhandenen studienrelevanten Daten jeder Art innerhalb eines Monats zur Verfügung zu stellen. Denn die staatlichen Finanzinteressen müssen klar und eindeutig absoluten Vorrang vor nichtstaatlichen oder staatlich untergeordneten Interessen haben. Davon hängt das Gemeinwohl aller ab.

Es zeigt zu mindestens ansatzweise die Situation auf, dass Krankenkassen mit Antragsablehnungen keine Einsparungen auf den Rücken der Versicherten erreichen können, sondern nur und ausschließlich immense Unkosten bzw. Geldverschwendungen produzieren. Die Quintessenz aus der vorliegenden Berechnung lässt es als sehr sinnvoll erscheinen, dass weniger erstinstanzliche Ablehnungen (Systemversagen) durchgeführt und dafür wesentlich verbesserte und im Sinne des verfassungsgemäßen Wahrheitsgebotes für alle öffentlichen Stellen nachvollziehbare verständliche wahrheitsgemäße und vor allem gesetzeskonforme Antragsprüfungen durchzuführen. Dazu gehört selbstverständlich auch, eine gesetzmäßige rechtskonforme und verwaltungsrechtlich ordnungsgemäße Beratung den Bürgerinnen und Bürgern proaktiv anzubieten.

Darüber hinaus müssen die Krankenkassenmitarbeiter/innen inklusive Vorgesetzte disziplinarrechtlich und soweit gegeben auch strafrechtlich verfolgt werden, wenn sie dafür sorgen oder sorgen lassen, dass Versicherte diskriminiert und/oder mit medizintechnisch/wissenschaftlich geringerwertigen Leistungen, Hilfsmittel und Pflegehilfsmittel versorgt werden, nur weil sie z B. aufgrund verringerter persönlicher Fähigkeiten nicht jeden Sachverhalt nachvollziehen können, Sprachschwierigkeiten besitzen oder andere Hemmnisse aufweisen (siehe dazu auch IGES-Studie, Leistungsbewilligungen und Ablehnungen durch Krankenkassen, Seite 70, 2017). Insbesondere müssen Vorgesetzte bis zur Vorstandvorsitzenden Person hinsichtlich möglicher Strafvereitelungen oder Versuche dessen rigoros belangt werden. Denn nur so kann grundsätzlich allen Mitarbeiterinnen und Mitarbeitern klar gemacht werden, was ordnungsgemäße Verwaltungsverfahren im rechtlichen Sinne bedeuten und was für Bestrafungen auf sie zukommen können. Soweit untergebene Mitarbeiter rechtswidrige Arbeitserledigungen von Vorgesetzten auferlegt bekommen, sollten diese Mitarbeiter die Möglichkeit erhalten, auch anonyme bzw. vertrauliche Anzeigen zwecks Haftbarmachung des Vorgesetzten zu erstatten. Eine Complianceverpflichtung sollte bei jedem Mitarbeiter den Arbeitsvertrag komplettieren.

Hinsichtlich Hilfsmittelgewährung liegt in Deutschland insoweit eine etwas schizophrene Situation vor, als das der GKV-Spitzenverband u. a. Krankenkassen oft Gesetz- und rechtsprechungswidrig handeln, und das verschiedene Gerichte z. B. die Gewährung von Dusch/WCs den KK auferlegen, obwohl diese Hilfsmittel-Gewährung eines Dusch-WC-Sitzes gegen geltende Gesetze und diverse Rechtsprechungen verstößt.

Einerseits besteht die grundsätzliche gerichtliche Feststellung, dass jeder Gegenstand ein Hilfsmittel sein kann, das dazu dient, die ärztliche Behandlung zu unterstützen. Ein Erfolg kann hierbei seriöser Weise aber nicht erfolgen, weil ein Behandlungserfolg immer von mehreren und nicht in Gänze beeinflussbaren Faktoren abhängt [83].

---

[83] *(vgl. LSG, Urteil v. 08.11.2018, Az. L 5 KR 21/18 Rn. 23, sowie BSG-Urteil v. 15.03.2018, Az. B3 KR 18/17 R- juris Rn. 24)*

Andererseits bestehen höchstrichterliche Rechtsprechungen [84],[85], in denen festgestellt wird, dass Gegenstände mit Hilfsmittelanspruch nur dann Hilfsmittel sein können, wenn sie eine konzeptionelle Entwicklung für Kranke und Behinderte aufweisen können. Ohne diese Konzeption gelten Gegenstände als „allgemeine Gebrauchsgegenstände des täglichen Lebens". Und von der GKV-Leistungspflicht umfasste Hilfsmittel müssen von der Funktion her transportabel sein *(vgl. Gemeinsames Rundschreiben der Spitzenverbände der Krankenkassen ... zur Versorgung mit Hilfsmitteln und Pflegehilfsmitteln vom 18.12.2007, Nr. 3.1 Legaldefinition und Begrifflichkeit laut Rechtsprechung, Seite 8).*

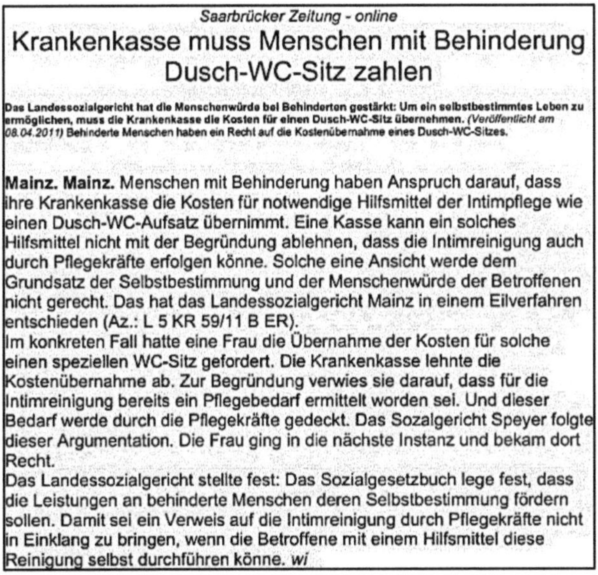

Saarbrücker Zeitung - online

Krankenkasse muss Menschen mit Behinderung Dusch-WC-Sitz zahlen

Das Landessozialgericht hat die Menschenwürde bei Behinderten gestärkt: Um ein selbstbestimmtes Leben zu ermöglichen, muss die Krankenkasse die Kosten für einen Dusch-WC-Sitz übernehmen. *(Veröffentlicht am 08.04.2011)* Behinderte Menschen haben ein Recht auf die Kostenübernahme eines Dusch-WC-Sitzes.

Mainz. Mainz. Menschen mit Behinderung haben Anspruch darauf, dass ihre Krankenkasse die Kosten für notwendige Hilfsmittel der Intimpflege wie einen Dusch-WC-Aufsatz übernimmt. Eine Kasse kann ein solches Hilfsmittel nicht mit der Begründung ablehnen, dass die Intimreinigung auch durch Pflegekräfte erfolgen könne. Solche eine Ansicht werde dem Grundsatz der Selbstbestimmung und der Menschenwürde der Betroffenen nicht gerecht. Das hat das Landessozialgericht Mainz in einem Eilverfahren entschieden (Az.: L 5 KR 59/11 B ER).
Im konkreten Fall hatte eine Frau die Übernahme der Kosten für solche einen speziellen WC-Sitz gefordert. Die Krankenkasse lehnte die Kostenübernahme ab. Zur Begründung verwies sie darauf, dass für die Intimreinigung bereits ein Pflegebedarf ermittelt worden sei. Und dieser Bedarf werde durch die Pflegekräfte gedeckt. Das Sozialgericht Speyer folgte dieser Argumentation. Die Frau ging in die nächste Instanz und bekam dort Recht.
Das Landessozialgericht stellte fest: Das Sozialgesetzbuch lege fest, dass die Leistungen an behinderte Menschen deren Selbstbestimmung fördern sollen. Damit sei ein Verweis auf die Intimreinigung durch Pflegekräfte nicht in Einklang zu bringen, wenn die Betroffene mit einem Hilfsmittel diese Reinigung selbst durchführen könne. *wi*

Abbildung 69: Zeitungsausschnitt-Gerichtsurteil, Bildzitat § 51 UrhG

Zu 1: Jedes Gericht, das eine Krankenkasse zu einer Hilfsmittelleistung verpflichtet, müsste vor Verpflichtung, a) prüfen, ob ein Hilfsmittel rechtskonform (Behinderten-Konzeption) im Hilfs- oder Pflegehilfsmittelverzeichnis gelistet ist, und b), ob es für den Patienten transportabel ist, sowie c), ob z. B. ein WC-Dusch-Aufsatz gemäß Produktsicherheitsgesetz für Frauen bzw. für ihre Gesundheit [86] (Harnwegsinfektionen) sicher ist (siehe auch oben Abb. 26, Seite 42).

---

[84] *(vgl. BSG SozR 3-2500 § 33 Nr. 16, 20, 27; BSGE 99, 197 = SozR 4-2500 § 33 Nr. 16, RdNr. 20)*
[85] *(vgl. BSG-Urteil vom 24.09.2002, Az. B3 P 15/01 R Rn. 15 iVm Rn. 17)*
[86] *https://www.ksa.ch/sites/default/files/cms/urogynaekologie/docs/artikel-hwi-urogynaekologie-frauenklinik-ksa.pdf*

Ärzteschaft, Bundesärztekammer & Wissenschaft
versus GKV-Spitzenverband + G-BA

Nachfolgend zum obenstehenden Thema – Wissenschaft – ein wenig erfreuliches Beispiel von einem Negativverhalten des GKV-SV. Der GKV-Spitzenverband hat bei der HMV-Antragsbearbeitung das ärztliche Gutachten vom 02.03.2001 des Berlin- Zehlendorfer Facharztes für Allgemeinmedizin Dr. med. Wolfgang Kreischer abwertend als nicht ausreichendes Einzelgutachten mit Schreiben vom 18.03.2016

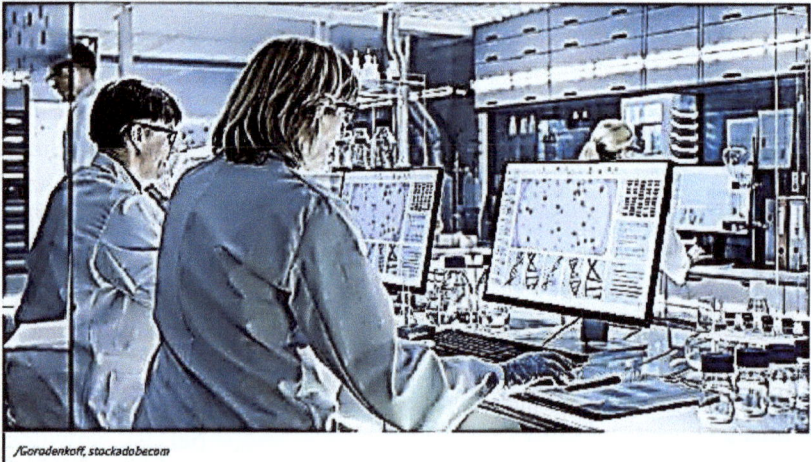

Ärzteschaft

Wissenschaftlichkeit muss Grundlage ärztlicher Tätigkeit bleiben

Freitag, 24. Januar 2020

Berlin – Die wissenschaftliche Medizin muss weiterhin die Grundlage ärztlicher Tätigkeit bilden. Dafür hat sich die Bundesärztekammer (BÄK) in ihrer Stellungnahme „Wissenschaftlichkeit als konstitutionelles Element des Arztberufes" ausgesprochen, die sie auf Empfehlung ihres Wissenschaftlichen Beirats vorgelegt hat.

Abbildung 70: Quelle: aerzteblatt.de, Screenshot: www.inventordesign.de. Bildzitat § 51 UrhG

dargestellt, dass nicht den von der Beklagten-GKV verlangten medizinischen Nutzen nachweist. Mit dieser für den GKV-SV typischen

Falschbehauptung wurde die Glaubwürdigkeit von Dr. med. Kreischer und zugleich seine medizinwissenschaftliche Kompetenz angezweifelt. Der Facharzt für Allgemeinmedizin, Dr. med. Kreischer unterzog die von der GKV-SV abgelehnte Rückeneinreibehilfe einem Praxistest in seiner Arztpraxis. Dr. Kreischer stellt in seinem Gutachten fest, dass die Einreibevorrichtung für ältere und in ihrer Bewegung eingeschränkte Patienten eine Hilfe bietet, und beurteilt die Einreibehilfe als sehr hilfreich. Das Arztgutachten von Herrn Dr. med. Wolfgang Kreischer ist eine medizinisch fundierte Stellungnahme, die einen fachlich wissenschaftlichen Bestand hat.

Denn Dr. med. Kreischer hat sein gewissenhaftes nutzenbezogenes Gutachten auf der Basis seiner evidenzbasierten medizinischen und patientenmäßigen Erfahrungen gefertigt. Von daher ist es eine schreiende Unverschämtheit vom GKV-SV, dass Dr. Kreischer-Gutachten als im Prinzip nichtssagendes Schriftstück zu bewerten.

> ### *Wissenschaft*
>
> Wenn Wissenschaft nicht laboriert,
> ist die Erkenntnis im Leben garantiert:
>
> „Forschung lehrt,
> Wissen schafft,
> Unwissen ruht,
> Handlung tut not,
> Stillstand gebiert den Tod".
>
> Autor: Manfred Binder
> Berlin, Lyriker, Aphoristiker
> 29.01.2013

Abbildung 71: Gedicht „Wissenschaft" M. Binder

Aber so halten es die Pseudologen vom GKV-SV eben.
Ebenso zweifelt der GKV-SV in seinen diversen Antragsbezogenen Schriften die Aussagefähigkeit von einer proktologiebezogenen Studie aus 1991/95 des französischen Phlebologen und Chirurgen Prof. Dr. med. Claude Franceschi über Hämorrhoiden, und zweitens eine Praxis-Studie über Analhygiene aus 1997 der Priv. Doz. Dr. med. Wilhelm Brühl und Dr. med. Rolf Schmauz an.

Die GKV-SV spricht durch ihr negatives Bewertungsverhalten den vorgenannten approbierten und promovierten Ärzten quasi ihre wissenschaftlichen Fähigkeiten ab, nur um eigene Ablehnungsvorteile daraus zu ziehen. Das ist wahrlich kein guter Zustand. Denn Ärzte haben das Wissen der Medizin an Universitäten und am Menschen studiert. Wenn nicht an Universitäten – wo dann findet Wissenschaft statt? Etwa beim GKV-SV? Die GKV-Ärztekritik hat hier gänzlich versagt. Dass die Bundesärztekammer (BÄK) für die Wissenschaftsgrundlage in der ärztlichen Tätigkeit stark eintritt ist in unrühmlichen Zeiten von Fake News und pervertierten alternativen GKV-Wahrheiten von enorm großer Wichtigkeit. Damit sicher auch eng verbunden sind die aktuell im G-BA behandelten Kostenfragen für wissenschaftliche und qualitätsbezogenen Studien, sowie die Beteiligung der Fachgesellschaften und die Arzneimittelkommission der Ärzteschaft.

Zur Handlungskomplettierung des BÄK sollte es also auch gehören, dass er sich stärker um wesentlich bessere Regeln und Gesetzesaussagen in der außerordentlich wichtigen Sache der Hilfsmittelverordnung bemüht. Denn die Entwicklungen und Erprobungen etc. von Hilfsmitteln gehört auch in die Menschheitsleiden helfende Wissenschaft.

Ministerverordnung – GKV-Verpflichtung zum Wahrheitsgebot gemäß BVerwG 8 C 14.02, VGH 8 UE 3800/00, Seite 13 und zur Einhaltung des Rechtsstaatsprinzips aus Art. 20 Abs. 3 GG (Gesetzes-u. Verfassungstreue)

Der amtseidverpflichtete Bundesgesundheitsminister sowie das Bundesministerium für Gesundheit sind nach Dienstpflicht und Gesetzeslage verpflichtet, für die Einhaltung des Art. 20 Abs. GG Sorge zu tragen, und jeglichen Verstoß zu ahnden. Ein anderes Handeln verstößt automatisch gegen Pflichten und Rechtsnormen.

In Anbetracht der Tatsache, dass der GKV-Spitzenverband eine Vielzahl von permanenten Rechtsbrüchen inklusive Verschwendungssucht und möglicher Veruntreuung von Versichertenbeiträgen in Form von rechtswidrigen Spenden an Bundestagsparteien bzw. an deren Organisationen etc. begangen hat und evt. noch immer begeht, ist der Bundesgesundheitsminister Jens Spahn bzw. das Bundesgesundheitsamt (BMG) sehr gut beraten, einen Entsandten in den GKV-Spitzenverband und GKV-Verwaltungsrat zum Schutz der Versicherten, der HMV-Antragsteller, der Leistungserbringer und der Durchsetzung der gesundheitspolitischen Leitlinien der Bundesregierung bzw. des BMG zu installieren. Dabei sollten die GKV-SV Proteste gegen einen Entsandten keine Rolle spielen.

Ministerverordnung – Verbot d. Täuschung, Desinformation, Manipulation und rechtswidrige Beeinflussung der Autonomie (Art. 1 Abs. GG, Art. 2 Abs. 1 GG) durch den GKV-SV gemäß BVerwG 8 C 14.02, VGH 8 UE 3800/00, Seite 13

Der amtseidverpflichtete Bundesgesundheitsminister sowie das Bundesministerium für Gesundheit sind nach Dienstpflicht und Gesetzeslage verpflichtet, für die Einhaltung des Art. 20 Abs.3 GG Sorge zu tragen, und jeglichen Verstoß zu ahnden. Ein anderes Handeln verstößt automatisch gegen Pflichten und Rechtsnormen.

In Anbetracht der Tatsache, dass der GKV-Spitzenverband eine Vielzahl von permanenten Rechtsbrüchen inklusive Verschwendungssucht und möglicher Veruntreuung von Versichertenbeiträgen in Form von rechtswidrigen Spenden an Bundestagsparteien bzw. an deren parteinahe Organisationen etc. begangen hat und evt. noch immer begeht [87], ist der Bundesgesundheitsminister Jens bzw. das BMG sehr gut beraten, einen Entsandten in den GKV-Spitzenverband und GKV-Verwaltungsrat zum Schutz der Versicherten, der HMV-Antragsteller, der Leistungserbringer und der Durchsetzung der gesundheitspolitischen Leitlinien der Bundesregierung bzw. des BMG zu installieren. Dabei sollten die GKV-SV Proteste gegen einen Entsandten keine Rolle spielen.

---

[87] *https://www.bundesamtsozialesicherung.de/fileadmin/redaktion/Krankenversicherung/Rundschreiben/20180717Mitgliedschaften-Spenden-Rundschreiben-16-07-2018_01.pdf)*

WC-Feuchtpapier versus Abwasserwirtschaft

Der Gebrauch von Feuchttüchern bei der Analhygiene nach dem Stuhlgang verursacht mit der Zeit unbemerkt diverse Hautschädigungen an der Gesäßhaut um den Anus herum. Eines Tages ist da kleiner roter Punkt, daraus entwickelt sich ein Pickel, und dann kann es sehr unangenehm werden. Es entsteht erst einmal ein Analekzem. Und damit sollten schnell zum Arzt gehen, bevor schlimmeres heranwächst, dass Sie nicht unter Kontrolle haben.

Hautärzte und Proktologen lehnen Feuchttücher wegen ihrer chemisch bedingten Allergie auslösenden Erkrankungen seit vielen Jahren ab.

Versicherte, die Feuchttücher benutzen und deswegen Erkranken, verursachen für die Versichertengemeinschaft und für sich selbst völlig unnötige Kosten.

Unnötige Zusatzkosten durch gebrauch und in die Toilette weggespülte Feuchttücher entstehen vor allem auch in der Wasser- und Abwasserwirtschaft. Abwasserrohre im Wohnhaus, in Stadt- und Landbereich verstopfen oder verengen die Abflussrohre. Feuchttücher sind zu über 60% an den Verstopfungen von Abwasserpumpen in Klärwerken schuldig. Und ohne Abwasserwirtschaft und Klärwerke würde auch eine Stadt wie Berlin oder jede andere Megacity in der Welt zusammenbrechen. Grob gesagt, alle würden mehr oder weniger in Scheiße untergehen. Das gleiche gilt bekanntermaßen für eine gut funktionierende Müllabfuhr. Jede einzelne Person ist, ob sie will oder nicht, durch Gebrauch von Feuchttüchern etc. mitverantwortlich.

Zu den unnötigen Arzt-Behandlungskosten, den Arzneikosten kommen noch die steigenden Abwasserkosten hinzu. Die wiederum verursachen zwangsläufig höhere Mietnebenkosten. Und die muss jeder Bürger mitbezahlen, auch wenn er keine Feuchttücher und andere Sachen verbotenerweise in die Toilette herunterspült. Millionen von Mitbürgern – insbesondere auch Mütter mit Kleinkindern – verursachen all diese unnötigen Kosten zu Lasten aller anständigen und verständigen wie rücksichtsvollen Bürger. Das kann sich jeder Schuldige hinter die Ohren schreiben. Rücksichtsloses Verhalten gegen die Gemeinschaft ist nichts, auf das jemand stolz sein kann. Eher ganz im Gegenteil.

197

Geben wir mal Futter zu den Fischen, damit jeder sieht, wie real die Tatsachen aussehen.

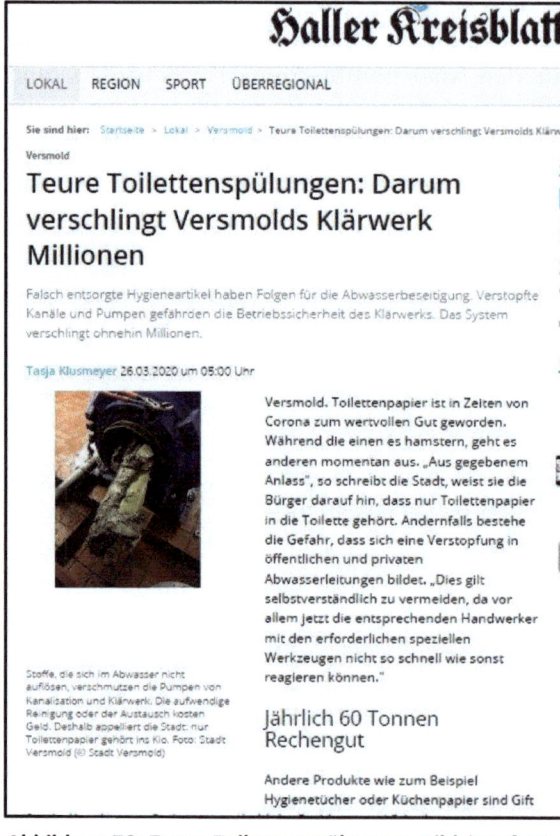

Die Kleinstadt mit knapp 22.000 Einwohnern hat im Abwasserbereich etwa 15,7 Millionen EUR Schulden. Die unnötigen Zusatzkosten für Reparaturen und Technickkosten entstehen durch Bürger, die ihr Toilettenbecken aus Dummheit und Rücksichtslosigkeit als Müllcontainer benutzen. Würde Dummheit weh tun, dann würde das Geschrei in der Kleinstadt [88] wohl ganz groß sein. Und das gilt für alle, die mehr als Klopapier über die Toilette entsorgen.

Abbildung 72: Teure Toilettenspülungen; Bildzitat § 51 UrhG

In der Allgäuer Kleinstadt Kempten [89] z. B. verursachen dem Zeitungsbericht zu folge Feuchttücher jährliche Mehrkosten iHv. 100.000 EUR. In Kempten und Oberallgäu sammeln sich pro Jahr etwa 280 Tonnen Fremdmaterial im Abwasserleitungsnetz.

---

[88] https://www.haller-kreisblatt.de/lokal/versmold/22734706_Teure-Toilettenspuelungen.html

[89] https://www.allgaeuer-zeitung.de/allgaeu/kempten/wenn-feuchttücher-die-kanalisation-verstopfen. (verkürzt wiedergegeben, der Autor)

Im Oktober 2015 berichtete auch schon der „Deutschlandfunk" über die Verstopfungen von Kanalisationen durch Feuchttücher in Berlin. Die Berliner Wasserbetriebe haben ebenfalls mit Unmengen von Baby-Reinigungstüchern, Schminktüchern, Waschlappen, Tampons und Hygiene-Einlagen, Kondome etc. etc. inklusive kaputter oder gestörter Pumpen zu tun. Mehrfach am Tag müssen der Entstörungsteams ausrücken, um alles am Laufen zu halten.

In Berlin wurde im Dezember 2019 eine Abwasserstudie mit Unterstützung der Universität Berlin, den Berliner Wasserbetrieben und dem Sächsischen Textilforschungsinstitut eV durchgeführt. Veröffentlicht wurde dazu ein Fachartikel aus „wwt wasserwirtschaft wassertechnik Nr. 11-12-/2019 [90] bzw. auf der Webseite „umweltwirtschaft.com". Thematisiert wurden eine Vielzahl von Betriebsproblemen wie sie auch weltweit vorkommen. Analytisch Untersucht wurden die unterschiedlichsten Abfallmaterialien, die zu Verstopfungen und Pumpenausfällen führen. Laut dem Experten für Siedlungswasserwirtschaft Prof. Dr. Haberkamp gab Berlin im Jahr 2016 rund 800.000 Euro für Pumpenreparaturen aus.

Als sehr aufschlussreich und detailliert sind hier die Grazer Studie aus 2018 von der Universität Leoben [91], sowie die britische Studie [92] zu Feuchttüchern bei Kanalverstopfungen aus 2017/2018 zu nennen. Die britische Studie liefert auch einen sehr ausführlichen Abschlussbericht in deutscher Sprache [93]. Auch New York City hat übermäßig viel mit Feuchttüchern und großen Kanalverstopfungen und Pumpenproblemen

---

[90] https://www.umweltwirtschaft.com/news/wasser-und-abwasserbehandlung/Abwasser-Analyse-des-Verstopfungsverhaltens-von-Vliestuechern-im-Abwasser-19334#:~:text=Die%20Analyse%20zeigt%2C%20dass%20bereits,Produkte%20den%20Pumpenbetrieb%20negativ%20beeinflussen.&text=Die%20zunehmenden%20Mengen%20von%20Vliestüchern,in%20der%20ganzen%20Welt%20dar.
[91] https://www.avaw-unileoben.at/media/WipePlug_report_B_180215.pdf
[92] https://www.edana.org/about-us/news/uk-study-on-wipes-in-sewer-blockages-released
[93] https://translate.googleusercontent.com/translate_c?hl=de&sl=en&tl=de&prev=search&u=https://www.edana.org/docs/default-source/default-document-library/wipes-in-sewer-blockage-study.pdf?sfvrsn%3D6c32f834_2&usg=ALkJrhisNU29GHRolusrgM-MYTNSI5Ne53Q

durch vielerlei Unrat mächtig stark zu kämpfen. Die Stadt musste in den letzten Jahren einen zweistelligen Millionenbetrag für Pumpenreparaturen und Neuanschaffungen ausgeben. Und das ist nur ein Kostenfaktor von vielen, für die auch anständige Bürger mitbezahlen müssen. Bei vielen Abwässerverbänden etc. liegen die Nerven sicher öfter mal etwas blank. Die Münchner Stadtentwässerung (MSE) singt dasselbe Klagelied, und bittet ihre Bürger zu beherzigen, dass Feuchttücher usw. nicht in die Toilette zu entsorgt.

Leipzig hat ein 2.900 Kilometer langes Abwassernetz. Im Jahr 2016 hatten sie 300 Pumpenausfälle, die zusammen mit anderen Verstopfungen ca. 150.000 Euro Extrakosten verursacht haben. Der Fachbetriebsleiter Thomas Fieberg sagt klar und deutlich, dass diese Kosten von Bürgern zu tragen waren. Das geschieht der in der Regel über höhere Mietnebenkosten.

Unisono berichten für das Corona-Epidemie Jahr 2020 von wesentlich erhöhten Verstopfungsfällen aufgrund von Klopapier-Hamsterkäufen. Das hängt so zusammen, dass bei weniger Klopapier pro Haus Haushalt mehr Feuchttücher verbraucht und in die Toiletten entsorgt wurden. Laut der Sachsen-Anhalt Zeitung „Volksstimme" vom 15.04.2020 werden im Landkreis Börde von der Firma Nice-Pak 160 Millionen Päckchen Feuchttücher hergestellt. Europaweit stellt die Firma 650 Millionen Päckchen her. Mit am Markt befinden sich die Firmen L-Oréal, Johnson&Johnson und Kimberly-Clark. Dazu kamen eine Vielzahl anderer Artikel, die eigentlich für den Mülleimer bestimmt sind. So musste auch Dresden bisher jährlich über 100.000 Euro Zusatzkosten für Kanalverstopfungen und Maschinenschäden aufbringen.

Die unzähligen Millionen Euros oder Dollars müssen für Instandhaltung und Reparatur usw. aufgebracht werden. Bezahlen müssen das am Ende immer die Bürger. Egal in welchem Staat. EU-weit soll der Abwasserschaden laut Allgäuer Zeitung vom 25.09.2020 zwischen 500 und 1000 Millionen Euro liegen.

Dabei steht eines mit Sicherheit jetzt schon fest, zwischen Ausscheidungsbeeinträchtigten und der Abwasserwirtschaft besteht eine klar erkennbare Parallele. Beide Parteien haben es mit Verstopfungen zu tun.

Und noch etwas scheint festzustehen. Alle Abwasserverbände etc. in Deutschland und europaweit erarbeiten Strategien für besondere Bürgeransprachen, machen Pläne für bessere Pumpen usw., aber echte bürgerintegrierende Alternativen zur Abwasserkostenentlastung sind nirgendwo in keiner Studie, in keinem Forum, in keinem Vortrag usw. zu finden.

Wer über den Tellerrand hinaus schaut, also seinen Blick weitet, wird unweigerlich eine interdisziplinäre Sachlage erblicken. Die Interdisziplinarität umfasst mehrere Fachrichtungen wie folgt:

1) Abwasserwirtschaft

2) Gesundheitswesen, Bundesgesundheitsministerium, Krankenkassen, Hilfsmittel, Ärzteschaft (Dermatologen, Proktologen)

3) Papierlose Wasserhygiene-Gebrauchsgegenstände

4) Hygienekulturwandel von Toilettenpapier/Feuchtpapier zur Wasserreinigung

5) Sanitärwirtschaft

6) Immobilienwirtschaft (Mietnebenkosten)

7) Architekten und Bauwirtschaft

Vorweg und etwas verkürzt gesagt, kann man die Corona-Epidemie außen vor lassen. Denn es kann ja auch jede andere Epidemie oder dergleichen für einen Run auf Toilettenpapier verursachen. Nehmen wir z. B. nur Unwetterlagen.

Also muss man am Kern der Sachlage angreifen. Der Sachlagekern ist das Ausscheidungsgeschehen bzw. die entsprechende bevölkerungsweite Analreinigung mit verschiedenen Hygienemitteln wie Feuchttüchern mangels Klopapier oder beides zusammen. Frauen- und Babyhygieneartikel sind eine zweite Liga, und müssen separat angesprochen werden.

Vordringlich geht es deutschlandweit darum, dass der Sachlagekern der gesamtgesellschaftlichen Hygienekulturwandlung von Papier auf

Wasser erreicht wird. Die Hygienekulturwandlung umfasst im Wesentlichen drei reduktionsfähige Kostenbereiche.

1. Gesundheitsausgaben/Krankheitskosten
2. Versicherten Beiträge
3. Abwasserwirtschaft/Mietnebenkosten

Eine langfristig verbesserte gesamtgesellschaftliche primärpreventive Gesundheitslage durch Reduzierungen verschiedener Krankheitsbilder im Magen-Darm- und Enddarmbereich mit gleichzeitiger verstärkter Abverlangung der persönlichen Gesundheitsselbstverantwortung aller Bürger erzeugt über mindestens 3 Legislaturperioden eine ca. 40% ige Eindämmung der Behandlungs- und Krankenstandskosten bei Ärzten und in Krankenhäusern. Wenn 40% der Bevölkerung von der Toilettenpapierreinigung auf die anale Wasserreinigung umsteigen, heißt das etwa 40% weniger Rechengut. Die Zusatzkosten für die Müllentsorgung, Verstopfungsbekämpfung und Maschinenschäden würden ebenfalls um ca. 40% auf viele zukünftige Jahre und Jahrzehnte sinken oder gar entfallen.

Im Gegensatz dazu sind die allerorten viel diskutierten Verkaufs- bzw. Herstellungsverbote von WC-Feuchttücher wie z. B. von der Firma Hakle (Feuchtes Toilettenpapier) keinesfalls dazu geeignet, das Stuhlabwischverhalten der Bevölkerung von Papier auf Wasserreinigung zu ändern. Die Bürger würden im Verbotsfall dann sehr schnell auf Babytücher umsteigen. Und alle Feuchttucharten wird man sicher nicht wegen diverser dem Verbot entgegenstehender Gesetzesnormen verbieten können. Sollen denn auch Einmalwaschlappen, Putztücher etc. etc. verboten werden? Was soll alles erlaubt bleiben, und werden Firmen bei Verboten mit wie viel Geld entschädigt? Viele Fragen und Umsetzungen sind überhaupt noch nicht geklärt.

Viele Diskutanten sind offenbar der Meinung, dass es viel einfacher ist den Herstellern ein Bein zu stellen, als sich klar und eindeutig an die Verursacher zu wenden. Wenn die Bürger dazu gebracht werden können, sich einer Hygienekulturwandlung im eigenem Gesundheitsinteresse zu unterziehen, dann werden die Feuchttücher von ganz alleine immer weniger werden und in den Mülleimer wandern. Das Problem der kaputten Pumpen könnte sich ebenso schnell lösen.

Bundestag, Klopapier Rationierung, Exportverbot
E-petitionen zum Toilettenpapier

Im Anschluss zum vorstehendem Kapitel in Sachen Hersteller soll hier gleich einmal darauf hingewiesen werden, dass ein FDP-Mitglied vor einiger Zeit als Klopapierhändler Abgeordneter des Deutschen Bundestages eingezogen ist. Es handelt sich um Matthias Nölke.

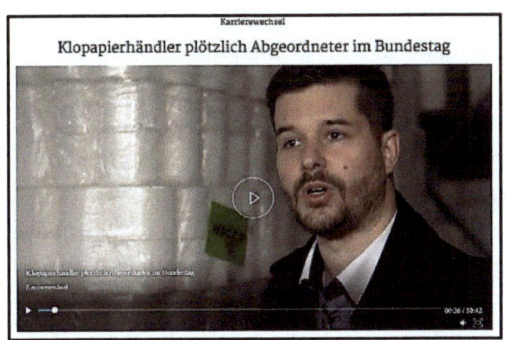

Abbildung 73: Matthias Nölke, FDP MdB; Bildzitat § 51 UrhG; Quelle RTL, Screenshot M. Binder

Das durch diese Abgeordnetentätigkeit möglicherweise die Belieferung des Bundestages, der Ministerien und der Bundeswehr mit Millionen Toilettenpapierrollen beeinfluss wird, ist noch nicht untersucht worden.

Mit einiger Sicherheit kann man aber durchaus davon ausgehen, dass sich Herr Nölke nicht für einen Deutschen Hygienekulturwandel von Toilettenpapier auf Wasserreinigung einsetzen wird.

Inwieweit Herr Nölke mit Toilettenpapier an der Corona-Epidemie mitverdient hat (Masken-Skandal), und eventuell den Bundestag während der Klopapier-Hamsterei mit Klorollen versorgt hat, ist nicht öffentlich bekannt. Der Bundestag verbraucht pro Jahr laut Angaben von

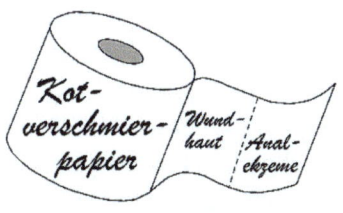

Abbildung 74: Klopapierrolle

Kuppelgucker (Kinder-Plattform, Deutscher Bundestag) 230.400 Toilettenpapierrollen für 709 Abgeordnete und 6000 Bundestags- und Abgeordnetenmitarbeitern. Bei 250 Blatt pro Rolle ergeben das 57.600.000 Millionen Blatt Klopapier. Bei 6709 Personen ergibt das für jeden 8.585,48 Blatt. Bei durchschnittlich 280 Arbeitstagen im Jahr ergibt das für jede Person 30,66 Blatt. In Deutschland sollen verschiedenen Quellen zufolge 8 bis 9 Blatt pro Stuhlgang verbracht werden. Das würden dann etwa 3 bis 4 Stuhlgänge pro Tag bedeuten. Oder im Bundestag wird die doppelte Blattmenge mehr pro „Sitzung" verbraucht. Dann würden nur noch 1 bis 2 Sitzungen stattfinden.

Aber in den Bundestag fand nicht nur Herr Nölke Eingang, sondern auch diverse elektronische Petitionen (epetionen) in Sachen Toilettenpapier. Petenten beantragten anlässlich der Klopapier-Hamsterei bei der Bundesregierung das Toilettenpapier in Deutschland zu rationieren und ein Exportverbot von Toilettenpapier zu bestimmen.

Hierbei zeigt sich einerseits anhand der Petitionen das eindeutige Hygienekulturmuster des Papierabwischens. Andererseits zeigte sich anhand der politischen Reaktionen das gleiche Hygienemuster des Hintern abwischens bei Politikern und anderen Personen.

Diese Stuhlganghygienemuster von Volk und Parlament weisen folglich darauf hin, dass beide Parteien auf die Toilettenpapierreinigung ihrer Gesäße von Kindes Beinen her darauf geprägt sind.

Hieraus ergibt sich die weiterführende Erkenntnis, dass, wenn man gesamtgesellschaftlich die vorhandenen und ständig wachsenden proktologischen Gesundheitsprobleme für die Zukunft kostenreduzierend eindämmen will, muss man schon den Kindern die Gesäßreinigung mit Wasser beibringen. Die Hygieneerziehung ist insoweit von großer Wichtigkeit.

Hinsichtlich des Verbrauchs von knapp 231.000 Toilettenpapierrollen pro Jahr im Bundestag lässt auch die Schlussfolgerung zu, dass 6709 Personen im Bundestag tagtäglich mit Schmierkotanhaftungen im Gebäude unterwegs sind. Denn es ist ja bekannt, dass die Papierreinigung die unsauberste Art der Gesäßreinigung ist, und grundsätzlich einen Restkotschmierfilm an Haut und Haaren zurücklässt und Analekzeme verursacht. Toilettenpapier sollte nur noch zum Trockentupfen des Gesäßes nach der Abduschung erfolgen. Das Trockentupfen wird auch von Ärzten weltweit empfohlen. Toilettenaufsuchende Bundestagsbesucher, Journalisten und Lobbyisten sind davon nicht ausgenommen.

Politiker und Politikerinnen, die vorbildgebend den Hygienekulturwandel von Papier- zur Wasserreinigung mitgestalten, und sich im eigenem Büro oder zu Hause mit einer Gesäßhandbrause reinigen, denken auch selbstbewusst an ihre Gesundheitsselbstverantwortung in Sachen Hämorrhoiden und Analekzeme.

Die Geldverschwendung mit dem zwangsstaatlichen GKV-Hilfsmittelverzeichnis

Das zwangsstaatliche Hilfsmittelverzeichnis (HMV) ist beileibe nicht die angeblich so gute freiwillige Orientierungshilfe wie es von dem GKV-Spitzenverband in allen schriftlichen Darstellungen gerne kundgetan wird. Vielmehr ist dieses HMV ein Handelsgüter-Zensurverzeichnis. Dieses GKV-Machtinstrument ist somit zielsetzungsgemäß ausschließlich ein Leistungslenkungsinstrument zum Zwecke der Ausgabenbegrenzung. Unbeschadet durch die diversen Aufweichungen durch Gesetzesänderungen und Rechtsprechungen bleibt die vorgenannte Zielvorgabe dieses staatlichen Zensurinstrumentes in seiner Grundstruktur voll erhalten. Die vielen dafür aufgewendeten Millionen Euro sind absolut unwirtschaftlich bzw. ein reiner Verschwendungswahnsinn.

Die für das HMV aufgebrachten Kosten sind versicherungsfremde Leistungen für Unternehmer, welche quasi so nebenbei aus den Versichertenbeiträgen mit bezahlt werden. Ein Nutzen für Versicherte besteht nicht. Dazu zählen u. a. auch Gerichts- und Anwaltskosten wegen Rechtsstreitigkeiten mit Unternehmen in Sachen Hilfsmittelverzeichniseintragungen.

Das GKV-Hilfsmittelverzeichnis inklusive Pflegeverzeichnis ist für Versicherte so wichtig wie eine Wasserstandsmeldung in der Wüste. Diese Verwaltungsunwirtschaftlichkeit ergibt sich im Detail aus nachfolgenden Punkten.

A Millionenschwere Sachbearbeiterkosten I. durch:
- Bestandssicherung des Hilfsmittelverzeichnisses.
- Rechtsstreitigkeiten mit Versicherten, Unternehmen, Verbänden, Produktentwicklern und Erfindern.
- Verwaltungsstreitigkeiten mit Behörden und Politik inklusive HMV-Neujustierungen aufgrund von Anordnungen durch Gesetz/Minister/Ministerium und Gerichtsurteilen.
- GB-A Prüfanträge und MDS/MDK-Prüfaufträge.

B Millionenschwere Sachbearbeiterkosten II. durch:
- Hilfsmittelantragsablehnungen
- Widerspruchsbearbeitungen
- Gerichtsverfahren
- Widerspruchsabänderungen
- Außergerichtliche Vergleiche
- Gerichtliche Vergleiche
- GKV-Verurteilungen.

Parallel zum GKV-Hilfsmittelverzeichnis und zum Pflegekatalog bietet das Deutsch/Europäische Hilfsmittel Online-Portal REHADAT seit vielen Jahren beste Informationen über vorhandene Hilfsmittel und sogar über Rechtsprechung und weitere Informationen. Diese Informationsvielfalt übersteigt bei weitem das Informationsangebot des GKV-Spitzenverbandes. Dabei unterliegt REHADAT nicht der quasi amtlichen Zielvorgabe neuartige Produkterfindungen wegen eventuell zu hoher Verordnungszahlen nicht in das Hilfsmittelverzeichnis aufzunehmen.

Bei REHADAT kann jedes Unternehmen, jeder Erfinder und Produktentwickler nach gewissen notwendigen Vorgaben sein Produkt eintragen lassen. Die Qualität der Produkte muss sich markttechnisch nach rechtsnormierten Maßstäben richten. Für qualitativ minderwertige Produkte müssen sich die jeweiligen Unternehmen zum Zeitpunkt eines Negativgeschehens verantworten. Das Medizinproduktegesetz und andere einschlägige Gesetze wie für die Marktzulassung, EU-Richtlinien etc. üben hier ihre Macht aus.

Die GKV-Qualitätsprüfungen sind ohnehin nur quasi Scheinprüfungen auf Papierbasis bzw. nur Überprüfungen der Einhaltung gesetzlich vorgeschriebenen Vorgaben. Qualitätsprüfungen á la „Stiftung Warentest" an physisch vorhandenen Gerätschaften werden ja nicht durchgeführt. Besondere Qualitätsanforderungen können auch in die entsprechenden Gesetze hineingeschrieben werden. Dafür bedarf es keiner GKV oder teurer Dienstleistungshelfer wie MDS oder MDK, die geistig irre Qualitätsbehauptungen aufstellen, um unliebsame Hilfsmittel nicht in das Hilfsmittelregister eintragen zu müssen.

Das REHADAT-Hilfsmittelportal könnte diese Aufgabe mit den Plausibilitätsüberprüfungen mittels Formulare übernehmen. Das Rehadat-Portal wird vom Institut der Deutschen Wirtschaft vom Bundesministerium für Arbeit und Soziales gefördert, und ist genauso befähigt wie die GKV, dass Hilfsmittelverzeichnis zu führen. Insoweit könnte und sollte sich auch das Bundesgesundheitsministerium und der GKV-Spitzenverband an wesentlich erhöhte Förderungen beteiligen. Denn schlussendlich würde das Rehadat-Portal auch für den Gesundheitsminister viel Geld einsparen. Da Rehadat nicht über Bewilligungen etc. zu entscheiden braucht, muss es auch nicht über Monate oder über Jahre hinweg einen monströsen Schriftverkehr führen, keine kranken Lügengeschichten entwickeln und keine Rechtsstreitigkeiten ausfechten.

Zusätzlich verfügt Rehadat als Mitglied des EASTIN-Netzwerkes über europa- und weltweite Verbindungen zu vielen Hilfsmittelportalen. Die internationale Aufstellung von Rehadat bringt noch einmal eine große Anzahl von Informationen, die für Hilfsmittelsucher sehr hilfreich sein können.

Die von der GKV und Sozialgerichten festgelegten hauptsächlichen Hilfsmittelkriterien „Transportabilität" (Kranke und Behinderte müssen ein Hilfsmittel selbst transportieren können) und „Gebrauchsgegenstände" (Gegenstände/Geräte sind keine Hilfsmittel, wenn sie keine Kranken- bzw. Behindertengemäße Konzeption/Idee aufweisen und deshalb Gebrauchsgegenstände des täglichen Lebens sind) verinnerlichen im Prinzip eine gewisse Absurdität.

Denn eine ganze Reihe von verordnetem und erstattetem Hilfsmittel wie z. B. Dreiradfahrräder oder WC-Duschaufsätze etc. sind logisch nachvollziehbar weder tragbar noch sind sie alle speziell für Kranke und Behinderte konzipiert worden. Der von Senaten des Bundessozialgerichtes in verschiedenen Urteilen eingeforderte konzeptionelle Ansatz für Kranke und Behinderte soll für Hilfsmittel eine Abgrenzung zu allgemeinen alltäglichen von Jedermann nutzbaren Gegenständen darstellen. Soweit Hilfsmittel eines oder gar zwei dieser drei Kriterien aufweisen, können sie von der Erstattung ausgeschlossen werden. Das heißt, dass diese Hilfsmittel nicht von der gesetzlichen Leistungspflicht umfasst sind. Vorgenannte zwei Kriterien sind quasi amtlich und juristisch mutmaßlich konstruiert worden, um mögliche Hilfsmittel ablehnen zu können.

Die Absurdität dieser zwei Kriterien liegt auch darin vergraben, dass es eine gesetzliche Regelung sowie eine gesetzesbestätigende gerichtliche Festlegung darüber gibt, dass aus medizinischen Gründen verordnete notwendige Hilfsmittel von der GKV-Leistungspflicht sehr wohl umfasst sind. Das gilt insbesondere auch für Hilfsmittel bzw. für neuartige medizinische Anwendungen, die noch nicht vom Gemeinsamen Bundesausschuss (GB-A) genehmigt wurden. Insofern können letztlich alle Hilfsmittel bei medizinischer Notwendigkeit erfolgreich leistungspflichtig verordnet werden. Entsprechende Beispiele und Urteile wurden schon in Abschnitt 1 und 2 genannt.

Es ist nicht nachvollziehbar, warum für Kranke und Behinderte hilfreiche Gegenstände und Geräte nicht auch gleichzeitig für Jedermann hilfreich sein können bzw. dürfen. Denn bestimmte Hilfsmittel, die speziell für Behinderte entwickelte und hergestellt werden wie z. B. seltsam gebogene Löffel oder Inkontinenzmittel, Stomaartikel und dergleichen werden grundsätzlich nur von Kranken und Behinderten benutzt. Nicht Behinderte würden mit ungewöhnlichen Formen versehene Gegenstände wie verbogene Löffel gar nichts anfangen können und wollen. Auch liegt bei diesen Hilfsmitteln immer eine Art Abscheu vor diesen Artikeln (Stoma = künstlicher Darmausgang) bei gesunden Menschen vor. Das entspricht der absolut natürlichen Abneigung gegen Krankheiten.

Insoweit muss man zwangsläufig erkennen, dass es keinen Sinn macht, Hilfsmittel so zu klassifizieren, dass sie in die zwei Gruppen „Gesunde und Kranke/Behinderte" hineingepresst werden. Medizinische Gerätschaften etc. werden medizinfremd auch von Kriminaltechnikern und vielen anderen Berufsbereichen genutzt. Daraus ergibt sich eigentlich der klare Gedanke, dass es einer so krassen Hilfsmitteleinteilung nicht bedarf, weil sie unrealistisch ist. Das ganze Geschehen um Hilfsmittelkriterien liest sich eher wie eine Selbstrechtfertigung in Sachen Hilfsmittelablehnungen, denn als vernunftgemäße Beurteilung. Die Bürokratisierung und das justizielle sezieren von Hilfsmitteleigenschaften ist schon pervers. Denn die Hilfe für vulnerable Menschen steht nicht im Vordergrund. Eine Überjustizierung (Regulierung) von

Hilfsmitteleigenschaften schadet mehr als sie hilft. Darüber hinaus sind die Leistungspflicht-Ausschlussgründe „Transportabilität, Konzeptionalität und weitere Ausschlussgründe nach § 34 SGB V" mindestens zum Teil nur Augenwischerei.

Denn z. B. die von der GKV-Leistungspflicht umfassten WC-Aufsätze mit Unterdusche sind weder wie gefordert transportabel, noch erfüllen sie die Rechtsprechungsvorgaben des Bundessozialgerichtes und die GKV eigenen Bestimmungen in Form der Kranken- und Behindertenkonzeption. Zudem können WC-Duschaufsätze bei Mädchen und Frauen Harnweginfektionen auslösen. Damit entsprechen die WC-Duschaufsätze nicht den gesetzlichen Bestimmungen, siehe Produktsicherheitsgesetz. Soweit die GKV etc. Patientinnen einen WC-Duschaufsatz genehmigt, und diese Patientinnen ein- oder mehrfach von Harnweginfektionen heimgesucht werden, kann eine evt. kombinierte Schadenersatz- und Schmerzensgeldklage erfolgreich sein. Denn auch Hilfsmittel der Gefahrenklassifizierung I müssen ohne Wenn und Aber garantiert sicher sein. Von daher ist hier auch noch einmal kritisch anzumerken, dass – wie auf Seite 183 / Antragsablehnungen – beschrieben, Hilfsmittelablehnungen mit lapidaren Ausschlussgründen und Beschwerden je Fall rund 4.776,86 EUR Negativkosten und mehr verursachen. Antragsablehnungen sollten ausschließlich nur bei den Leistungen erfolgen, bei denen die medizinische Notwendigkeit nicht nachgewiesen oder durch eine berechtigte Zweitdiagnose anzweifelbar sind. Soweit Hilfsmittel etc. unter den Verwaltungskosten von Antragsablehnung und Widerspruch liegen und medizinisch unbeanstandet sind, sollten sie regelmäßig erstattet werden. Nur das macht echten wirtschaftlichen Sinn.

Insoweit muss es doch mal auch für den letzten Unverständigen klar sein, dass Hilfsmittel ausschließlich nur an versicherte Hilfsbedürftige Menschen ärztlich verordnet werden dürfen (siehe ärztliche Vermögensfürsorgepflicht im Sinne des § 266 StGB). Der bestimmende kriterienbezogene Umstand ist u. a. die Bezahlung für einen kranken Menschen.

Ein Gesunder oder ein Erkrankter, der das Hilfsmittel nicht benötigt, dem wird es auch nicht verordnet. Wenn sich nun eine Person – die nichts oder nicht das gewünschte Hilfsmittel verordnet bekommt –

einen Gegenstand selbst kauft, spielt für diese Person die Transportabilität nur insoweit eine Rolle, als dass sie das Hilfsmittel selbst bewegen kann.

Ob das Hilfsmittel eine rechtlich betrachtete Konzeption aufweist, dürfte dieser Person ziemlich egal sein. Hauptsache ist, dass es für sein Problem eine Lösung darstellt. Wenn also ein gesunder Mensch einen behindertengerechten Löffel kauft, dann ist das seine Sache, und nicht die eines Gerichtes oder einer Krankenkasse. Und wenn ein Kranker einen für Gesunde hergestellten Gegenstand benötigt, dann ist das so, wenn es hilft. Denn es kommt nur auf die tatsächliche Hilfe an.

Das Hilfsmittelverzeichnissystem der GKV ist für die realen Bedürfnisse ungeeignet bzw. untauglich geworden und verschwendet schon über viele Jahre hinweg unzählige Beitragsmillionen der Versicherten. Das widerspricht in eklatanter Weise dem § 12 SGB V Wirtschaftlichkeitsgebot. Die Hilfsmittelbearbeitung der GKV mit dem Geld der Versicherten wird feindselig gegen die Versicherten selbst gerichtet. Frei nach dem Motto: „der zu hängende bringt seinen eigenen Strick mit."

Das in vielerlei Hinsicht für 73 Millionen gesetzlich Versicherte problemverursachende Hilfsmittelverzeichnis (HMV) muss auch aus nachfolgendem Gründen aus dem GKV-Spitzenverband herausgelöst werden. Das HMV besitzt laut höchstrichterlicher Rechtsprechung keine Gesetzeskraft bzw. stellt keine Positivliste dar.

Und obwohl das HMV nicht rechtsnormiert ist, bestehen mit dem § 139 SGB V für das HMV nationale gesetzliche (Hilfsmittelaufnahme-)Bestimmungen, die nicht konform mit den staatlichen/EU-Rechtsvorschriften sind bzw. nicht entsprechend angewendet werden. Für die GKV wurden also doppelte Rechtsvorschriften erlassen. Insoweit ist die Verfassungsmäßigkeit damit berechtigterweise zweifelhaft. Im Übrigen ist auch noch einmal darauf hinzuweisen, dass die GKV permanent gegen quasi eigene (SGB) Gesetzesbestimmungen und Verordnungen verstößt, in dem sie eine Reihe von Hilfsmitteln bezahlt, die nachweislich nicht gesetzes- bzw. rechtsprechungskonform sind, siehe fehlende Kranken-Konzeption, Transportabilität und Produktsicherheit bei den WC-Duschaufsätzen. Für eine Hilfsmittelübersicht reicht das REHA-DAT-Register völlig aus. Die Auflösung des GKV-Hilfsmittelverzeichnisses kann pro Jahr bis zu 1- 2 Milliarden EUR Kosten einsparen.

GKV-SV mit Pseudologia phantastica-Virus infiziert

Von Anfang 2015 bis 2017 bzw. bis heute 2020 weigert sich der GKV-Spitzenverband mit rechtswidrigen Verwaltungsverfahren und teils kriminellen Methoden 3 medizinische Hilfsmittel der Berliner Prokdus-Manufaktur in das Hilfsmittelverzeichnis gemäß § 139 SGB V aufzunehmen. Im Juli und im August 2017 erhielt die GKV-Vorstandsvorsitzende Dr. Doris Pfeiffer jeweils ein Fax mit einer Dienstaufsichtsbeschwerde über gesetzwidrige Verwaltungsverfahren. Dr. Pfeiffer hat bis auf einer unbewiesenen angeblichen Trennung von einem angeblich verantwortlichen Mitarbeiter gar nichts unternommen, um Gesetzwidrigkeiten abzustellen. Vielmehr wurden die Ablehnungsbescheide ver-

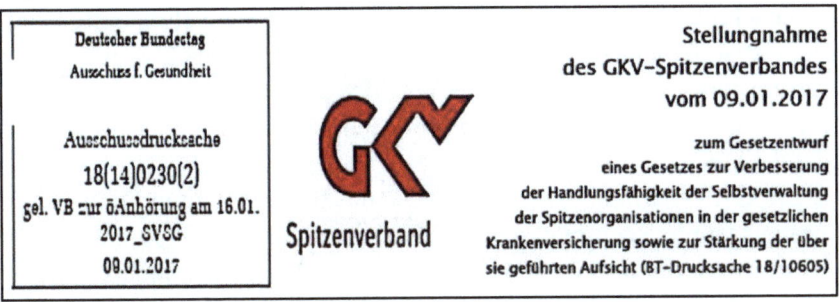

Abbildung 75: GKV- Rechtmäßigkeitsbeteuerung 2017; Bildzitat § 51 UrhG

schickt. Und kurz danach gab es die negativen Widerspruchsbescheide. Infolgedessen wurde eine Klage gegen den GKV-Spitzenverband eingereicht.

Und zwischen den verschiedenen Rechtsbrüchen der GKV- Dr. Lügentruppe beteuert dieselbe Lügentruppe in einer Stellungnahme im Januar 2017 gegen einen Regierungs-Gesetzentwurf, dass der GKV-SV immer rechtmäßig gehandelt hat. Zitat Seite 13 von 31 (siehe Abbildung 70 oben): Zitat: *[An dieser Stelle ist noch einmal darauf hinzuweisen: Der GKV-Spitzenverband hat sich in der Vergangenheit und wird sich auch künftig rechtmäßig verhalten, so dass die Vollstreckung aufsichtsrechtlicher Maßnahmen nicht erforderlich sein wird.]* Zitat Ende.

In Anbetracht der über Jahre vorliegenden Rechtsbrüche und nicht ordnungsgemäßen Verwaltungsverfahren ist die Beteuerung der Rechtmäßigkeit gegenüber Regierungs- und Bundestagsstellen ein höchst verwerfliches wie heimtückisches Lügenverhalten des GKV-Spitzenverbandes. Mit dieser schmutzigen falschen Beteuerung wollte die GKV nur erreichen, dass die angedrohte Vollstreckung von Aufsichtsmaßnahmen nicht stattfindet. Zeitgleich wollte die GKV dadurch verhindern, dass ihr keiner auf die Finger schaut und klandestine Demokratiezersetzung – im Sinne von Bundespräsidenten Steinmeier – durch Gesetzes- und Verfassungsuntreue nicht aufdeckt wird.

Zum Zeitpunkt dieser lügenhaften Beteuerung veruntreute der GKV-SV strafrechtsrelevant (§ 266 StGB – Untreue) schon einige Jahre Versichertengelder als Spenden für Partei-Organisationen und Mitarbeitervergütungen und anderes mehr. Die Lügenkanonade beweist mehr als eindeutig die geistig charakterliche Verkommenheit dieser GKV-Mannschaft. Die von der GKV sich selbst verordnete ehrenhafte Compliance ist nicht das Papier wert, auf dem sie geschrieben wurde. Sie ist nur ein Dirty Trick, um von bestehenden Rechtsbrüchen, charakterlichen Minderwertigkeiten und extrem fehlendem Unrechtsbewusstsein abzulenken.

Die GKV-Stellungnahme aus 2017 mit dem expliziten Hinweis auf ihre ausgeübte Rechtmäßigkeit in Vergangenheit und Zukunft ist z. B. in Bezug auf die im Jahr 2015 bis Dez. 2020 ausgeübten rechtswidrigen 3 Verwaltungsverfahren in Sachen der Gesäßhandbrausen und der Rückeneinreibehilfe eine skandalöse Vergangenheits-, Gegenwarts- wie Zukunftslüge im Bundestagsgesundheitsausschuss. Das ist ein wohl einmaliger Vorgang von Tatbegehung und klarer Beweisführung. Mit anderen Worten gesagt, der BT-Gesundheitsausschuss hat sich wie ein Haufen dummer Jungs und Mädchen an der Nase herumführen lassen, ohne die GKV-Aussagen z. B. bzgl. Bundesversicherungsamt zu überprüfen. Ist/war die totale Inkompetenz oder schon Kumpanei?

Im Jahr 2017 dieser Stellungnahme wurde beim Sozialgericht Berlin gegen den GKV-Spitzenverband Klage eingereicht, wegen krimineller Verwaltungshandlungen gegen den Kläger und Produktentwickler Manfred Binder. Der GKV-Gesamtvorstand hat offenkundig das ständige Lügen zum Geschäftsmodel erkoren, und verstößt damit eindeutig gegen Rechtsnormen, Verfassungsgebote und gegen das Rechtsstaatsprinzip aus Art. 20 Abs. 3 Grundgesetz.

Der GKV-Gesamtvorstand hat sich hinsichtlich seiner Lügenkrankheit, seiner offenkundig tiefgreifenden Unfähigkeit Recht von Unrecht zu erkennen und Recht zu respektieren, jedwede Glaubwürdigkeit verloren und muss, um weiteren Schaden von der Institution GKV zu verhindern, so schnell wie möglich von allen Aufgaben entbunden – sprich fristlos und ohne monetäre Vorteile gekündigt werden.

Denn der Gesamtvorstand und eine Reihe von führenden Mitarbeitern haben dem Staat, der Gesellschaft, der Demokratie und der Verfassung einen nicht hinnehmbaren Schaden zugefügt. Zudem sind die Ehre und Glaubwürdigkeit des gesamten Beamtenstandes gefährdet und geschändet. Worauf kann sich der Bürger eigentlich noch verlassen, und welchem Beamten kann er noch Glauben schenken?

Fazit: Schon aus dem Grund, dass Verstöße gegen unsere Verfassung nicht strafrechtlich verfolgbar sind, macht aus Deutschland leider Gottes gewissermaßen eine Bananenrepublik. Denn Politiker und Beamte wollen sich nicht auf ihre schmutzigen Finger hauen und ins Gefängnis stecken lassen. Deswegen missbrauchen sie alle zusammen als quasi Gesetzgeber ihre Verantwortung zum Nachteil aller Bürger, indem sie keine Gesetze gegen sich selbst verabschieden. Das ist nicht weit weg von Putin, China und Co.

Bundesversicherungsamt versus GKV-SV
zu ungesetzlichen Geldspenden etc.; Untreue § 266 StGB,
Verletzung des § 30 SGB IV iVm. Art. 20 Abs. 3 GG

Im Juli 2018 wurde gerade die Klage mit erweiterter Klagebegründung gegen den Beklagten GKV-Spitzenverband bei dem Sozialgericht Berlin eingereicht wegen der gesetzwidrigen Nichteintragung von Hilfsmitteln in das Hilfsmittelverzeichnis.

In diesem Zeitraum schrieb das Bundesversicherungsamt wegen rechtswidriger Spenden des GKV-SV an das Bundesministerium für Gesundheit und an den GKV-SV sowie an den zwei GKV-Firmen GWQ und spectrumK eine eindeutige Aufforderung zur Einhaltung der Rechtslage aus § 30 SGB IV.

Der GKV-SV wurde mit dieser Aufforderung wiederholt darüber belehrt, dass die getätigten Spenden etc. an parteinahe Organisationen und Vereinen usw. aus den Mitteln der Krankenversicherung gegen die Bestimmungen des § 30 SGB IV verstoßen. Diese Aufforderung ist im Prinzip so windelweich wie in dem Mahn- und Rügeschreiben vom 27. Juni 2018 in Sachen Ungesetzlichkeiten bei Widerspruchsverfahren (siehe Seite 171).

Weder das Bundesversicherungsamt noch das Bundesgesundheitsministerium hat in dieser Rechtsbruchsituation – strafrechtliche Ermittlungsverfahren gemäß § 266 StGB – Untreue iVm. Amtspflichtverletzungen § 839 BGB, § 357 StGB - Verleitung eines Untergebenen zu einer Straftat, § 258 StGB – Strafvereitelung iVm. Art. 20 Abs.3 GG – einleiten lassen, oder soweit zuständig, selbst eingeleitet. Das aber wurde nicht in die Öffentlichkeit kommuniziert. Also ist nichts geschehen. Diese juristischen Felder ist zwar nicht unkompliziert, aber in den vorliegenden Fällen der Untreue und Veruntreuung sind die entscheidenden Fakten wohl eindeutig. Der GKV-SV veruntreute im Wissen um die Gesetzeslage ganz bewusst Gelder aus den Versicherungsbeiträgen der Arbeitnehmer und Arbeitgeber. Damit hat der GKV-SV mit seinen dolosen (arglistigen/trügerischen) Handlungen den Straftatbestand der Untreue verwirklicht und die Tat nach § 266 Abs. 1 StGB zum Nachteil der versicherungszahlenden Arbeitnehmer und Arbeitgeber sowie der Bundesregierung in Vertretung das Bundesministerium für Gesundheit begangen [94].

Der GKV-SV hat insoweit unbestreitbar gegenüber vorgenannten Personenkreisen und Bundesinstitutionen eine Vermögensbetreuungspflicht im Sinne des § 266 StGB, ganz so wie Vertragsärzte sie gegenüber der GKV-SV ausüben müssen [95].

Jedoch wurde dem GKV-Spitzenverband völlig unverständlicherweise im Sinne der Gleichbehandlung keine gesetzliche Vermögensbetreuungspflicht im Sinne des § 266 StGB auferlegt. Das ist kein rechtskonformer oder verfassungsgemäßer Vorgang. Auch ohne explizite Vermögensbetreuungspflicht bleibt die GKV-Veruntreuung eine Straftat.

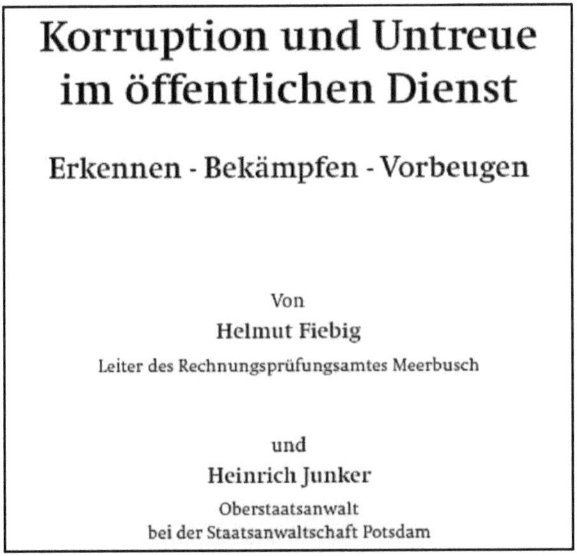

Korruption und Untreue im öffentlichen Dienst

Erkennen - Bekämpfen - Vorbeugen

Von
Helmut Fiebig
Leiter des Rechnungsprüfungsamtes Meerbusch

und
Heinrich Junker
Oberstaatsanwalt
bei der Staatsanwaltschaft Potsdam

Abbildung 76: Quelle: Buch - Korruption und Untreue im öffentlichen Dienst, Erich Schmidt Verlag; Bildzitat § 51 UrhG

---

[94] *(vgl. BGH Beschluss vom 25. November 2003 – Az.: 4 StR 239/03).*
[95] *(vgl. https://www.aekno/filead-min/juser_upload/Rheinnisches Aerzteblatt/ Ausgaben/2004/2004.06.015.pdf)*

Gemäß dem Gleichheitsgebot aus Artikel 3 Grundgesetz muss der GKV-Spitzenverband nach dem gleichen Maß gemessen werden wie Vertragsärzte in Arztpraxen oder Krankenhäusern etc., und muss die Vermögensbetreuungspflicht ordnungsgemäß erfüllen. Die Korruption und Untreue im öffentlichen Dienst ist keine unbekannte Größe für Staats- und Oberstaatsanwälte (oben, Abb. 74), siehe auch nachfolgende Abb. 75 + 76, 2 Seiten vom Bundesversicherungsamt in Sachen rechtswidrige Spenden. Screenshot: www.inventordesign.de

Wenn in einer Behörde/Verwaltung etwas schief läuft z. B. mit Korruption, Bestechung, Mitarbeiterfrust, Material- und Datendiebstahl, Mobbing, Bürgerfeindlichkeit und anderes mehr, dann stimmt etwas ganz und gar nicht mit den verantwortlichen Personen in den Chefetagen, in den Vorständen sowie bei Verwaltungsräten.

Über die relative Unfähigkeit eine Behörde oder Verwaltung wie die Selbstverwaltung GKV ordnungs- und verfassungsgemäß sauber zu führen, gibt es zwei exklusive Aussagen zu der GKV-Vorstandsvorsitzenden Frau Dr. Doris Pfeiffer und Vorstandsmitglied Gernot Kiefer.

Zitat [96] [In einem Gespräch mit einem Kardiologen und „besten Freund" von Dr. Doris Pfeiffer und Vorstand Gernot Kiefer über das vorliegende Buch stellte der Mediziner der Frau Dr. Pfeiffer und Herrn Kiefer ein sehr schlechtes Zeugnis aus. Der anerkannte wie glaubwürdige Mediziner kennt diese Personen schon viele Jahre arbeitstechnisch persönlich. Offensichtlich hat sich Frau Dr. Pfeiffer mit unsauberen Mitteln und Methoden in den teuren Vorstandsposten mit etwas über eine ¼ Millionen Jahresgehalt hinein geschummelt. Zitat Dr. Benny Levenson: *[Frau Dr. Pfeiffer ist für diesen Vorstandsposten völlig unqualifiziert.].* Der bis Ende Dez. 2020 noch bestehende Skandal bestätigt die Unqualifizierung Frau Dr. Pfeiffers.

Von Herrn Kiefer ist zu hören, dass er mit heimtückischen Methoden gegen Ärztebereiche intrigiert hat und sie im Abrechnungsbereich etc. schlecht dastehen ließ, um schlussendlich gegen den Bundesgesundheitsminister Jens Spahn – seinem eigentlichen Angriffsziel – feuern zu können. Zitat Dr. Benny Levenson: *[Kiefer hat sich schon immer als schlauer dargestellt, als er tatsächlich ist.].*] Zitat Ende.

---

[96] (Manfred Binder, Sachbuch „Das GKV Lügen und Rechtsbruchkartell in der deutschen Staatsverwaltung", Seite III).

Bundesversicherungsamt, Friedrich-Ebert-Allee 38, 53113 Bonn

An alle
bundesunmittelbaren
Krankenversicherungsträger

nachrichtlich
Bundesministerium für Gesundheit
Aufsichtsbehörden der Länder

GKV-SV
GWQ
spectrumK

HAUSANSCHRIFT
Friedrich-Ebert-Allee 38
53113 Bonn

TEL +49 228 619 1553
FAX +49 228 619 1866

krankenversicherung@bvamt.bund.de
www.bundesversicherungsamt.de

BEARBEITER(IN) HR. Jordan

16. Juli 2018

AZ 211-59998.23-2111/2013
(bei Antwort bitte angeben)

Spenden aus Kassenmitteln an Dritte und Mitgliedschaften der Krankenversicherungsträger in parteinahen Organisationen, Vereinen usw.

Wahrnehmung von Aufgaben nach § 30 SGB IV

Sehr geehrte Damen und Herren,

bei Prüfungen der Krankenkassen der gesetzlichen Krankenversicherung wurde wiederholt festgestellt, dass Krankenkassen aus den ihnen anvertrauten Finanzmitteln Spenden an Dritte gewähren und Mitgliedschaften in Vereinen, parteinahen Organisationen und sonstigen Vereinigungen eingehen, die in keinem Zusammenhang mit der Wahrnehmung ihrer Aufgaben nach § 30 SGB IV stehen.

Nach § 30 Abs. 1 SGB IV steht das Handeln der Träger der Sozialversicherung unter Gesetzesvorbehalt. Die Träger dürfen nur Geschäfte zur Erfüllung ihrer gesetzlich vorgeschriebenen oder zugelassenen Aufgaben erfüllen und ihre Mittel nur für diese Aufgaben sowie die Verwaltungskosten verwenden.

1. Mitgliedschaften von Krankenkassen in Vereinen, parteinahen Organisationen und sonstigen Vereinigungen

Krankenkassen der gesetzlichen Krankenversicherung sind Körperschaften des öffentlichen Rechts mit Selbstverwaltung (KdöR), und damit Teil der mittelbaren Staatsverwaltung.
Zu den Aufgaben einer Krankenkasse gehört es nicht, eine spezielle weltanschauliche oder politische Auffassung oder Meinung zu vertreten oder auf sonstige Weise zu unterstützen.
Sie unterliegen der staatlichen Neutralitätspflicht und sind daher nicht berechtigt, sich zu Gunsten einer bestimmten politischen Partei zu äußern.

Abbildung 77: Bundesversicherungsamt Seite 1 – Gesetzwidrige Spenden; Bildzitat § 51 UrhG

Jede Mitgliedschaft von Krankenkassen in Vereinen, parteinahen Organisationen und sonstigen Vereinigungen, deren Aufgaben nicht zu den den Krankenkassen gesetzlich zugewiesenen Aufgaben nach § 30 SGB IV gehören, ist unzulässig. In diesem Zusammenhang ist es ohne Bedeutung, ob der Kasse Kosten aus einer Mitgliedschaft entstehen.

Mit den Aufgaben als Krankenkasse nicht zu vereinbaren sind beispielhaft folgende Ziele und Mitgliedschaften:

- Mitgliedschaften in Interessenvertretungen zu ordnungspolitischen Themen (mit oder ohne konkreten Parteienbezug)
- Gewerbe- und Handelsvereine, Wirtschaftsverbände, Werbe- oder Marketinggemeinschaften, Kommunikationsplattformen für Gewerbetreibende
- Mitgliedschaften in Vereinen zur Förderung von Wirtschaft, Kultur und Tourismus
- Mitgliedschaften in Vereinigungen für Engagement in regionalen Bereichen, Standortförderung
- Mitgliedschaften in Vereinen mit dem Ziel der Kommunikation zu Kultur, Beruf und Völkerverständigung
- Interessenvertretungen für Wirtschaftsunternehmen, Vereinigungen selbständiger Unternehmer
- Fördervereine zu Bildung, Erziehung, Jugendhilfe
- Rabattvereine

2. Spenden

Spenden aus Mitteln der Krankenversicherung stehen grundsätzlich nicht im Einklang mit der Wahrnehmung von Aufgaben im Sinne des § 30 SGB IV. Gesellschaftliche oder humanitäre Themen und Ziele aktiv durch Spenden aus Beitragsmitteln zu unterstützen, ist nicht zulässig.

Wir fordern Sie daher auf, die vorgenannte Rechtslage zu beachten.

Mit freundlichen Grüßen

Beckschäfer
(Beckschäfer)

Abbildung 78: Bundesversicherungsamt Seite 2 – Gesetzwidrige Spenden; Bildzitat § 51 UrhG

Die Gesetzliche Krankenversicherung (GKV) musste über mehrere Jahre rund 30 Millionen EUR pro Jahr an die BzgA des Bundesgesundheitsamtes bezahlen, und wehrte sich per Gericht dagegen ebenso lang. Siehe folgende Abb. 70. Der GKV-Spitzenverband zeigt auch hier fast wie gewohnt, seine Doppelzüngigkeit und sein krasses fehlerhaftes

Unrechtsbewusstsein. Denn in eigener Sache – siehe Abb. 75 + 76, + Seite 212 –. Hier wurde weder die strafbare Untreue nach § 266 StGB noch die Verfassungswidrigkeit der GKV iVm. dem Verstoß gegen Art. 20 Abs. 3 GG verfolgt. Das ist schon eine seltsame Rechtsauffassung.

Zahlungen der Krankenkassen an die Bundeszentrale für gesundheitliche Aufklärung verfassungswidrig

Ausgabejahr   2021
Nummer   12
Datum   18.05.2021

Der GKV-Spitzenverband durfte die vom Gesetzgeber angeordneten Zahlungen an die Bundeszentrale für gesundheitliche Aufklärung verweigern, weil die entsprechenden gesetzlichen Vorschriften verfassungswidrig sind. Dies hat der 1. Senat des Bundessozialgerichts heute entschieden (Aktenzeichen →B 1 A 2/20 R).

Die gesetzlichen Regelungen über die Beauftragung und Vergütung der Bundeszentrale für gesundheitliche Aufklärung durch den GKV-Spitzenverband verstoßen gegen die durch das Grundgesetz vorgeschriebene Verwaltung der Sozialversicherung durch eigenständige Körperschaften. Der Bund muss die organisatorische und finanzielle Selbstständigkeit der Sozialversicherungsträger (hier der Krankenkassen) wahren und darf seinen eigenen Behörden keine Aufgaben der Sozialversicherung übertragen. Die Beitragsmittel der Versicherten dürfen allein zur Finanzierung der Aufgaben der Sozialversicherung eingesetzt werden. Diese verfassungsrechtlichen Vorgaben unterläuft die in § 20a Absatz 3 und 4 SGB V geregelte Konstruktion einer gesetzlichen Beauftragung der Bundeszentrale für gesundheitliche Aufklärung durch den GKV-Spitzenverband mit einer pauschalen, vom Auftragsumfang unabhängigen Vergütung. Der GKV-Spitzenverband war im Interesse der Mitglieder der gesetzlichen Krankenkassen auch berechtigt, sich auf die Verfassungswidrigkeit der gesetzlichen Regelungen zu berufen, um eine verfassungsrechtliche Prüfung durch die Gerichte herbeizuführen.

An einer Vorlage an das Bundesverfassungsgericht gemäß Artikel 100 Absatz 1 Grundgesetz war das Bundessozialgericht gehindert, weil die Aufsichtsmaßnahme des Bundesministeriums für Gesundheit auch noch aus einem anderen Grund rechtswidrig war. Denn für die Aufhebung eines Verwaltungsratsbeschlusses des GKV-Spitzenverbandes durch die Aufsichtsbehörde fehlte es 2016 an einer gesetzlichen Grundlage.

Hinweise zur Rechtslage:

Art. 87 Abs. 2 GG

Abbildung 79: BSG-Urteil - GKV vs. BMG; https://www.bsg.bund.de/ SharedDocs/Pressemitteilungen/DE/2021/2021_12.html

Klagefähige Schwachstellen in Antragsablehnungen und Widerspruchsbescheiden der GKV-SV aufgrund von Rechtswidrigkeiten, siehe Bundesversicherungsamt

Hinsichtlich der auch vom Bundesversicherungsamt in ihrem Rundschreiben vom 27. Juni 2018 bestätigten Autoren-Auffassung der vielseitigen Rechtsverletzungen des GKV-Spitzenverbandes und anderer Kassen, werden wegen der Wichtigkeit der Informationen nachfolgend alle 6 Seiten des o. g. Rundschreibens hier dargestellt und kurz beurteilt. In Sachen Widerspruchsbescheid wird in dem vorgenannten Rundschreiben auf Seite 2 im Umkehrschluss festgestellt, dass der GKV-Spitzenverband und andere Kassen keine über einen mehrjährigen Zeitraum rechtmäßigen Verwaltungsverfahren angewendet haben. Ob sie es heute aktuell besser bzw. rechtstreuer handhaben ist nicht bekannt.

Dass das Bundesversicherungsamt die Krankenkassen wegen Unrechtmäßigkeiten (§ 30 SGB IV, Wahrnehmung von Aufgaben) mahnt und rügt, ist von der Sache her sicherlich eine gute Arbeit. Allerdingst sind diese aufsichtsbehördlichen schriftlichen Maßnahmen nur in der Manier von > du, du, und erhobenen Zeigefinger < einzuordnen. Das ist im Prinzip Kinderkram bzw. entspricht mehr dem Schutzverhalten nach dem Krähenprinzip. Soweit es strafrechtliche Situationen beträfe, müsste hier sogar von möglicher Strafvereitelung im Amt durch das Bundesversicherungsamt und dem Bundesgesundheitsministerium gesprochen werden.

Die quasi kleingeredeten jahrelangen Gesetzesverletzungen der GKV und anderer Kassen besitzen vielmehr einen strafrechtsrelevanten und/oder zumindest einen disziplinarrechtlichen Charakter. Damit verstößt der GKV-Spitzenverband und andere Kassen zugleich gegen das Rechtsstaatsprinzip aus Artikel 20 Abs. 3 Grundgesetz. Da muss man sich als Bürger schon mal fragen, was ist dem Bundesversicherungsamt und dem Bundesgesundheitsministerium unsere Verfassung tatsächlich noch wert? Man muss zwingend logisch auch hinterfragen, ob das Bundesversicherungsamt und das Bundesgesundheitsministerium als Aufsichtsbehörden ihre Amtspflichten in Sachen Ahndung von Rechtsnormverletzungen gröblichst verletzt haben. Die Nichtverfolgung und Nichtsanktionierung (Bestrafungsverhinderung) durch die beiden

Bundesinstitutionen bedeutet inhaltlich auch, dass diese Bundesinstitutionen ebenfalls wie die GKV-SV und andere Kassen gegen das Rechtsstaatsprinzip aus Artikel 20 Abs. 3 GG verstoßen haben und weiter verstoßen. Diese beiden Bundesinstitutionen sind weder demokratisch noch rechtsstaatlich legitimiert, kriminalpräventive Sanktionen zu unterlassen oder sonst wie zu unterbinden.

In Anbetracht der Tatsache, dass viele und intensive politische Diskussionen über Rechtsradikalität, AfD und rechte Netzwerke in den Länder-Polizeien stattfinden, muss man sich als Bürger fragen, was sich eigentlich die politischen Kräfte in den Altparteien und in der Merkel CDU/CSU-SPD-Bundesregierung eigentlich dabei denken, gegen o. g. Rechtsstaatlichkeit (siehe CDU. H. Gröhe) zu verstoßen. Die Merkel-Regierung bzw. Sandmerkelchen streut der Bevölkerung absichtlich Sand in die Augen, um eigene teils gravierende rechtsstaatliche Verfehlungen unter dem Teppich der Demokratie zu verstecken. Vorne ist das Lächeln und hinten das lange Messer. Die „Untaten" der Rechten werden permanent in das Licht der Öffentlichkeit gezogen, und die eigenen Missetaten, Verschwendungen und Eigenbereicherungen verbleiben natürlich möglichst im Dunkel der Macht oder werden pseudologisch schöngeredet.

Siehe die neuesten erstaunlichen Vergangenheitsinformationen vom heutigen Tage 13.07.2020, von t-online.de 97 über den im Mai 1992 verstorbenen CDU Altnazi Karl Carstens, der von 1940 bis 1945 tatkräftiges Mitglied in der NSDAP war. Seit 1955 war er CDU-Mitglied. Von 1976 bis 1979 war er u. a. sogar Bundespräsident. Man kann mit großer Sicherheit davon ausgehen, dass sehr viele CDU-Jungpolitiker von 1950 bis 1990 mehr oder weniger kräftig von den CDU Altnazi-Mitgliedern geprägt wurden. Dasselbe gilt natürlich auch für die Studentenschaften und Anwaltsvereine und vieles mehr. Insoweit ist es mit der Glaubwürdigkeit der CDU/CSU nicht weit her. Ihr Machtwissen,

---

[97] (vgl. *https://www.t-online.de/nachrichten/ausland/krisen/id_88043988/* *genozid-in-indonesien-karl-carstens-der-bundespraesident-und-die-putschisten.html)* und *(https://www.t-online.de/nachrichten/ausland/krisen/id_86930860/genozid-in-* *indonesien-operation-foehrenwald-und-deutschlands-heimliche-hilfe.html)*

ihre Dogmen und ihre entsprechenden Handlungspraktiken haben mit der allgemeinen Realität der Bevölkerung daher nicht viel zu tun. Die US-amerikanische Siegermachtpolitik und Entnazifizierung spielte dabei in der deutschen Politik eine starke Rolle. Es ist auch heute noch ein kompliziertes Gemisch.

Solange die organisierten Rechtsbrüche der GKV & Co. nicht mit den notwendigen disziplinar- und/oder strafrechtlichen Maßnahmen bekämpft und die Verantwortlichen der organisierten Rechtsbrüche und verbotenen Handlungen nicht zur Rechenschaft gezogen werden, solange sind die Rügen etc. nur die Wahrheit verschleierndes lauwarmes Geschwätz auf Papier. Und Papier ist geduldig, wie Jedermann weiß. Bei der Verfolgung von Rechtsbrechern wird offenkundig seitens Bundesbehörde, Ministerium und anderen Behörden mit zweierlei Maß gemessen. Einfache Bürger werden immer und überall rigoroser verfolgt. Insoweit misstrauen immer mehr Bürgerinnen und Bürger den Politikern, Behörden und Beamten zu Recht.

Jeder gesetzlich Versicherte Patient muss sich von daher von Anfang an darüber klar sein, wenn er einen Hilfsmittelantrag stellt, dass seine Antragsablehnung und Widerspruchsbescheid eventuell unrechtmäßig erstellt worden sind.

Echtes Vertrauen in die verfassungsgemäße und demokratisch rechtstreue Arbeit einer Krankenkasse oder eines Krankenkassenmitarbeiters sollte sich kein Patient zumuten. Das beweist absolut hinreichend das nachfolgende Rundschreiben des Bundesversicherungsamtes. Geschäftsmäßige schmalzige Freundlichkeit ist auch kein Grund für Vertrauen. Denn die Enttäuschung und der Ärger könnte sehr schnell auf den Fuß folgen. Über Vertrauen kann man dann nachdenken, wenn der Antrag genehmigt worden ist. Soweit Antrags- oder Widerspruchsbedingte Schwierigkeiten mit dem GKV-SV oder anderen Krankenkassen auftauchen, können sich Versicherte beschwerdemäßig auch an das Bundesversicherungsamt (BVA) zwecks Überprüfung wenden. Falls das BVA nicht zuständig sein sollte, wird es die zuständige Stelle benennen. Beschwerdeführer sollten immer daran denken, ihre Schreiben möglichst per Telefax, Internet-Fax oder Einschreiben mit Rückantwortkarte zu versenden. Denn nur so liegt im Zweifelsfall ein echter Beweis der Zusendung vor. Vertrauen Sie keiner mündlichen Zusage.

Die wesentlichen argumentativen Schwachstellen in den Antragsbescheiden und Widerspruchsbescheiden der GKV und anderen Krankenkassen beruhen im Wesentlichen auf Diagnoseanalysen, medizinische Einschätzungen, Gesetze und Rechtsprechungen. So ist z. B. die offen erkennbare Falschargumentaion zu einem Sachverhalt ein bewusstes und gesetzwidriges Täuschungsmanöver. Solch ein Manöver ist zugleich auch ein Verstoß gegen das verfassungsmäßige Wahrheitsgebot für alle öffentlichen Stellen.

Die Krankenkassen und ihre Mitarbeiter handeln unter anderem gesetz- und verfassungswidrig, wenn sie das Verbot der Manipulation, Beeinflussung Täuschung, Desinformation und Vorenthaltung von Wahrheit zwecks Beeinträchtigung der persönlichen Autonomie verletzen.

Prüfen Sie Antragsablehungen und Widerspruchsbescheide auf die vorgenannten Punkte und hinterfragen Sie auf jeden Fall Hinweise auf Gerichtsurteile. Lesen Sie diesbezüglich aufmerksam die Stellungsnahmen des Autors/Klägers an das Sozialgericht, und Vergleichen Sie das immer mit den GKV-Schriftsätzen. Sie können das Analyse-/Schreibsystem vom Autor natürlich als Unterstützung für Sie übernehmen. Schauen Sie sich im Internet, das von der Krankenkasse gegen Sie benutzte, Gerichtsurteil genau an. Manchmal ist das natürlich je nach einzelnem Verständnis für diese amtsdeutsche Materie etwas schwierig. Aber Sie werden mit etwas Mühe trotzdem erkennen, wo hier falsche Tatsachen wiedergegeben oder falsch dargestellt wurden. Dabei lassen sich auch Tatsachen finden, die man bestens gegen die Krankenkassen selbst ins Feld führen kann. Schlagen Sie die Leute mit ihren quasi eigenen Waffen. Es lohnt sich. Sie finden auch Rechtshinweise/Urteile in Sachen „Hilfsmittel beantragen" auf der Webseite >> www.inventordesign.de <<. Leserinnen und Leser finden auch eine Vielzahl von Beratungsangeboten und Informationen im Internet.

Nachfolgend sehen Sie die Abbildungen des kompletten Rundschreibens mit 6 Seiten. Quelle dieser 6 Screenshots ist das Bundesversicherungsamt. Hilfsweise wird hier auf das anzuwendende Bildzitat § 51 UrhG verwiesen. Das vorgenannte Rundschreiben (Einzelseite) „Widerspruchsverfahren" finden Sie oben auf Seite 182.

Studieren Sie das ganze 6-seitige Schreiben möglichst genau. Es werden hier einige Vorwürfe gegen den GKV-Spitzenverband und andere Krankenkassenverbände erhoben, die es hinsichtlich Rechtsverletzungen in sich haben. Die im Schreiben benannten negativen Vorkommnisse können sich textlich auch in ihren KK-Schreiben wiederfinden. Achten Sie also auf die verbotenen Krankenkassen-Textaussagen.

Der GKV-Spitzenverband handelt bekanntlich in mehrfacher Hinsicht fast nach Lust und Laune Gesetz- und dadurch zwangsläufig auch Verfassungswidrig (Artikel 20 Absatz 3 Grundgesetz). Damit gehen jedes Mal auch Amtspflichtverletzungen gemäß § 839 BGB einher. Hieraus können sich auch vielfältige Schadenersatzsituationen für gesetzlich Versicherte und Unternehmen ergeben. Nachfolgend 6 Seiten Schreiben des Bundesversicherungsamt in Sachen rechtswidrige Widerspruchsverfahren plus 2 Links zum Bundesversicherungsamt.

https://www.bundesamtsozialesicherung.de/de/themen/krankenversicherung/rundschreiben/detail/hinweise-zur-durchfuehrung-des-widerspruchsverfahrens-bei-gesetzlichen-krankenkassen/

bzw. direkt zum Dokument:
https://www.bundesamtsozialesicherung.de/fileadmin/redaktion/Krankenversicherung/Rundschreiben/20180628_Rundschreiben_KV_Widerspruchsverfahren

Bundesversicherungsamt, Friedrich-Ebert-Allee 38, 53113 Bonn

An alle
bundesunmittelbaren Krankenkassen

nachrichtlich
Bundesministerium für Gesundheit
Aufsichtsbehörden der Länder
GKV-Spitzenverband

HAUSANSCHRIFT
Friedrich-Ebert-Allee 38
53113 Bonn

TEL +49 228 619 1561
FAX +49 228 619 1866

krankenversicherung@bvamt.bund.de
www.bundesversicherungsamt.de

BEARBEITER(IN) Frau Harde

27. Juni 2018

AZ 211-4140-4292/2013
(bei Antwort bitte angeben)

Hinweise zur Durchführung des Widerspruchsverfahrens bei gesetzlichen Krankenkassen

Sehr geehrte Damen und Herren,

im Rahmen unserer aufsichtsrechtlichen Tätigkeit haben wir festgestellt, dass gesetzliche Krankenkassen bei der Widerspruchsbearbeitung nur unzureichend die Vorschriften des Sozialgesetzbuchs Zehntes Buch (SGB X) und des Sozialgerichtsgesetzes (SGG) beachten.

Auch der Bundesrechnungshof hat das Verfahren der Widerspruchsbearbeitung bei gesetzlichen Krankenkassen, die überwiegend der Aufsicht durch das Bundesversicherungsamt unterliegen, geprüft. Ferner wurde dieses Thema im Rahmen der 91. Arbeitstagung der Aufsichtsbehörden der Sozialversicherungsträger vom 15. bis 16. November 2017 in Potsdam erörtert.

Das Bundesversicherungsamt weist die Krankenkassen bereits aktuell einzelfallbezogen regelmäßig auf Fehler in der Widerspruchsbearbeitung hin. Immer wieder treten dabei auch grundsätzliche verfahrensrechtliche Mängel in der Bearbeitung zu Tage.

Hierzu verweisen wir zunächst auf unser Rundschreiben zur Erforderlichkeit der Rechtsbehelfsbelehrung vom 8. März 2000 (II2 – 4140 – 1626/98). Die dort getroffenen Aussagen sind weiterhin zu beachten und Inhalt unserer ständigen Aufsichtspraxis.

Abbildung 80: Bundesversicherungsamt, Seite 1 ff bis Seite 6, Widerspruchs-Verfahren. Bildzitat § 51 UrhG

Um eine einheitliche rechtmäßige Verfahrensweise bei der Widerspruchsbearbeitung aller bundesunmittelbaren Krankenkassen sicherzustellen, bitten wir darüber hinausgehend um Beachtung folgender weiterer Hinweise:

1. Keine „Kulanz-Entscheidungen"

Grundlage der Entscheidung über den Widerspruch bilden ausschließlich das Leistungsrecht im SGB V und ggf. darüber hinausgehende Satzungsregelungen.

Es ist daher auch im Widerspruchsverfahren nicht rechtskonform, unter Berufung auf den Einzelfall oder aus „Kulanz" Leistungen zu gewähren, die nicht im Leistungskatalog der gesetzlichen Krankenversicherung enthalten sind.

2. Anfragen der Krankenkassen beim Widerspruchsführer zum weiteren Verlauf des Widerspruchsverfahrens

a) Grundsätzliche Zulässigkeit einer Nachfrage

In der Praxis kommt es nicht selten vor, dass Krankenkassen bei widerspruchsführenden Versicherten um Stellungnahme bitten, wie insbesondere bei neuem Sachverhalt (etwa ein neues MDK-Gutachten) mit dem Widerspruch des Versicherten zu verfahren sei oder ob der Versicherte sogar seinen Widerspruch zurücknehme.

Diese Verfahrensweise ist aufsichtsrechtlich allgemein wie folgt zu bewerten:

Zunächst ist in Bezug auf das „Ob" einer solchen Anfrage festzuhalten, dass sie im Sozialgerichtsgesetz ausdrücklich nicht vorgesehen ist.

Im Hinblick auf das Verfahrensermessen der Krankenkasse bei der Durchführung des Verwaltungsverfahrens hält es das Bundesversicherungsamt allerdings nicht für grundsätzlich ausgeschlossen, wenn die Krankenkasse im laufenden Widerspruchsverfahren Kontakt mit dem Versicherten aufnimmt.

Hierzu ist jedoch ein konkreter Anlass erforderlich, aus dem der Versicherungsträger den Schluss ziehen kann, dass der Versicherte aufgrund eines neuen Sachstands möglicherweise den streitgegenständlichen Bescheid anders als bisher beurteilen könnte. Das wäre

Abbildung 81: Bundesversicherungsamt – Widerspruchsverfahren, Seite 2. Bildzitat § 51 UrhG

z. B. das oben genannte, in einem Leistungsfall im Widerspruchsverfahren eingeholte MDK-Gutachten.

Demgegenüber halten wir eine Nachfrage beim Versicherten ohne relevanten Anlass (etwa aufgrund von Zeitablauf oder wegen fehlender Abhilfe nach § 85 Abs. 2 Satz 1 SGG) nicht für zulässig. Dies gilt erst recht für mehrfache Nachfragen, welche bei den Versicherten den Eindruck erwecken können, der Widerspruch hätte keine Erfolgsaussichten und „müsse" somit zurückgenommen werden.

b) Art und Weise der Nachfrage beim Versicherten

Versicherte dürfen bei der Ausübung ihres Rechtes auf Gewährung effektiven Rechtsschutzes nicht behindert werden.

Der Widerspruchsführer muss daher nicht nach Aufforderung mitteilen, dass er das Verfahren weiterverfolgen will, wenn die Krankenkasse nicht abzuhelfen gedenkt. Eine aktive Mitwirkung des Versicherten, damit über seinen Widerspruch entschieden wird, darf nicht verlangt werden.

In der Nachfrage der Krankenkasse ist im Hinblick auf die ordnungsgemäße Durchführung der Widerspruchsbearbeitung klar zu stellen, dass über den Widerspruch auch bei fehlender Rückäußerung in jedem Fall entschieden wird, d. h. der Widerspruch dem Widerspruchsausschuss unverzüglich zugeleitet wird und dieser eine abschließende Entscheidung trifft.

Dabei darf insbesondere die Nachfrage der Krankenkasse an den Versicherten nicht derart abgefasst werden, als ob die Zurückweisung des Widerspruchs bereits beschlossen sei. Es ist also zu vermeiden, bei dem Versicherten den Eindruck zu erwecken, als sei hier bereits die Entscheidung vorweggenommen worden.

Auch ist von Formulierungen wie „wir werden Ihren Widerspruch dem Widerspruchsausschuss vorlegen" Abstand zu nehmen, da derartige Formulierungen über die Informationen, dass bei Nichtäußerung der Widerspruch aufrecht erhalten bleibt, hinausgehen und geeignet sind, Zweifel beim Versicherten zu wecken.

Bei dem Versicherten darf hingegen nicht das Gefühl erweckt werden, bzgl. seiner Entscheidung in eine bestimmte Richtung gedrängt zu werden, da nicht davon auszugehen ist, dass Versicherte genug Kenntnisse von verwaltungsinternen Vorgängen haben und daher wissen,

Abbildung 82: Bundesversicherungsamt – Widerspruchsverfahren, Seite 3. Bildzitat § 51 UrhG

dass dies das übliche Vorgehen ist und immer ein Widerspruchsausschuss – und nicht ein Sachbearbeiter des Trägers – über den Widerspruch entscheidet.

Bei der Kommunikation mit den Versicherten ist angemessen zu berücksichtigen, dass die Rücknahme des Widerspruches das Vorverfahren beendet und zur Folge hat, dass dem Versicherten ein gerichtlicher Rechtsschutz in Bezug auf den konkreten Bescheid verwehrt bleibt.

Sofern also die Krankenkasse dem Versicherten ausdrücklich oder konkludent die Rücknahme des Widerspruchs nahelegt, muss sie ihn zugleich darauf hinweisen, dass durch eine solche Rücknahme der weitere Rechtsweg insoweit ausgeschlossen ist.

3. Weiteres Verfahren bei Teilabhilfe des Widerspruches

Sofern dem Widerspruch teilweise abgeholfen wird, ist der übrige Teil des Widerspruchs an den Widerspruchausschuss weiterzuleiten. Nur der Widerspruchsausschuss ist befugt, über diesen Teil des Streitgegenstands zu entscheiden und das Verfahren zu beenden.

Eine „Teilabhilfe gegen Rücknahme des Widerspruches" birgt die Gefahr in sich, beim Versicherten den Eindruck zu erwecken, die Leistungen der Krankenkassen seien verhandelbar. Sofern der nicht abgeholfene Teil des Widerspruches zurückgenommen wird, ist der Teilabhilfebescheid zu erlassen und als solcher zu kennzeichnen (Ausnahme: Vergleichsvertrag nach § 54 SGB X).

Der Teilabhilfebescheid ist schriftlich zu erlassen, zu begründen und dem Widerspruchsführer bekannt zu geben. Denn auch stattgebende Teilabhilfebescheide müssen die für die Entscheidung tragenden Gründe darlegen (Leistungsrecht SGB V) und deutlich machen, auf welche Tatsachen der Bescheid gestützt ist.

4. Rechtsbehelfsbelehrung

Wie jeder von der Krankenkasse erlassene belastende Verwaltungsakt ist auch der Widerspruchsbescheid zwingend mit einer Rechtsbehelfsbelehrung zu versehen, welche § 36 SGB X entspricht, siehe hierzu bereits unser o. g. Rundschreiben vom 8. März 2000. Dies gilt auch bei Zweifeln an der belastenden Wirkung des Bescheides.

Abbildung 83: Bundesversicherungsamt – Widerspruchsverfahren, Seite 4. Bildzitat § 51 UrhG

Nach dem Gebot des effektiven Rechtsschutzes muss sich der durch den Verwaltungsakt beschwerte Versicherte über die ihm zustehenden Rechte im Klaren sein. Es muss ihm möglich sein, ungehindert von dem ihm zustehenden Rechtsbehelf Gebrauch zu machen.

5. Aufhebung des Erstbescheides

Sofern dem Widerspruch ganz oder teilweise abgeholfen wird, ist ein (Teil-)Abhilfebescheid zu erlassen und der Erstbescheid im Sinne der §§ 44 ff. SGB X aufzuheben. Jedoch kann auch durch einen Folgebescheid (hier: Bewilligungsbescheid) ohne formelle Ersetzung der ursprüngliche Verwaltungsakt gegenstandslos werden. Eine Aufhebung des früheren Bescheides muss dabei nicht ausdrücklich erklärt werden. Dies kann auch durch einen konkludenten, jedoch hinreichend deutlichen Verwaltungsakt erfolgen.

Es genügt, wenn aus den Formulierungen, Hinweisen und Auskünften im Verwaltungsakt für einen verständigen, objektiven Erklärungsempfängers klar erkennbar zum Ausdruck kommt, dass die nach dem bisherigen Verwaltungsakt abgelehnte Leistung dem Versicherten nun zusteht (Sächsisches LSG; Beschluss vom 16. Juni 2015; L 5 R 779/12 – juris, Rn. 23 iVm. BSG, Urteil vom 13. Dezember 2000 – B 5 RL 42/99 R – juris Rn. 15).

Auch ist in den Abhilfebescheid eine Entscheidung über die Erstattung von Kosten im Vorverfahren (§ 63 SGB X) aufzunehmen.

6. Keine telefonische Rücknahme des Widerspruches

Aus Gründen der Rechtssicherheit und in Anlehnung an § 84 SGG ist für die Rücknahme des Widerspruches durch den Versicherten die Schriftform einzufordern. Hierdurch wird vermieden, dass es zu Missverständnissen in Bezug auf die Erklärung der Rücknahme kommt.

7. Bearbeitungsdauer des Widerspruchs

Sinn und Zweck des Vorverfahrens besteht u.a. darin, den Versicherten eine schnelle Rechtsschutzmöglichkeit zur Verfügung zu stellen. Dies gilt gerade in den Fällen, in denen aufgrund eines Krankheitsbildes eine schnelle Entscheidung der Krankenkasse als Voraussetzung für eine medizinische Hilfe des Versicherten gefordert ist. Insbesondere in solchen Eilfällen ist das Verfahren daher so schnell wie möglich zum Abschluss zu bringen, um dem Versicherten ggf. die Möglichkeit zu eröffnen, den Rechtsweg zu verfolgen.

Abbildung 84: Bundesversicherungsamt – Widerspruchsverfahren, Seite 5. Bildzitat § 51 UrhG

Als Maßstab für die obere zeitliche Grenze in Bezug auf den Abschluss des Widerspruchsverfahrens ist ansonsten die Soll-Vorschrift des § 88 Abs. 2 SGG heranzuziehen.

Maßgeblich sind danach grundsätzlich drei Monate nach Einlegung des Widerspruchs. Die Frist dient der Gewährleistung des effektiven Rechtsschutzes, mit dem Ziel, dass dem Versicherten aus dem „säumigen" Verhalten der Verwaltung keine Nachteile in Bezug auf seine Rechtsschutz entstehen.

8. Keine Aussetzung der Widerspruchsbearbeitung bis zum Abschluss der aufsichtsrechtlichen Prüfung durch das Bundesversicherungsamt

Die aufsichtsrechtliche Prüfung durch das Bundesversicherungsamt kann jederzeit von einem Versicherten beim Bundesversicherungsamt veranlasst werden. Diese Prüfung erfolgt dabei unabhängig von einem etwaigen Widerspruchsverfahren, welches von der Kasse durchgeführt wird.

Vor diesem Hintergrund besteht grundsätzlich keine Rechtsgrundlage dafür, dass eine Krankenkasse die Widerspruchsbearbeitung bis zum Abschluss der aufsichtsrechtlichen Prüfung aussetzt. Abweichend wäre dies ausnahmsweise dann denkbar, wenn der Versicherte selbst schriftlich um eine solche Aussetzung bittet.

Wir bitten um Beachtung.

Mit freundlichen Grüßen
Im Auftrag

Beckschäfer
(Beckschäfer)

Abbildung 85: Bundesversicherungsamt – Widerspruchsverfahren, Seite 6. Bildzitat § 51 UrhG

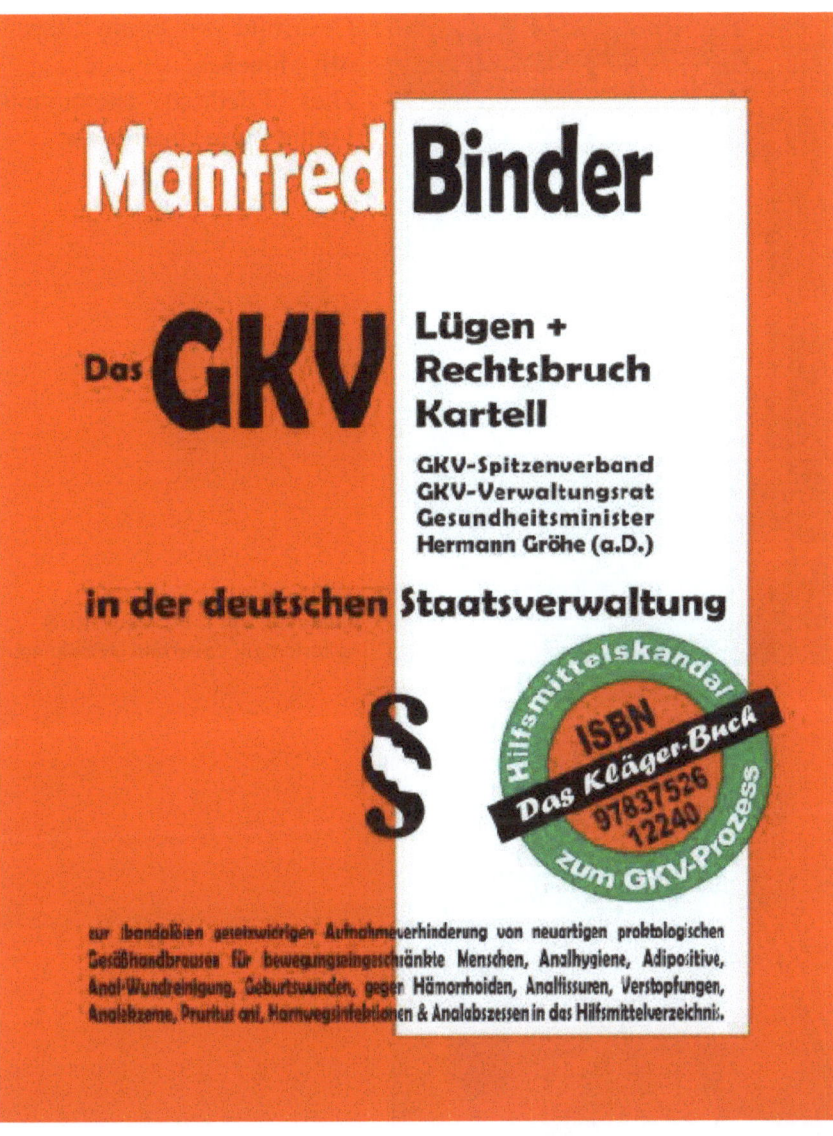

Abbildung 86: Aktuelles Buch 2020

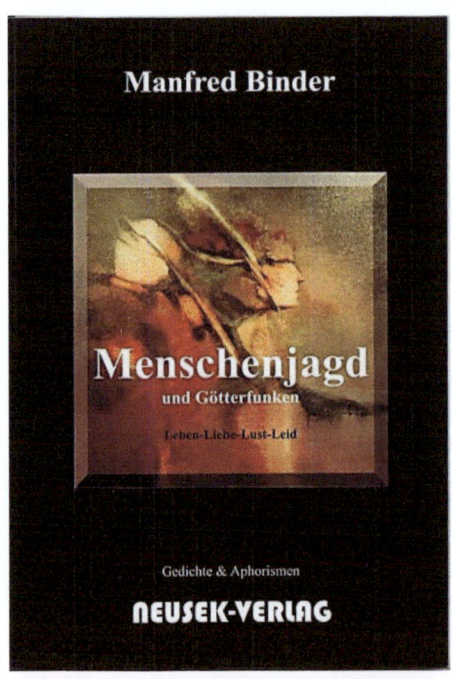

Coverbild von Jimmy Stepanoff, München,
alias Friedrich Hieronymus Freiherr von Unterreiner

Abbildung 87: 1. Bd. Gedichte & Aphorismen, Coverbild „Nibelungen"

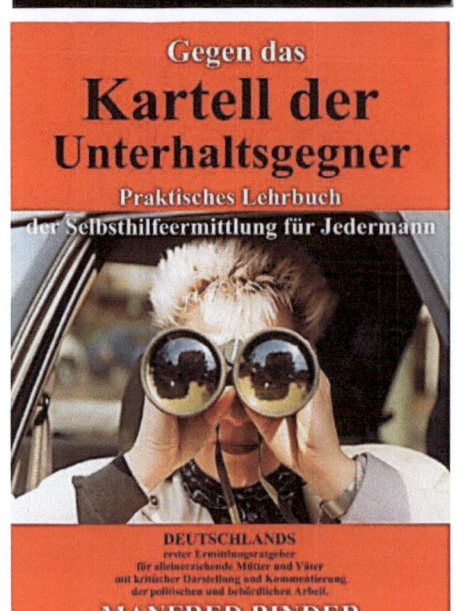

Ermittlungshandbuch Kindesunterhalt.

Abbildung 88, Kindesunterhalt

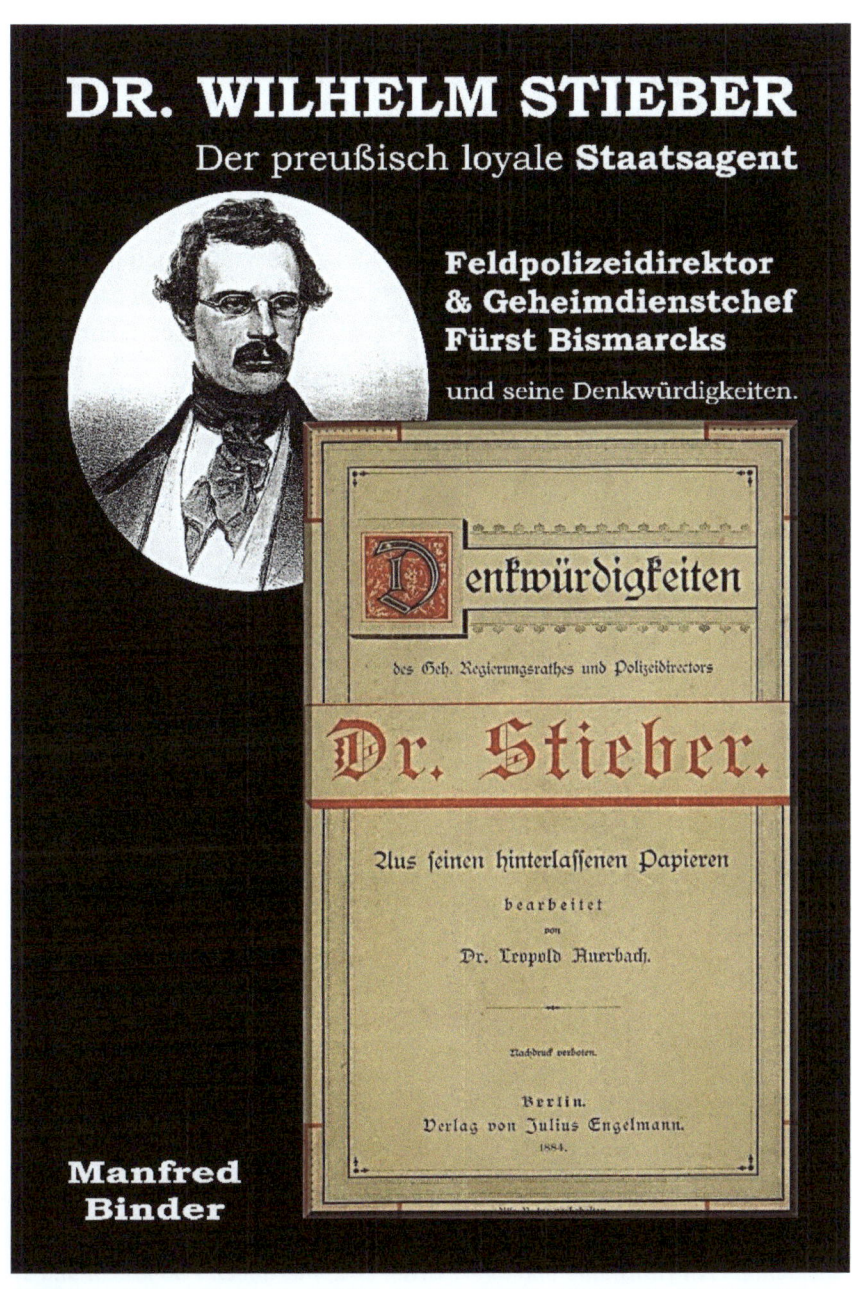

Abbildung 89, Preußische Geschichte; Berliner Kriminal-Polizeichef Dr. Wilhelm Stieber

O-Ton Bundespräsident Steinmeier:

Es geht um Demokratie,

denn wenn Menschen sich dauerhaft zurückgesetzt fühlen, wenn ihre Sichtweise nicht vorkommt in der Debatte, und den Glauben an die eigene Gestaltungsmacht verlieren, dann darf uns das nicht kalt lassen.

Dann bröckelt der Zusammenhalt, dann steigt das Misstrauen in Politik, dann wächst der Nährboden für Populismus und extremistische Parteien [98]

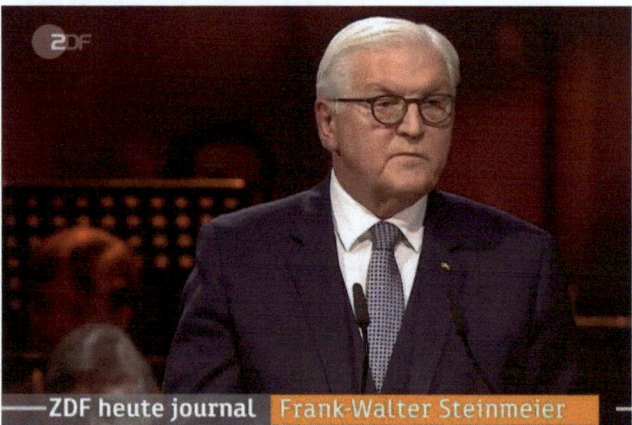

Abbildung 78: Quelle: ZDF; Foto: www.inventordesign.de, Bundespräsident Dr. Frank-Walter Steinmeier; Rede zur Einheitsfeier in Potsdam 03.10.2020 zur Demokratie. Bildzitat § 51 UrhG

---

[98] *Kommentar: Leider hat Herr Bundespräsident Steinmeier vergessen, die am gesellschaftlichen Tiefgang (Nihil fit sine causa) schuldigen Politiker und Beamten zu benennen. Wann wird der Prolog rechtsradikaler Forderungen zu offenem Widerstand und soziale Unruhen in den Reihen der verarmten und überschuldeten Haushalte und aggressiven Gruppierungen Fuß fassen und zu SA ähnlichen Zuständen führen? Die Verursacher sollten schnellstmöglich Vorsicht & echte Einsicht walten lassen.*